百病起於經脈阻塞！

通經脈
除百病

教你疏經活血的
救命養生操
恢復身體強大自癒力

王漢民 著

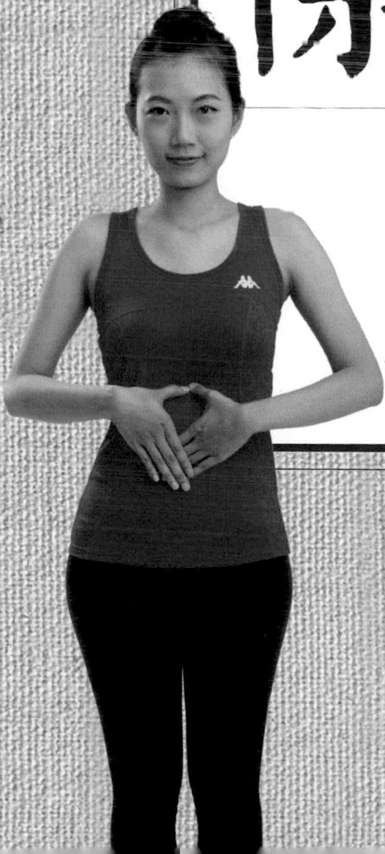

名醫健康書 40

通經脈除百病：

百病起於經脈阻塞！教你疏經活血的救命養生操，恢復身體強大自癒力

通經脈除百病：百病起於經脈阻塞！教你疏經活血的救命養生操，恢復身體強大自癒力 / 王漢民作 . -- 初版 . -- 新北市：大樹林，2016.10
面；　公分 . -- (名醫健康書；40)
ISBN 978-986-6005-59-6(平裝)

1. 推拿

413.92　　105016787

作　　者　王漢民
編　　輯　黃懿慧
攝　　影　Rockey
Model　王柏雯
校　　對　邱月亭
排版插畫　亞樂設計有限公司
封面設計　亞樂設計有限公司

出 版 者　大樹林出版社
地　　址　新北市中和區中山路 2 段 530 號 6 樓之 1
電　　話　(02) 2222-7270
傳　　真　(02) 2222-1270
網　　站　www.guidebook.com.tw
E-mail　notime.chung@msa.hinet.net
Facebook　www.facebook.com/bigtreebook

總 經 銷　知遠文化事業有限公司
地　　址　新北市 222 深坑區北深路三段 155 巷 25 號 5 樓
電　　話　(02)2664-8800・傳　　真 / (02)26648801

初　　版　2016 年 10 月
定　　價　350 元
I S B N　978-986-6005-59-6

推薦序一 澄清中醫診所院長 李萩傑醫師

時光荏苒，與王老師的師生緣分，至今已屆二十載。回憶當年對中醫推拿醫學治療一無所知的我，幸遇王老師悉心的教導，讓我能夠從一個一竅不通的門外漢，成為今日在內科與傷科，都能獨當一面執業的中醫師。

中醫師以其手指把脈，透過脈象傳遞訊息，彙整資料，辨證論治，獲得病理結論，開立處方用藥，以完成完整的診斷治療流程。

懂得人體醫學，又具有豐富臨床經驗的推拿師，一樣可以透過推拿經絡，來搜集診斷資料，獲得病理結論。而以物理治療完成診治，又可做為內科治療的輔助療法，療效不可輕忽，真是殊途同歸啊！

我所認識的王漢民老師，就是這麼一位傑出的人物。他敏銳的手指觸感，深厚的中醫理學基礎，宅心仁厚，視病如親。教授學生時，不藏私的循循善誘，真是現代醫療界的瑰寶。

王老師在本書中，他將中醫人體經絡學與畢生所知所學的推拿物理治療精髓，鉅細靡遺的完整呈現給每位讀者。現今坊間充斥許多民俗療法，其中以「推拿」最為廣泛，推拿師的素質又參差不齊，讓有心學習中醫推拿的學人，莫衷一是。

各位讀者，你們可藉由《通經脈除百病》這本著作，更深入領悟中醫醫學經絡推拿的奧妙。除此以外，也能讓自己學到更正確的推拿治療觀念與方法。

推薦序二　高雄市 李瑩敏

二十幾年前，母親因摔傷而行動不便，求助中西醫均無法治癒。在一個機緣下我認識了王老師，經過他的推拿協助後，母親竟完全康復；一九九七年，我感覺身體不適，便到王老師這裡推拿。我發現老師與別人不同的地方是，他告訴我他僅能協助我恢復，但是要維持健康的身體則要靠自己運動和飲食調養。這些年來我身體有任何問題，王老師會告訴我是什麼原因造成的，需要多吃什麼食物，加強什麼運動來改善。只要偷懶，王老師一推就知道我又沒運動了。如今儼然成了我的健康諮詢師。老師一直希望將專業傳承下去，但一直遇不到能讓他放心的人，後來想至少出書也能幫助有需要的人，現在如他所願，真是我們的一大福音。

推薦序三　新營 范小姐

在人生最青春洋溢的二十歲，我就患上類風濕性關節炎，這是自體免疫系統的疾病，這二十幾年來，我的手腳關節破壞殆盡，尤其是腳水腫及關節變形疼痛，造成臀部及大腿肌肉萎縮。我只能長期看西醫，服用止痛藥及類固醇，卻讓我的腸胃不適，而且變成月亮臉。去年四月，我拉肚子一個多月不止，又檢查不出原因，同事帶我去給王師父做推拿治療，另外王師父也叮嚀我每天都要做腹式呼吸及轉腰等來維持身體機能。自此之後，我的身體狀況慢慢改善，之前不太有食慾，現在飲食漸趨正常，更令我驚訝的是，以前只要走個一百、二百公尺，雙腳就疼痛不堪，而現在的我卻可以步行三、四公里也不喊痛，臀部肌肉也慢慢成長。原以為我的人生會和輪椅為伍，現在我小跑步三百公尺也沒問題。想不到透過養生運動和推拿，就可以修復身體，感謝王師父給我嶄新的人生。

推薦序四　新營　莊達夫

記得那是二〇〇八年的事了。摯友王君因口腔癌到台大醫院進行手術治療。醫生把王君左牙床刨去了一半，上頭的牙齒也拔光了，著實讓王君在病床上折騰了一陣子。出院後，據醫囑「不用化療」。這宣告令大家很納悶、不解。一般而言，病得如此嚴重，必定離不了化療的折磨。

後來待王君仔細說明，原來他手術前長達一個半月的時間，每周求治於王老師，老師以其經絡推拿之術，把王君的經脈打通了，才能產生如此效果。

蒙王君引薦，認識了王老師，至今也已七、八年了，老師之功力深厚，癒人無數，真非筆墨，所能盡書。

謹以最簡單的兩句話洩漏老師的功力：「巧手恰似斷層掃描機，能洞悉人體任何病症」。然後再施以經絡推拿之術導之。茲逢老師新書出版，謹書數言誌之。

推薦序五 台北 黃州安

「折服吧！」是接觸王老師及帥母近二十年的總結。這折服不僅僅是對王老師，以及對中醫醫理、人體脈絡的精闢掌握和見地，也同時反映他們對於人生簡樸恬淡的應對，對求助者的診斷絕無危言聳聽、驚天駭俗之語。這部分簡單而言，就是擁有如此高能力者，若要從中獲取暴利致富就如呼吸、飲水般容易。每個人對於人生中各種事務的動機、心態皆不同，尤其是對自身的健康更是戰兢謹慎。回溯因緣的初始，是聽家人轉述，王老師能精確地告知家人病灶、病症，更重要的是具能力將其一一化解，於是我抱著滿滿的好奇，以實驗心態開始這段見證的旅程。

「近期右下腹會有抽痛的感覺吧」、「最近左腳有抽筋現象吧！」、「很容易疲倦？」、「胃不舒服」、「帶脈很緊喔」、「第三條肝脈阻塞囉！」、「咦？最近有吃什麼健康食品？」總覺得老師很神奇！我什麼都沒說，就能知道身體狀況。

王老師會說出我身體的所有問題，叮嚀我回家要做運動，希望我能自己好好做養生操，不需要常常回診。就這樣，我所知的親友們健康狀況逐一好轉，甚至有經西醫確診有腫瘤、心臟等問題的案例，在王老師的妙手下，西醫回診後也是不藥而癒。我真的覺得很神奇，但王老師的說法一點都不浮誇。他認為人體是一種精密的儀器，環環相扣，且具有自癒能力，「通則不痛，痛則不通。」若身體的經絡通順則無病可藏，道理簡單。

王老師年近耳順，無私地將他一輩子的經驗、心血鉅細靡遺地全部公開，以盡傳承其願，希望藉此書留給更多有緣人能有一個可以自癒而得健康的彩色人生，僅以個人親身體驗及聽聞，以感恩的心，為此書留下小小註腳。

推薦序六

義大利 藝術大師 水仙

我今年七十多歲，約十年前經朋友介紹給王老師保養身體。當時我雖然健康檢查都顯示正常，但年紀大了身體總有一些疼痛很不舒服。經過王醫師的檢查後，發現我幾年前因腰部損傷而導致腹腔帶脈阻塞，造成身體機能退化。經過王醫師數次的推拿調理後，身體感覺舒暢有活力多了。每次到台灣都會去找醫師保養身體。

王醫師強大的雙手就像一股暖流讓身體克服目前的障礙，每次治療完後，總覺得身體被釋放了。他的手讓我知道活著的意義。（以上為翻譯文）

推薦序七 義大利 Aannalisa（水仙女兒）

王老師的治療改變了我的生活，原本我長期受到偏頭痛所苦，我的家人帶我尋遍數百名不同的醫生，都沒有人能夠真正解釋我到底怎麼了，也沒辦法治好我。我那時對人生感到絕望，我的偏頭痛似乎永遠都不可能好了。王老師是真正了解我身體發生什麼事的人，他知道是什麼導致我的頭痛，準確地提出如何解決我的病痛。在王老師協助下一年多，我覺得身體舒服多了，終於不再頭痛。十分感謝王老師讓我的人生不被疼痛控制。

（以上為翻譯文）

目錄

第三章 疏通經脈，疾病完全自癒！

頭肩四肢疼痛篇

百病起於心下痞篇

CONTENTS

人體臟器病症篇

CONTENTS

自序

承蒙祖師的揀選，為中醫推拿路上做傳承，一路走來，總遇貴人提攜指點迷津。數十年來，推拿的工作未曾懈怠，雖然未能達到醫百病之境界，但也可稍解他人之症。

隨著時間的流逝，雖然不斷破解病症之來龍去脈，但自己的青春卻不在了，髮蒼蒼、視茫茫之際，驚覺經驗未做傳授，因而開始蒐集資料，並將這三十年的臨床經驗、各類症狀做一整理歸類，用文字敘述的方式，集結成冊，歷時多年，終不負望。

四十歲時認識師父林修，進而接觸到養生運動，使得在推拿保健中更上一級。唐代孫思邈在《千金藥方》裡提出了阿是穴的說法，有時候病根或痛處不在某條已知的經脈上或某個已知的穴位處，但在這個疼痛點用針或推揉卻可達到醫療效果，於是將這個不同病症而有不同痛點的部位稱為阿是穴。這便是本書疏通經脈的核心觀念。

自從學習養生操，練習運動了十多年，已可以解決自己幼時所受的傷，過程雖然辛苦但健康卻不斷的增加中。以我個人之見，只要肯付出時間、勤快練功，相信很快就會有收穫。

提筆之際，有幾點想法：

一、紀念師父林修，將養生操毫不保留的傳授給我。記得師父曾說過：「中國人的智慧，都埋藏於私心中，很可惜。」致使我們及下代子孫病急亂投醫，因心中無準繩無方寸，不知病有其因。

二、用此書將醫病之歷程作一個記錄，以方便查閱，知道病之始末，才不會臨急而亂了方寸。順可做一個傳承，一朝待有緣之士「得」、「知」。

三、書讀百遍，其理自現。養生運動的動作是沒有對錯的，就如同其他運動是不分好壞的。差別是在功效，如果手痛卻做了腳的動作，那功效自然就會大打折扣。因為養生運動的動作是針對個人病灶所研發出來的動作，如果能勤快的練習而且是針對症狀的所在部位練功，那有問題的部位很快就可以有所改善。

四、自家寶貝是屬於自己的，如果不身歷其境是很難言傳與會意的，操練養生操的種種反應也是如人飲水，只有自己最清楚明白。

五、身體髮膚受之父母。雖說自己有絕對的使用權，但是要想擁有健康的身體就必須不斷地前進，以便更能百尺竿頭。練功是終身的，因為維護健康是你這一輩子的終身事業，健康是不能有絲毫的打折。不能三天打漁、兩天曬網，養成良好的練功習慣則是終生受益！健康不是人生最大的投資、最大的事業。

王漢民

前言

1、讓身體自己痊癒

為了活著，我們的身體每天都在運作：舉凡呼吸、進食、消化、吸收、排泄，每個步驟都經過上天完美的設計，分毫不差的運作著，以維持我們的生命。但我們的自由意志支配了我們的行動，而我們的行動則在日積月累中對身體造成了影響。起初也許只是小小的徵兆，例如：肝火旺盛、睡不好、容易疲累、長痘痘……等，如果忽略這些徵兆，而繼續維持著傷害健康的生活模式，身體抵抗力將會漸漸變差，各種各樣的疾病也會開始出現，例如：高血壓、心血管疾病、腫瘤，甚至癌症。

即使如此，人是活的生物體，只要提供良好的養分及環境，身體就能進行自我療癒。就像割破手指流血時，只要停止割傷的動作，並開始止血、消毒、包紮，割破的地方就會開始痊癒。身體其他部位，包括內臟也一樣，只要停止種種不健康的行為，例如熬夜、喝酒、抽菸等——就像停止割傷自己的動作一樣——然後提供適當的治療，例如健康飲食、多運動、早睡早起、藉助一些天然的藥物或額外輔助運動促進循環等，我們的身體就能開始自我療癒，不論是肝臟、腎臟、心臟或其他臟腑組織都一樣。

我們不會在割破手指後動手術切除割傷部位，也不會注入化學藥劑或輻射來消除受傷部位的細胞或組織，更不會只是不停吃止痛藥而不治療。因為我們知道那個傷口是不良動作的警示徵兆，只要停止這個不良動作，手指會自己痊癒，沒必要把割傷的手指切除。同樣的，身體其他部位也有自癒能力。你也許認為，腫瘤可不像手指切傷的傷口一樣，幾分鐘內就可停止流血並痊癒，一點也沒錯，但割傷手指只花一秒，而讓身體產生種種疾病則是數十年日積月累造成的，痊癒當然也就得花上更久的時間。

如果我們的身體已經被極度破壞無法等數十年了呢？那就得加倍提供良好的環境：從日常飲食加入有療效的食材、增加運動量來促進循環代謝掉生病的因子，並局部的運動或按摩來消除病根或活化組織。摘除掉生病的部位絕對不是唯一的選擇，要先想想：為什麼身體會出問題？找出生病的原因然後停止繼續傷害身體的行為，或者移除讓我們生病的根源，並提供身體良好的環境及養分，才是真正重拾健康並痊癒的治本方法。

2、疏通經脈阻塞，疾病自然痊癒！

我自年輕就拜師學習推拿，同時也不斷學習吸收中國醫學的知識，推拿是藉由外力的推揉達到放鬆、活絡經脈並促進循環的手法。一般人對推拿的認知只在於跌打損傷，但我融合中國醫學知識、三十多年的經驗及推拿的手法技術，了解許多的病症都源自於某處經脈上的阻塞，阻塞的部位與病症彼此都有著一定的因果關係。只要找出阻塞處並加以推拿揉壓，使阻塞處疏通，許多看似不相關的病症就能獲得改善。

我四十歲時，經好友的介紹，認識了在台南的林修師父。在此後的五年裡，我將林修師父教授的養生操與自己多年來對於病症與經脈阻塞的因果做了一個結合，體悟到經脈阻塞所導致的病症，除了以推拿的方式用外力疏通外，更可以靠著做這些養生操來疏通經脈的阻塞。這些運動會帶動到身體各部位的各經脈，如果能知道阻塞部位並加強多做這個部位的運動，就能達到帶動疏通經脈的效果，那症狀也就能獲得改善。例如：下巴前後畫一的運動可以幫助疏通督脈。督脈是從口腔內上方順脊椎而下至尾椎。因此這個動作對於阻塞在肩頸部位造成的高血壓有很好的幫助。而轉腰這個運動能幫助帶脈柔軟循環更好，帶脈是氣的樞紐，掌管全身上下循環，帶脈順暢對於整體的健康會有很大的好處。

3、關於這本書的架構

第一章，敘述經脈與健康。身體要健康，一定要各方面都一起配合。要吃得對、運動得對、睡得對。對於飲食和運動市面上的書籍琳瑯滿目，但以我自己多年來接觸許多人們的經驗來說，就算吃和運動等等習慣都很好，一旦經脈出現阻塞，身體還是會走下坡。因此本章首要先談經脈，讓大家對於經脈有個基本的認識。

第二章是提供二十分鐘的一套養生操。詳細敘述各個養生操的操作方法及注意事項。即使是目前沒有病痛的人也非常適合每日操練這些運動，此運動可以幫助代謝循環得更好。

第三章則結合自己多年來的經驗，體會到病徵多是由於經脈阻塞而造成。經脈阻塞是致病的根源，如果讀者能藉由特定的養生操多疏通這個阻塞的部位，那麼病徵症狀就能夠獲得改善。

最後要提醒大家，身體上出現的病痛並不是一天造成的，所以解除這些病痛的根源也就需要時間和每天持續好的生活習慣和運動。若是沒有耐性想一步登天，追求立竿見影的效果，要請好好思考病根未除隨之而來的副作用是什麼。運動很少有浪費時間的，你只要起而行，認真的做、不中斷地持之以恆，假以時日，自然會達到效果。

第一章

經脈與健康

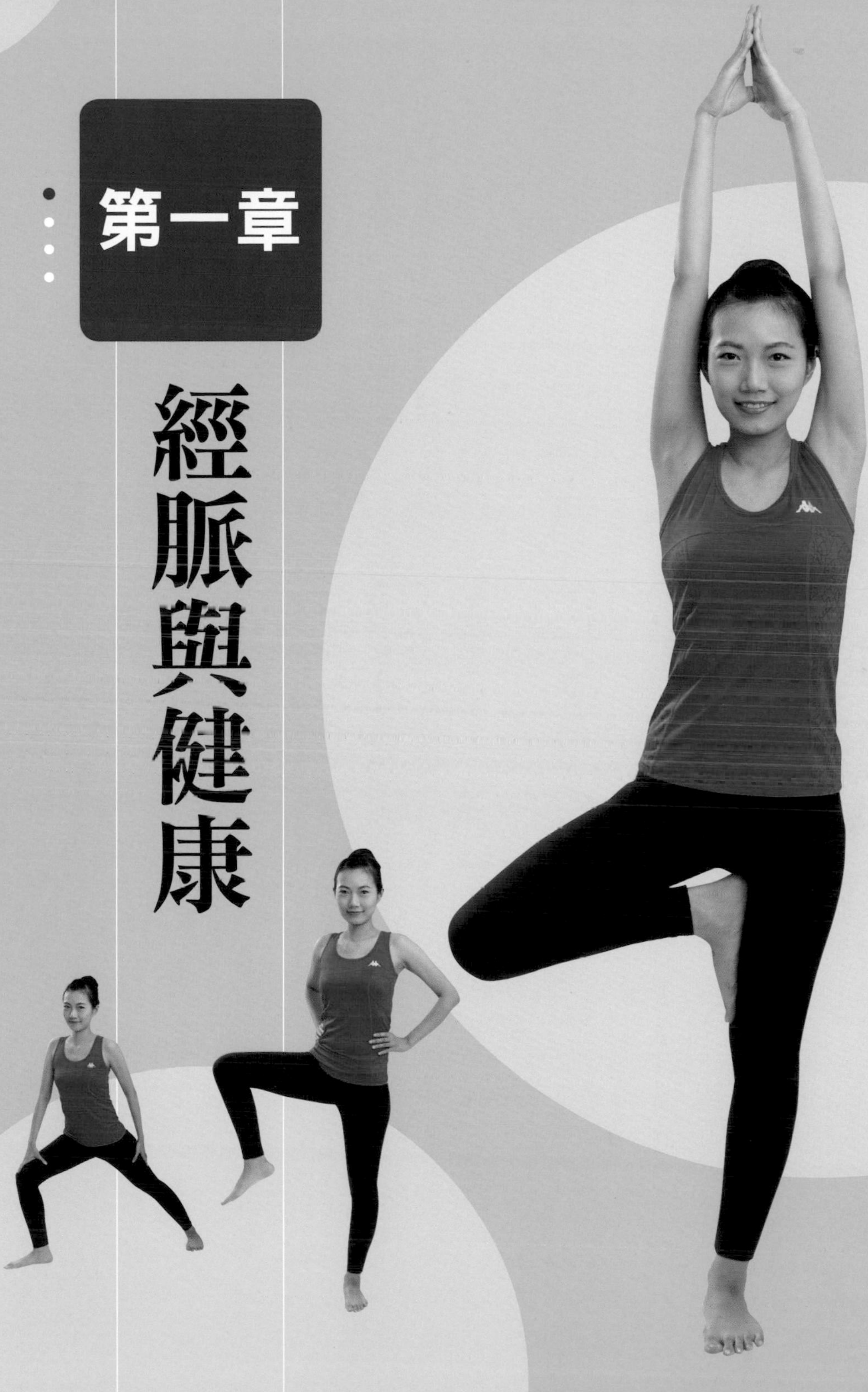

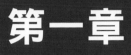

一 淺談經脈

1、經脈

人體的健康與經脈息息相關，但經脈究竟是什麼呢？經脈又稱經絡，主要功能是像通道一樣連通體內的臟腑和各個組織器官。在中國醫學的理論中，將人身體內運行的能量稱為氣血，而經脈就是氣在身體中運行的管道。

在人體內的經脈系統中，從其分布的特點、功能及作用的不同，可分成「經脈」與「絡脈」兩部分。「經脈」是以十二經為主體，尚有奇經八脈、十二經別、十二肌筋、十二皮部。「絡脈」包括十五大脈，以及許許多多的浮絡。

這「經絡學」可說是人體的基本。因此在辨証定位、針灸定位、按摩推拿上，無不根據經絡理論。所以古人有句話說：「學醫者不知經絡學，開口動手便是錯。」

我們身體裡有心、肝、脾、肺、腎等五臟，膽、小腸、胃、大腸、膀胱、三焦等六腑，每個臟與腑又各有一條專屬的經脈路線。氣血在每天早晨三點開始，從手太陰肺經開始循環，接著到手陽明大腸經、足陽明胃經、足太陰脾經、手少陽心經、手太陽小腸經、足太陽膀胱經、足少陰腎經、手厥陰心包經、手少陽三焦經、足太陽膽經、足厥陰肝經，最後再回到手太陰肺經。首尾相通，起點也就是終點，如圓圈無止盡的循環著。這套循環系統，稱為「十二經」，是氣血主要的運行通道。

除了十二經外，另外還有奇經八脈。奇經八脈具有調節十二經氣血的功能。當十二經脈中氣血滿溢充足時，就會流注到奇經八脈之中，儲存備用。奇經八脈共有：任脈、督脈、沖脈、帶脈、陰蹻脈、陽蹻脈、陰維脈、陽維脈。

這些經脈把人體構成一個大循環體，讓人體的生命能量，也就是氣血循環能靠著經脈運行到全身各處。藉著這個循環，身體才有抵抗力保衛身體，並獲得必要養分來保持健康。

這套經脈和穴位的理論在中國醫學中有著長遠的影響，諸如針灸、推拿、拔罐等都是建立在經脈學上而發展出來的醫療技術，而其療效也在長遠的歷史中有大量的見證及記載。但是人體是精密且錯綜複雜的，實在很難說只有十幾條經脈和分布其上的數百穴位掌管一切氣血的運行。這個問題在古書上也有說明，唐代孫思邈在《千金藥方》裡提出了阿是穴的說法，有時候病根或痛處不在某條已知的經脈上或某個已知的穴位處，但在這個疼痛點用針或推揉卻可達到醫療效果，於是將這個不同病症而有不同痛點的部位稱為阿是穴。這也就是說，除了已知的經脈和穴位，人體有著更密更複雜的網絡在運作著，密密麻麻的和編織物一樣，無法一一命名。

我在三十年的經驗裡，也經常遇到類似情形。例如有肝功能低落的朋友來尋求協助，經過一番檢查，發現這位朋友的肝脈沒有大問題，但是肩頸處卻有傷且阻塞嚴重，經過推揉調養和運動後，肩頸處的淤塞疏通了，肝的功能也恢復了。但經脈學上肝脈並沒有上行到肩頸處，而且這些阻塞點連成的線路也未見經脈學記載，諸如此類的經驗很多，於是我慢慢地從多年經驗累積，歸納出一些常見的病症及這些病症常見的阻塞點，在後面的章節裡會更詳細說明。在這裡要提出的觀點是，人體的網絡遠比經脈學裡有命名的經脈和穴位要更精密得許多，有命名的經脈就如同國道高速公路，除此之外還有許多密密麻麻的省道和鄉間小道在人體裡幫忙氣血的運送，如同西方醫學中有將主要的動靜脈命名，但除了這些外也有密密麻麻的小血管和微血管運送著血液。這些鄉間小道儘管小，但若是阻塞或受傷，日積月累下來也會影響到身體的健康，就像如果一個地區除了高速公路有平坦流暢的柏油路以外，其他道路卻都是凹凸不平泥濘不堪的砂石路，這個地區的交通運輸和效率就會大打折扣，表現在身體健康上就是一些常被人們忽略的小病小痛，如睡不好、打酸嗝等。

現代的主流醫學用數字來衡量人體的健康，身高體重、血壓、血液中的膽固醇含量、尿液中的糖分量等。人們普遍認同只要這些數字都在一定的範圍內人就是健康的。但身邊是否經常聽到某朋友健檢都正常但總是疲倦沒精神呢？或是明明所有的檢查都做了也都正常，但總是胃痛或總是便祕呢？在這裡希望能為讀者建立一個概念，健檢報告是個指標建議，但身體的狀況其實靠自己用心感覺才是最準的。腫瘤癌症不到一公分是檢查不出來，血脂血壓比標準值低一點點而已也會被視為正常，但在這些數字超標亮紅燈以前，一定會有一些容易被忽略的症狀，例如懶洋洋、消化不良等，中醫的概念就是要正視這些小小的症狀，防病遠甚於治病。

人體是一個很奧祕的有機體，沒有一個器官或任何組織是獨立運作而不互相影響的。除了現代醫學認同的器官運作和血液循環外，古老中醫所說的氣或能量，在經脈中的循環也是影響健康的重要因素。像是明明睡足了八小時，肝功能檢查也都正常，卻經常感覺疲倦沒精神，就有可能是氣在經脈中的運行緩滯造成，也就是中醫說的氣虛或氣滯。那麼氣虛、氣滯又是怎麼造成的，是飲食上的營養不足，還是食物營養夠了但身體的吸收力有問題，或是身體的代謝能力差所以廢物堆太多，這些到目前為止尚無法用精密的儀器測出一個數字來，種種因素天天影響著你我的健康。

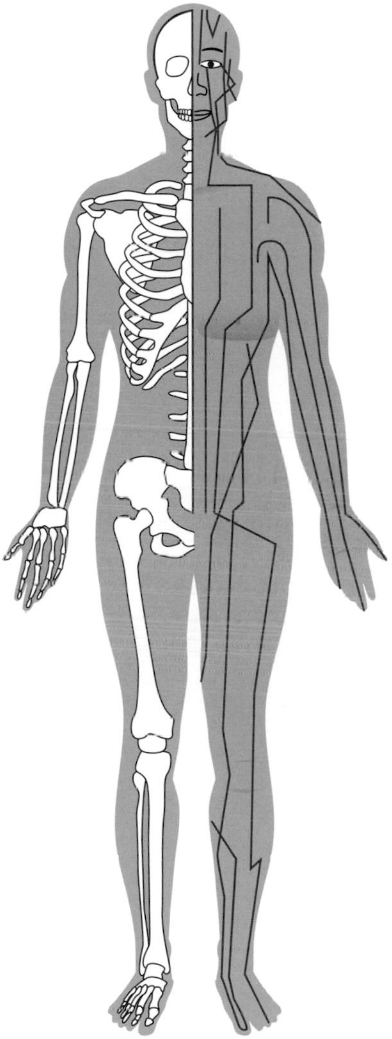

▲ 以上此十二經脈圖僅標示出表面的路線，但經脈不只於表面運行，而會深入人體在身體內層深處運行。除此之外，尚有奇經八脈，可見人體的經脈分布有多密。

2、經脈與健康

經脈遍布全身及臟腑，運行著氣血將養分送入臟腑和組織，並且將廢物運送排出。這樣的循環一旦阻塞不順，或者是氣血不足導致運行滯緩，就會造成身體的不適。

想像一下一條河流從山上流入海洋，中途如果有巨石擋在河道上，水流過不去時水位就會越積越高，直到某個程度後從巨石的兩旁氾濫出去。我們身體裡的循環也是一樣，當經脈阻塞時，氣血無法將養分運送過去也無法將廢物帶出，這些就會積塞在阻塞的部位。當這樣的阻塞發生時，經脈因為塞滿了過不去的養分及廢物而腫脹，就像阻塞的河流水位會升高一樣，當壓迫到神經時，就會造成痠痲脹痛等感覺。同時因為經脈貫通連結臟腑和組織，日積月累下來臟腑沒能得到適當的養分和排出廢物，臟腑的運作就會開始受到影響。

舉例來說：一位先生因為膝蓋痠痛來尋求我的協助，經過檢查後發現他的小腿脛骨旁邊的胃經阻塞非常嚴重，似乎是扭傷或是經重物撞擊，詢問後這位先生說他喜歡踢足球，幾個月前在踢球時被對手踢到小腿脛骨附近。因為阻塞情形嚴重，我詢問這位先生是否時常感覺胃部不適，他坦承的確是會常常覺得胃怪怪的，也不是很痛，只是緊張或忙碌時就會覺得胃似乎很緊繃不舒服，所以也一直不是很在意。在施行局部推拿幫助阻塞處疏通後，膝蓋的痠痛已經獲得明顯的改善，並同時叮囑這位先生要每天操作腳踝旋轉的動作（見頁115）來幫助阻塞完全疏通。經過幾週後，這位先生表示原本以為是緊張型胃部不適也獲得改善。

經脈的運行有一定的部位和起止點，因此可以根據出現的症狀，再結合經脈循行的路徑以及連屬的臟腑，找出阻塞的部位並藉助適當的按摩、推拿及養生操來疏通阻塞，症狀往往就能獲得改善。

人體正面有任脈一條、腎脈二條、脾脈二條、胃脈二條、肝脈二條、膽脈二條、陰蹻脈、陰維脈，由左到右縱走向的有十五條經脈，橫走向的有帶脈，形成一個棋盤式的網，同時人體不是平面的，因此經脈的分部也可以區分出深淺數個層次。背後則有督脈、膀胱經左右共四條、陽蹻脈、陽維脈左右各一條。

如此的交錯複雜的經脈群，使整個軀幹如同一個複雜的經脈方塊網，同時經脈除了在軀幹處，也向上延伸到頭向下延伸到腳，所以這種經脈方塊網在頭部有一個、在頸部也有一個、在臀部與大腿處也各有一個，這些經脈方塊網彼此相連相通，因為人是整體的，一個人出現病症時，通常不只有一個部位出問題，而是從某處阻塞淤塞或受傷後，經年累月到症狀顯現在這個部位，但病根卻得要沿著經脈的線索沿線搜尋。同時甚至可能從這個病根出發，許多與此有牽連的其他經脈沿線也可能會出現不同的症狀。

又因病之根本有可能在淺處或深層的部位，或者可能受傷的時間也不一樣、阻塞的程度也不一定相同，因此出現了各種不同的症狀。所以儘管有各種不同的症狀出現，實際上卻可能只有一個根本的病根。

二 淺談經脈相互的影響

1、帶脈網絡介紹

一般所稱的帶脈是指通過神闕（肚臍）繞腰部一週的經脈，稱之為「神闕帶脈」，它與背後脊椎督脈的命門穴連接，將人體攔腰斬，成為一個盤狀，有著對上下氣血循環的調控和使臟腑不會相互擠壓的功能，同時可以左右身體腰部位的屈伸能力。

人體的經脈分布細如網絡，就像地球經緯度一般，除了赤道、回歸線與極圈外，其他都沒有命名，與帶脈平行橫向的經脈也就像緯度分布一樣，從鳩尾至神闕之間，尚有巨闕、上脘、中脘、建裏、下脘、水分等六個穴位，分別也有橫向的經脈通過。從神闕至曲骨之間也有陰交、氣海、石門、關元、中極等五個穴位，也都有與帶脈平行的經脈經過，這些在腹腔中形成一組帶脈網。除了通過神闕以外的都沒有命名，因此為了方便理解閱讀，本書將這些經脈以任脈上的穴道名稱來命名，如34頁的圖，從鳩尾（兩邊肋骨相交處）以下，將整個腹腔分出共十四條帶脈。

從神闕帶脈往下走的帶脈群，都與督脈與膀胱經脈相交叉聯繫，彼此協調、卻也互相牽制著。帶脈不僅是像一條繩子般的繞身體一圈，並且在圓中還有粗細不一的面、如同豬網油一般，鞏固在臟腑周圍，因此帶脈群也有避免臟腑下垂及相互擠壓的功能。帶脈是掌控全身上下氣的樞紐，如果帶脈氣滯阻塞時，即出現胸悶、胃口不佳、排便障礙、

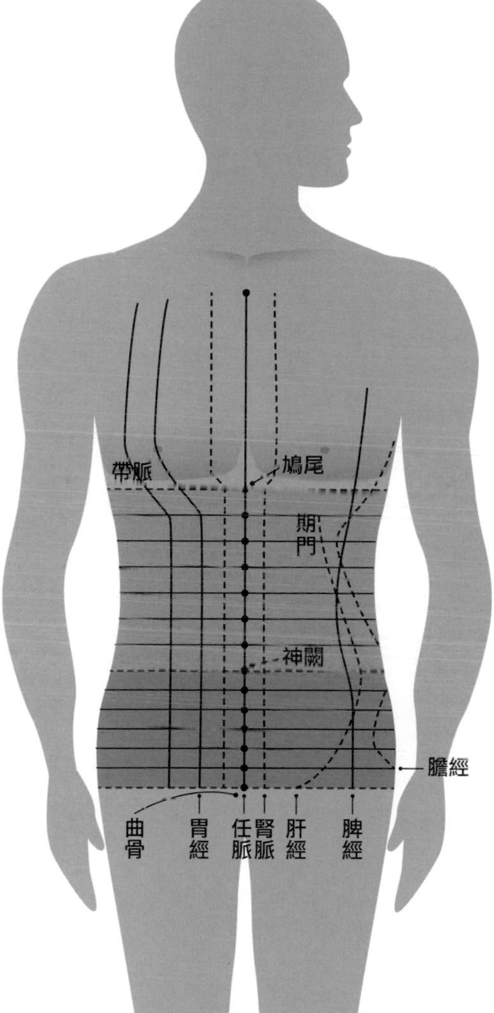

▲ **胸前經脈圖（帶脈圖）**
正面有任脈1條、2條腎脈、2條脾脈、2條肝脈、2條膽脈、2條陰蹻脈、陰維脈，共15條，但後兩者在身體側面，無法繪出。

排尿障礙諸症、腰痠痛、膝痠軟無力等等症狀，不用多久，水桶腰、粗腿、肥肚一一現形。

2、任脈與督脈

任脈從頭頂百會，走人體正面到會陰，而督脈則是在人體背面沿著脊椎。這兩條經脈與帶脈都有交會處，形成一個可輸送養分及代謝各臟腑所生成的廢棄物網路，而這些經脈交會處形成的穴道也有加壓與調節的功能。

前面的任脈為陰，背面的督脈是陽，兩者構成一個陰陽調和的循環。古書上說「孤陰不生，孤陽不長」。在許多植物的實驗中也得到應證，如果植物只處於黑暗中就無法生長，但如果只處於光亮而無黑暗，植物也無法茁壯。人體也是一樣，要陰陽調和才能健康。任脈加上督脈形成了一個大循環的整體，各經脈本身也有自己的小循環。在我的經驗裡，許多人經歷腹部開刀後，造成任脈斷掉或受損，如果努力照護還是能讓健康維持一定的程度，但要達到完全的健康就很困難了，原因即是這個人體的大循環被截斷了。

一般在督脈的經脈圖上，從陽關穴到腰俞穴約有五寸的空隔。而在督脈兩旁約四寸，有膀胱經的上髎穴、次髎穴、中髎穴、下髎穴等四穴，而膀胱經是左右對稱的，所以四穴變八穴，即俗稱的「八髎穴」。八髎穴上下相距約有四寸，因此氣海帶脈通過上髎穴，石門帶脈通過次髎穴，關元帶脈通過中髎穴，而中極帶脈通過下髎穴，這些是構成下腹腔內的帶脈群。這片帶脈群就在剛剛提到督脈的空位上，也就是一般稱為「核心」的部位。人是直立動物，而此部位正位於兩腿與腹腔交接處，因此這部位有加強循環與使人體結構更牢靠的作用。

3、經脈相互影響

人受傷時，血管可能會破裂，造成出血或是皮下瘀血。神經受到損傷刺激，也會有痠麻脹痛等感覺。而經脈受傷時，則可能產生扭曲或結節，當扭曲的部位腫大、累積廢物，漸漸變硬失去柔軟度，經脈應有的傳導疏通功能便完全喪失。人體經脈的分布是密密麻麻，許多主要的經脈有命名，但許多是分支或是在人體深層運行的經脈則大都沒有命名。一般所熟知的經脈則是運行於人體較表層的位置，但當經脈受傷失去功能後就會慢慢萎縮，阻塞處則脹滿，或是氣血不足使經脈沒有充足的氣血運行，這樣的經脈會逐漸沉入身體較深層，使原本的運行氣血功能大打折扣。又或者當囤積的脂肪太多，經脈也會受到壓迫而使循環功能受阻，此時也會產生經脈沉入身體深層的情形。

因此若是帶脈受傷循環受阻而沉入深層，就會連帶壓迫到其他縱向的經脈，直接、間接的控制了經脈的傳輸作用，也影響臟腑的功能。

▼ **腹部帶脈分解圖：**左右 15 條、上下 14 條。

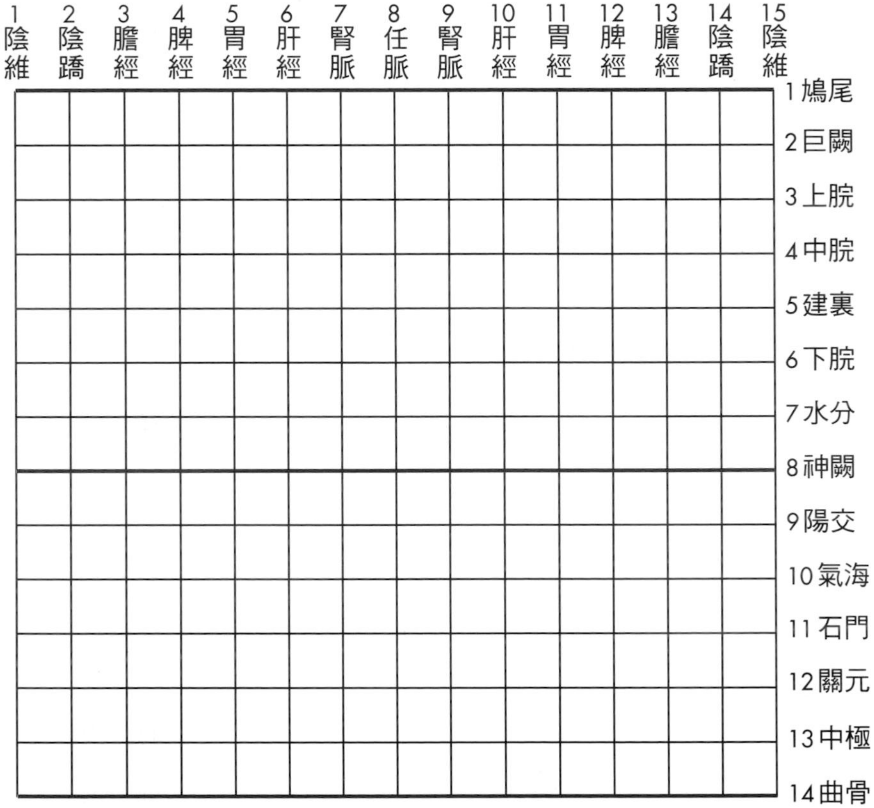

▼ **腹部帶脈前後區分 5 層次：**

身體表面 ——————→ 身體內部				
第一層	第二層	第三層	第四層	第五層
膽固醇 血脂肪層	**中性脂肪層** （內臟脂肪）	**帶脈層**	**腎脈層**	**胃層** （消化器官）

人體是立體的三度空間，想像將十四層的隔板上下架起來，再用十五根的圓棒照著任脈、腎脈、胃經等深淺部位的不同位置插好，這就成為一個立體的棋盤式的方塊。這樣的網面橫剖看，有脖子關卡、橫膈膜鳩尾帶脈關卡、海底盤骨盆腔關卡、膝蓋關卡、腳踝關卡，只要有任何一關卡出問題，便可能牽動全身，使全身健康問題亮紅燈。從鳩尾帶脈至核心的分界線即是神闕帶脈，因此當任脈、腎脈、肝脈、脾脈、胃脈一過神闕帶脈後，所衍發出來的問題非常之多，層次也是多方面的。例如：

1. **任脈任何一個部位不通順時**，任脈所經過的部位或多或少都有症狀發生，只是症狀有輕有重、有感覺或無感覺。其症狀有：喉頭有異物感、胸悶、心下痞、胃機能退化、子宮病變。
2. **腎脈如果有不通順時，其症狀有：**門牙疼痛、甲狀腺機能性症狀、心下痞、胃脹氣、輸卵管閉鎖、子宮病變；又因腎脈走在大腿內側後方前行至膝、至腳踝，因此易造成腰、膝痠軟無力。
3. **胃經脈不順暢時，其症狀有：**鼻子過敏、牙齒痛、胸悶、心悸、心下痞、胃脹氣、消化道機能退化症、卵巢症候群、膝蓋無力、腳踝症候群。
4. **肝經脈阻塞時，其症狀有：**頭痛、眼睛紅腫乾澀、牙齒痛、肩膀頸部痠痛、手指曲伸障礙、肝機能症候群、膽機能症候群、心下痞、腸胃機能症候群、子宮病變、膝關節症狀、腳踝關節症狀等。

5. **脾經阻塞時，其症狀有：**乳房病變、腸胃機能性症候群、膝關節症狀、腳踝關節症狀等。

以上五點的五條經脈走向，即衍展出這麼多問題，這些問題的症狀都不是一天或短時間造成的。如果嚴重扭傷，經脈可能瞬間就會完全閉鎖，身體在二、三天內就會出現問題而有重症或急症出現。

4、健康階段與經脈

在我個人三十年的病理推拿生涯中，前十五年探索學習，後十五年驗證，我個人是把健康畫分成五個階段。

第一階段：膽固醇、血脂肪開始偏高，人容易覺得累，常常疲倦不想動，有精力不足的感覺。

第二階段：中性脂肪開始囤積在五臟六腑及心臟血管中，此時新陳代謝降低，有些人會有腹瀉的狀況，有些人則是便祕，晚上不容易入睡或睡不好，經常覺得關節無力或痠軟。

第三階段：這些囤積造成的阻塞，將帶脈往內壓入腹腔深處，同時因為帶脈下沉，連帶肝脈、卵巢都會受到阻礙而失去正常機能。除了腰膝無力外，腰痠背痛或肩頸僵硬痠痛也很常犯，早上起不來，晚上睡不著，有口臭或早上起床覺得口苦，便祕或腹瀉的情形很常見。

第四階段：脾胃經無法正常運作，此時健康已不及格。因為脾胃運作有問題，消化吸收就不順利，無法將食物化為氣血，無法順利的吸收養分，氣血不足，健康就會越來越走下坡，於是各式各樣的問題都浮上檯面。

第五階段：腎脈受到了影響，身體缺乏養分而導致腎氣不足，除了上述症狀外還經常頭昏眼花或耳鳴，很清楚自身健康情況不佳，卻無法診斷出確實的問題根源。

健康是環環相扣、接連影響的。一項因素或部位出了問題，可能導致其他症狀或其他部位的病變。但是往健康的路上也是有連鎖效應的，當把身上的壞膽固醇、血脂肪、與其他不好的沉澱物慢慢代謝乾淨後，腹部的帶脈就會一條條的往上浮動，這是機能活化的開始。帶脈的啟動促使了腸胃活動範圍的擴大，於是排便次數增多，排便量也變多；因此當帶脈往上提升時，自己本身能感覺到的，就是身體會愈來愈鬆、肚子愈來愈軟。當帶脈都浮上來時，會覺得自己挺個肚子，因而怕胖、不敢再多吃，但這是錯誤的，因為身體此時需要大量的營養來修復壞損的器官。

健康繼續在自己的努力中提升加分，帶脈要回到自己應該在的地方。當帶脈因活化即將定位時，就把肝脈往上拉；等肝脈定位後，接著把卵巢往上帶。等到肝脈調整好，卵巢也回到原來的部位，腎脈會浮上來胃經即開始運作，脾胃正常後就能將食物化為氣血，腎氣充足腎臟即開始啟動，腎臟機能啟動後，身體的健康程度就更進一步了。

三 生理時鐘一甲子

1、順應生理時鐘

中國醫學說中，有「六經傳變」的學說，指的是病症的演進。在我的經驗裡發現，人的一生是隨著生理時鐘的機制在活動著，也能將生理狀況的演進帶進這個模式，將一甲子（六十年）區分成六個階段。

六階段分別敘述如下：

陽期：

1. 少陽期：出生至十歲。
2. 陽明期：十歲至二十歲。
3. 太陽期：二十歲至三十歲。

陰期：

4. 少陰期：三十歲至四十歲。
5. 太陰期：四十歲至五十歲。
6. 厥陰期：五十歲至六十歲。

男人為陽，女人為陰，陰陽結合而成胎，歷經十個月的懷胎成長呱呱落地，開始了人生的前面三陽期，也就是生長茁壯的階段。

人剛出生時如同朝陽般，生命力脆弱，需要小心的呵護。從出生到十歲時，稱之為少陽期。

時光流逝，孩子逐漸長大、長壯，進入陽明期，也就是十歲至二十歲之間。不論是器官上的發育，或是身高的拉長，在在都明顯的顯示出年輕人的活力，如同早上九點、十點的太陽光一般。

到了二十歲後進入精華時段太陽期。在這期間內，只要生活還算正常，身體就可以維持在不差的境界。因為如同太陽一般，清晨日出以後陽光漸漸強，至正午時達到高峰。不論是體力上的、或是器官上的、或是精神上的最高點。做起事來，快又精確；走起路來，步伐快又穩健。精神好，體力佳，熬夜後也不至於覺得非常疲憊困倦，即使累了也能在很短的時間內很快的恢復體力。

但是在少陽期、陽明期、太陽期三個階段中的總總，卻是影響到三十歲以後身體健康狀況的根由。三個時期是互相助益的，也是互相影響的。在陽期如果能持續的保養身體、注重運動，飲食均衡，一過三十歲，進入三陰期時，可以減少很多的病痛。但是如果在陽期沒有好好照顧健康，到了陰期健康就會日況愈下。

有健康的父母親，才會有健康的寶寶。出生後在父母親細心的照顧下，使得寶寶很少生病。孩子漸漸長大，入學接觸新環境，需要好的體力與腦力，才能吸收龐大的新事物。如果此時因父母親的忙碌而無法兼顧到飲食上的營養均衡及衛生，以及生活環境上的總總健康威脅時，許多孩子就開始會有一些症狀產生，例如常常感冒、頭痛、咳嗽、腰痠背痛、姿勢不良，或是常扭傷某些部位，此時若因為大人忙碌而沒能小心處理好就容易留下一些後遺症影響日後的健康。

經過時間累積後症狀越來越明顯嚴重，例如早上叫不起來，整天都覺得累，變得無精打采，上課或工作時都昏昏欲睡。或者胃口變差不想吃東西，整天只想喝冰冷的飲料，臉上的氣色愈來愈差，連黑眼圈也慢慢出現。女孩子更明顯的是生理痛、生理期出血量多或生理期很長等現象。

二十歲後，大部分的人可以自由調配自己的時間。有時是自願的，有時是身不由己，往往超時的工作，或應酬、喝酒、熬夜、外食營養不均衡，慢慢的健康狀況出問題，這時身材開始有了很細小的變化：有人會逐漸消瘦；有人會排便混亂；有人會逐漸臀部變大、變寬，大腿變粗，肚子凸出來，走起路來慢慢的感覺到吃力，稍微運動一下就開始臉紅氣喘，生理時鐘混亂了，這些就是症狀，都是重要的信號。

但此時，健康檢查上卻往往還是正常，為什麼呢？因為少陽、陽明、太陽是屬於三陽期，也就是出生至三十歲為止，均是在成長的階段。因此即是有小病小痛，也很快就能過去。症狀是過去了，但病根並沒有因此而消失，更容易在不知不覺的情況下，經年累月累積不對的習慣，而使症狀變成隱性，一旦到了陰期，一些隱藏下去的症狀就會逐漸浮上檯面，此時就會覺得身體大不如從前。

三十一、三十二歲尚不覺得有太礙，一過三十五歲時就可以明顯感覺到不同。等到四十歲時就非常清楚的感覺到體力上、反應上，甚至於視力上、智力上都出現了老化的現象。

為什麼？因為三陽過了之後，接著是三陰期的來臨。

首先開始的是少陰期。即下午一點時的陽光，比起中午時的亮度、熱度是稍差了一些的。從三十歲至四十歲時的落差，取決於自己平常是如何使用自己的身體能量來做決定。如果日常生活作息都有遵守著日出而作，日落而息的規律來生活，那太陽期就能拉長至四十歲，甚至超越四十歲的少陰期，可使中年老態慢一點出現。相反的，如果年過二十即過著放蕩的生活，那有可能在三十歲時就已出現老態。

緊接著四十歲至五十歲就是太陰期的來臨。在人生的時間上是不能喊停、也不能分期使用的，必須不斷的走下去。年齡愈來愈大，行動、反應、視力、記憶力都明顯的出現落差產生老化的現象。

五十歲以後，進入厥陰期，那人生是真的在走下坡了。但是不要悲觀，因為當一群人在一起時，你會發現到有的人身體是非常健康，紅光滿面，根本看不出其實際年齡。但是在其中的人也是有出現老態的，甚至於二十多歲的年輕人即開始出現了老態。差異在那裡？就在於平常的自我保養與自我的要求。

該如何做呢？早一些起床，出門去走走，活動一下筋骨，再吃早餐。早餐一定要吃，因為經過一整晚的休息、修復，第二天時需要養分來補充。吃完早餐稍休息一下，再出門上班。保持規律的生活作息、注意飲食的均衡，尤其要注意多運動。

2、生理時鐘與經脈

根據我三十多年來的經驗發現：大部分的人從三十歲至三十五歲時，「三焦」就會產生功能性的退化，這時症狀就會一一浮現。這種功能性的退化，是很難避免的，但是透過努力，卻可以讓這種老化的現象延後出現。三十五歲至四十歲時，人的腎脈也就會沉入腹腔的深處，健康的經脈在表層是非常活躍的，但老化的經脈則會沉入人體深處，造成氣血不順暢。到了四十歲至四十五歲時，就輪到帶脈。

三焦遍布胸腔和腹腔，是臟腑往來輸送氣血的通道。在我的經驗裡，三焦在每一個臟腑外如同一層膜，形狀如同有氣泡的豬網油一般，起到保護臟、腑、腸、胃之間不會互相推擠與粘黏的功能。三焦也如同前述的經脈一樣會退化，退化後的三焦氣泡部分會縮小而沾黏在臟腑的表層，此時三焦輸送氣血的功能就減低了，因此三焦的退化會造成臟腑功能上的退化，如胃的蠕動減緩，或排便習慣上的改變，只是產生的症狀不明顯。

到了三十五歲至四十歲時，腎脈沉入身體的深層，腎氣虛時症狀就比先前三焦退化的症狀來得明顯多了，此時腎脈的機能性退化，立即就感覺出體力上、行動上明顯的差異。例如腰的僵硬感、雙腳變得沈重，到下午時分更明顯；視力、聽力、敏捷度都比之前差許多。腎為先天之本，所以這種改變感覺得出身體變差，而且是整體性的影響。

俗語說男人到了四十歲只剩下那張嘴，為什麼？因為四十歲至四十五歲時肝脈帶脈就退化得很明顯。肝有可能縮小，功能退化，人容易疲勞且疲勞感不容易消除，脾氣大，沒有耐力等。而帶脈沉入腹腔的深處使帶脈功能退化，帶脈功能一旦退步，會導致腰痠背痛，排便習慣改變，而且容易失眠、胃口變差等症狀會明顯化、表面化，讓自己驚訝到不再年輕、不再健康。警覺性高的人會開始注意，養生保健從飲食，從運動上下功夫。

一旦帶脈功能退化，身體即顯現出以下症狀：

1. 胸悶、呼吸感覺永遠缺一口氣一般。
2. 胃口差、心口窩好像有塊東西堵塞在那裡，不上不下的。
3. 喉頭間有一口痰咳不出來，去不掉。
4. 腸胃蠕動變差、不是便祕就是大使變細或腹瀉。

5. 肚子、臀部變寬、變大，出現不規則的體態。

6. 卵巢功能退化並沉入深處，因為卵巢的沉入，會把肝的經脈也拉下去，造成難以消除的疲勞，又因肝經脈的退化，會造成子宮的種種病變，最常見的則是子宮肌瘤症。

年過四十，年年老，本身覺得一年比不上一年，膽固醇、血脂肪、血糖過高，高血壓、尿酸、痛風等慢性病症一一出現。這些問題在耳邊、在周遭朋友的口中，經常被提出、被討論，弄得人心驚膽跳；吃這個也煩惱，吃那個也怕，唯恐這些惱人的症狀找上自己。但問題就出在此，因為吃這也害怕，吃那也擔心，於是開始偏食，六大類食物不平均攝取的結果，造成二十世紀特有的營養不良症。身體需要的元素，因你不吃而造成了營養缺失，慢慢的因營養的不足，又使得身體逐漸衰退，此時衰退的速度很快，因為火車頭的燃煤不夠，所以生不起火來推動身體的新陳代謝，再加上這時的生命週期又是三陰期，更是加重影響。

厥陰期在五十歲以上，六十歲以下左右來到，此時如同太陽西下一般，身上的原動力減退得非常快，俗話說：「年過四十，年年老；年過五十，月月老。」每個月的變化都可造成深刻的體驗，終於不得不承認，自己是真的老了。

五十五歲至六十歲是人的一個關卡，原因是一甲子六十年要進入尾聲了，身體要開始與你結算這六十年來的種種。你有保養、你有調整自己的作息、不過勞、不放縱等等，那就可在安穩中度過。相對地，如果過著放縱自己的生活，從不在意身體發出的警訊，那就必須承擔自己所有的過往。

三陽期、三陰期是一定並且必然的規律，但是老化速度的快與慢，卻是可以操控在自己的手中。人生的壽數是老天注定的，但是自己的生活起居作息、態度決定了生活品質。

人的一天也如同一生的生理時鐘一樣，氣血精神也有盈有虧。早上剛睡醒時，體內陽氣升出，如同太陽般隨著時間提升。到了中午稍有累的感覺，因此需要適當的補充熱量。身體狀況好的人經過休息與補給後，精神與體力就能恢復。如果因為平時保養不夠或是中午偏食、節食的人，身體無法在短時間的休息後調整回復，為了應付下午的體力支出，就會從身體各個器官抽出儲存在體內的養分來使用，因此在下午就會感覺精神不濟、肩背僵硬、肢體沉重、疲倦不想動等症狀。出現這些情況時吃一片餅乾或者一顆糖都是好的，不然會繼續從臟腑中抽出養分，久而久之身體的健康就會亮起紅燈。身體氣血不順時，到了下午就無法將循環至下半身的氣血運行回來，造成雙腳腫脹、沉重。身體健康是整體的，與自然的生理時鐘環環相扣。

四 人體左右邊

1、人體的左邊

- 口腔癌病變開刀手術幾乎在左側
- 乳房腫瘤癌症病變幾乎先發於左手邊
- 卵巢病變、卵巢腫大脹痛總是左邊為多
- 攝護腺大多是左側腫大壓迫到膀胱
- 左膝比右膝不使力、容易腫大痠痛
- 大腸癌主要發病處在橫結腸與降結腸的轉彎處至S結腸上

2、人體的右邊

- 偏頭痛幾乎都在右邊
- 肺的病變常發於右肺
- 子宮肌瘤病變的機率以右側占絕大多數

• 右腳的腎脈特別容易受傷

以上這些是由我數十年經驗統計出來的。雖然不是絕對，但不免也讓人質疑為什麼許多左右對稱的器官發起病來卻在某一邊為多數，其中的原因多半能從經脈的走向找出答案。

人體的外觀有頭、胸與四肢；內有腦與五臟六腑，全都由血液運送養分、供養周身。血管分動脈與靜脈，分別掌管送出養分與回收廢物的作用。除了心臟加壓讓血液能周流全身外，人體還有其他幫忙的加壓裝置，那就是經脈穴道。血管是血液的通道，經脈是「氣」走的路線，而穴道則是加壓幫浦。因著穴道的加壓，刺激氣的循環。同時因為氣為陽，血為陰，氣行血行，氣滯則血瘀，所以藉著穴道的加壓也能促進血液流暢全身的每一寸肌膚與五臟六腑、四肢百骸。

因此當我們的經脈因故受傷阻塞後，就會直接影響到身體的循環與代謝。孩提時的摔傷、扭傷；青壯年時的外力傷害，經過五年、十年經脈內循環物質的沉澱阻塞後，逐漸使身體內部的活動愈來愈少、愈來愈弱，終至生病。一旦發病了，又有誰能想到這個病症是十年前、二十年前的意外造成後遺症，由這個後遺症演化而來的呢？

例如當胃經經脈因車禍或是嚴重的傷害而受到損傷時，胃經經脈行經路線上的所有器官都有可能會出現症狀，但每個人症狀出現的部位不同，因為這個症狀是會出現在己身阻塞最嚴重的地方、最脆弱的地方、受傷最厲害的地方、轉折最大的地方；到底是會出現在身上那個地方，端看當初這個阻塞因何而起。同樣都是滑倒的意外，卻有著幾十種不同的傷害，有的傷害是立即顯現出來；有的當時無礙，經過好長一段時間，才會出現後遺症；若是傷到深層經脈時，就有可能十多年後才出現症狀，其出現的症狀、往往就是讓人聞之色變、不思茶飯的腫瘤或癌症。

疾病是來自於自身、來自於身體循環上的緩慢或是完全阻塞下的後遺症。既然根出於阻塞，「疏通」就是最好的醫療方式。除了上述的受傷造成經脈阻塞而產生的病因外，因為飲食習慣使脾胃受傷，長久下來引發疾病也是常見的情況。脾胃受傷則寒痰聚集、氣血凝滯，如果仔細觀察推揉，可以察覺到肚臍兩旁有條狀物拱起，脇旁有積塊藏於其間。脾胃稱為後天之本，後天之本受損傷後，會影響我們的情志活動，吃不下，無法消化吸收，身體自然虛弱無力，心情自然也就不舒爽，於是又加上七傷，使得原本因脾胃受傷變差的身體更雪上加霜。

3、人體的中間

症狀的發生有左有右，也有中間。許多看似與荷爾蒙或神經細胞或淋巴分泌等相關的症狀，其實大部分源自我稱為「心下痞」的病症。例如目前的醫學界認為阿茲海默症與大腦缺乏胰島素或胰島素功能不全有關，那麼為什麼胰島素分泌會出現問題呢？在我的經驗裡是因為心下這個部位阻塞導致器官不能正常運作。

前胸兩肋骨相銜接處，在胃上方；在肝左邊；在脾右邊；在兩肺之間；在心臟的下方，這個部位一般人俗稱「心口窩」，在中醫學上稱為心下，而痞是指積塞成流不動的濃痰甚至結成塊的狀態。心下痞症一旦發生會有胃脹、胸悶、咽喉吞嚥有障礙、鼻子過敏。嚴重者是在心下深層阻塞，約在深三寸的地方，造成這種深層阻塞的原因，通常是嚴重的摔傷、車禍所發生。在我的經驗裡發現當如此深層的部位產生阻塞點時，通常伴隨有憂鬱症、恐慌症、阿茲海默症、老人失憶症與腦部病變的症狀。同時我也發現心下痞與口腔病變也有很大的關連，口腔病變雖症狀出現在口腔，但是發病的原因卻是胃經、肝經、任脈、腎脈等都有關聯。因此，大部分的症狀產生時，不能當單一問題來看待，而要把人體當作一個環環相扣的整體來看。

日常生活中不小心扭到手、腳、閃到腰或落枕，這種新傷往往只要做幾個動作即可以校正過來。針對受傷的部位選擇止確的局部性養生操就可以緩解。但是受傷後，雖有整治，源頭卻沒有消失除去，一段時間後，有時拖幾個月、或幾年，等舊傷復發時，就不是局部性運動能緩解的，此時，就要把經脈走向的途經處有關的養生操都做到，例如：扭到手腳、閃到腰，時間久之後其阻塞點會延伸出去，血管中的、經脈中的廢棄物從阻塞點一路順著血管經脈的管道堆積出去，因此，這時一定就要做牽引的運動，才能達成功效。第二章將會介紹常見的病症及可以緩解這些症狀的養生操。

用手機掃描 QR-Code，
即可觀看第二章疾病自癒養生操的
動作示範影片。

第二章

疾病自癒養生操

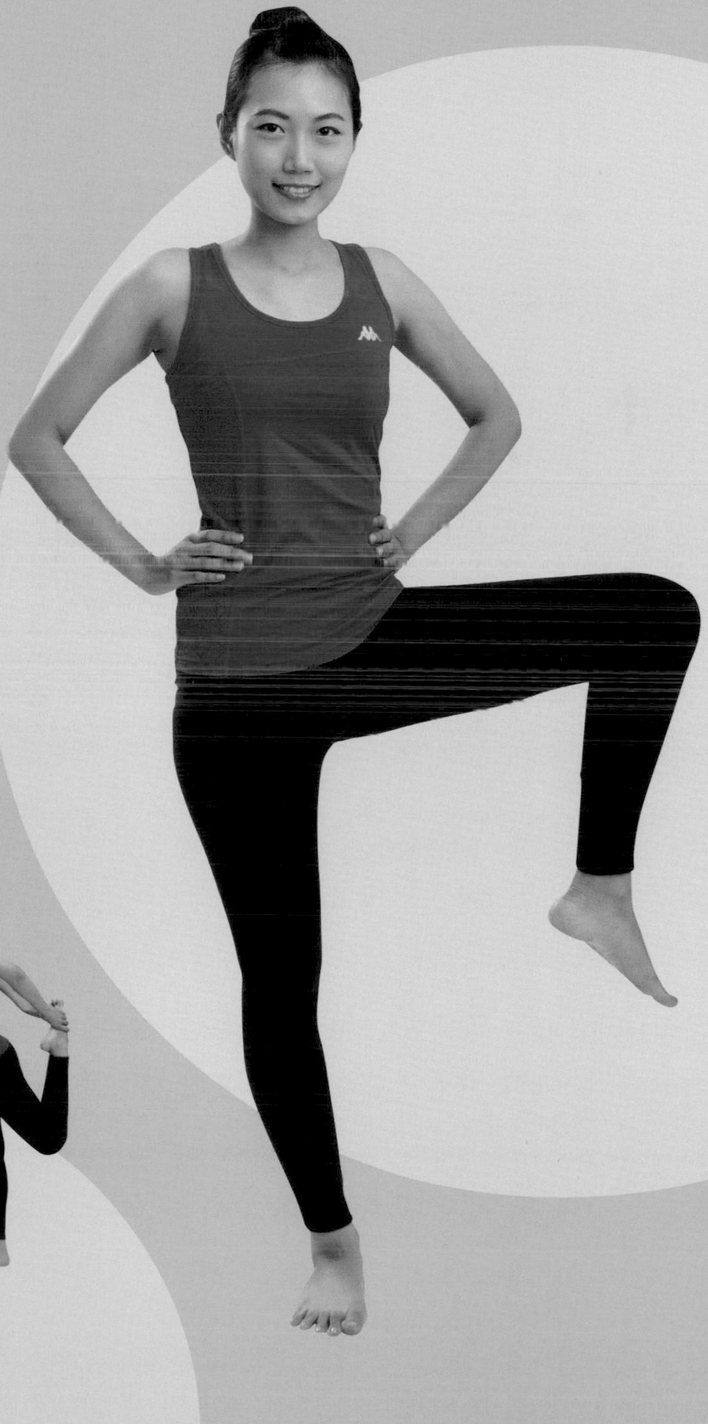

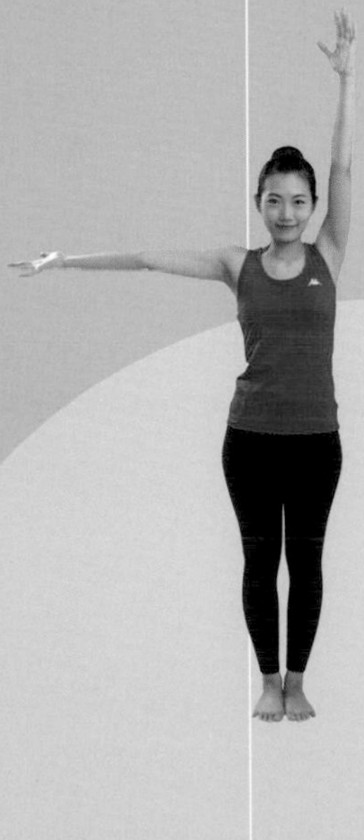

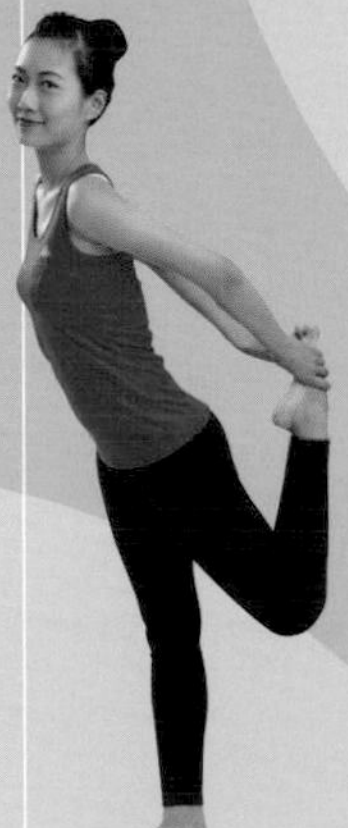

一 養生操的緣起

經常聽前輩說：「學功夫（不論任何功夫）是種機緣，當機會來時就要能把握住，才不會浪費老天給你加油充電的機緣。」

我三十七歲以前，學了很多的功夫，拜了不少的師父。但師父們有的藏一手、有的藏一腿、更有的藏了半身，這是滄桑史，不談也罷。四十歲時，經好友的介紹，認識了台南林師父，第一次見面時，即告訴我，中國有很多的寶貝功夫均已失傳，希望我學會以後不要藏私。

當天他只教我一個動作，便叫我回去練，三個月再來找他，頭一年我只學了四個動作。第一年年尾，教了第五個動作，師父叫我回去練一年後再來找他。到了第二年年底，我開始感覺到一樣的動作已經產生不一樣的變化了。

再次見到林師父時，他要我以後每週都來，密集授課時間長達一年，這時已經認識林師父三年的時間，從他老人家身上學到不少功夫，本書所示範的動作，即來自他的傳授。

三年後，改為月餘去一趟台南，見見師父。但師父說不收我為徒，不想讓我有掛礙，即使如此，仍將所有功夫真傳傳給了我。五年後，我將養生運動與推拿融合為一體，這也就是各位能受用到的整體醫療。

星雲法師說：「自家寶貝、自家用。」我說：「葫蘆藏靈丹」。寶貝或靈丹並非仙丹妙藥，更不是王母娘娘的仙桃。而是早就存在於每個人體內的一種能量，此能量稱為「氣」。氣可分為先天之氣與後天之氣，一個人的氣是否充實飽滿，全看個人的保養。

我從開始做動作到有感覺時，歷時兩年整的時光，當氣啟動時，就像那天有一位朋友打電話給我時所呈現出來的驚喜感。這位朋友之前老是訴說身體這裡痛、那裡不舒服，我告訴她如何解、如何做動作、該吃什麼，她後來都照著做。電話傳來的聲音說：「王師傅，我終於知道掛在牆上的匾『靜神養氣』，其中的含意是什麼了。」我立刻明白，這位朋友的氣啟動了。

後天之氣啟動了先天之氣，此種感覺是如人飲水、冷暖自知。神佛的微妙與文字是沒有關聯的，一定要親身體驗過才能領會；功法是這樣，氣也是這樣，除了自己帶動，誰也幫不了你自己。因此大師才說：「自家寶貝、自家用。」別人幫不了你，但也搶不走，健康的身體只有靠自己。

俗話說「賣瓜的說瓜甜、瓜好吃」，我今天不賣瓜，也不會告訴你功法的功效如神，林師父常說一句話：「練功是非常好的一種運動，但是過程卻是非常辛苦的。」若不身歷其境，是很難體會箇中滋味的。

現在簡單的以三個基本的動作舉例，以瞭解其功效：

1. **下巴前後畫一**：此功法是通督脈的方法。督脈是從口腔內上方順脊椎而下至尾椎。

2. **吸腹**：此功法是通任脈的方法。任脈從口腔內下方走胸前與腹中線至肛門前之會陰穴。

3. **轉腰**：提高腰的柔軟度。也就是紮皮帶的那一圈，稱之為「帶脈」。

這三種動作不受場地、時間的限制，隨時可做、隨處可做，做多做少都可以（當然，只做兩三下是不會有什麼效果，最好以三百下為基本單位較佳，因為三百下也不過是10至15分鐘的時間，能做愈多，功效自然愈佳）練一段時間後，動作純熟，自己也能看見效果。而其中過程的酸甜苦辣，就只有自己去體會了。

認識林師父十年，我練功也十年了。林師父時常說：「練功的目的是改頭換面、脫胎換骨。」如果我們達不到此目標，至少也可以有健康的身體。做養生運動，如轉腰、吸腹等，經過一段時間後，帶脈會有所反應。這種反應會讓練功的人產生疑惑，因為初練功時，身體會感到舒服，但是到了氣血啟動至有傷的經脈時，反而會感覺到不舒服，腰可能會更痠、更無力，或者感到僵硬、不靈活，此時不要緊張，因為這是正常的反應，因不通則痠麻脹痛，等到氣血衝過阻塞部位時即不會痛了。

經脈在欲通未通之時，在不通部位可能會痛，或是有跳動感，或是有發熱、發癢的現象，甚至皮膚表面都可能會有疹粒如長痱子般的症狀。種種現象都是過程，以上還是小過程小症狀。

等到帶脈啟動後，往上升時會把肝脈帶上來，肝脈往上移，又會把卵巢、攝護腺往上拉到定位。這時隱藏的症狀均一一顯現，例如：卵巢的病變、攝護腺及子宮肌瘤等症狀。這時雙腳開始痠痛，關節開始有不順的反應，同時胸腔內也會出現症狀：咳嗽、痰多甚或痰中有血絲，或有異物。

師父常告訴我：坐禪、練養生操等練功方法都非常好。但是練功的過程卻是非常辛勞的，不身歷其境的人很難體會其歷程，一但身歷其境時只有靠智慧、意志力與恆心去克服因練功所帶來的種種灰心、挫折、不適、懷疑……。希望各位能以智慧迎回健康的身體。

養生運動，流傳已有百年以上之時間，能長久的流傳自有其道理。當您氣血不順時、有痠痛症狀時，或者已經生病了，此時開始練功也不算遲，因養生操本身就有修護的作用，只是過程要更加辛苦。因此日常生活中，多多少少做一些動作，不要使身體內的機能退化到了一個程度才開工，那就能為自己的健康加分了。

執業從事推拿已三十載，雖然把生理時鐘的啟始理出頭緒，但是腦部、肺部、腎、直腸、子宮頸仍是死角，一旦出問題，必須用經脈的牽引制約來處理症狀，時間拖得很久，往往成果欠佳，會讓人失去信心而放棄。自從遇見師父無條件的傳授給我「疾病自癒養生操」，此法流傳上百年，長時間考驗下，證實養生保健運動法的確能有病治病，無病強身，為健康加分。今有緣幸得到此功法，使我在推拿上如虎添翼，也在推拿中省不少時間。但不是人人都相信，也不是人人都有時間、都有耐心去做動作。

不同症狀，有不同動作可解，可說是固定的。當心痞有問題時，一定要做彎腰吸腹。當肩膀痠痛、五十肩時，就要做下巴畫一與手部運動。此時如果用別的動作來替代，那效果就一定不如預期的好。同樣年齡，病程長短、病症部位、病灶深淺、堵塞軟硬……都是不定的變數，會影響著個人治療的方式與時間，因此，對治療的方式與功法的操作上，有著基本的認識，才不至於半途而廢、前功盡棄。有時一個症狀會用到一年的時間來解，其間起起伏伏的過程是相當辛苦的，如人飲水冷暖自知。但是經脈瞬間暢通時那種舒服，也只有自己體會、自己享受了。

當要求來求診的人開始做養生操的動作時，一方面可彌補推拿效果在時間上持續性的不夠。另一方面練功時，可喚醒T細胞、免疫系統。因為持續不斷的動作，可讓T細胞與免疫系統發現病灶，發現到器官組織的不同、位置的不一樣、柔軟度的不同，於是體內治病的能力就可恢復，如此方可達到根治的目的。生理時鐘的運行，凡有生命的都會有老化的一天。在臨床上，年長者不一定身體不如年輕人，恢復健康的速度也不一定會輸給年輕人，關鍵在於持之以恆的練功。

二 養生操的階段

養生操沒有好與壞的分別，只在於個人是不是能適應此種運動方式，如今已有很好的養生操出現，但基於個人的認知，信與不信、有沒有勤快練習等等的一切，都決定了這運動是否對個人產生的效果。若是對養生操了解不夠透徹，一知半解，那效果必然不能周全。

因此，第一要務，即是要分辨什麼時候要做局部性運動，或做牽引性運動，或是整體性的運動，這個認知就必須對功法不斷的操作、體會、揣摩，才能尋找出對自己最有效果的養生操來。

當知道自己生病了，且可確定生病的臟腑或部位時，就要特別多做局部性養生操來幫助生病的部位盡快痊癒；整體性養生操是訓練全身的一種方式，因為人是整體的，肝病變、胃病變、口腔病變、鼻咽病變、胰臟及脾臟的病變一有症狀出現時，就一定要做整體性運動，尤其以吸腹、轉腰最為優先。

因為大部分病根都在肚子到胸腔交接處這個範圍，吸腹和轉腰兩個動作能活化及放鬆腹部，根源才有可能漸漸緩解。如果只運動局部讓症狀暫時緩解，時日一久，症狀一定仍會反覆出現，也就是所謂的復發。

要做整體養生操時是有階段性的，因為萬病之首（幾乎是所有發病的源頭）在腹腔中。因此吸腹、轉腰、下巴前後畫一，這三個動作是天天要做的功課。持續一段時間後，當感覺腹部鬆開，肚子比以前來得柔軟，而且排便量增加時，就必須進入下一階段動作：彎腰吸腹、半躺吸腹、膝蓋前後連胯搖和嘴巴外擴吸腹的運動。

再有進步時，接下來就要做嘴巴外擴彎腰吸腹和腰膝的所有動作。做到這個階段時，因身體機能不良所引發出來的症狀，也會有所不一樣了。接著，上頸部運動、口腔運動都在動作的範圍內，幾乎是全身由最基點一路緩解到發生症狀的部位。

照著文字敘述上一步一步、按部就班的運動下去是很好，但往往不能動到自己受傷的角度上，那是因為每個傷所承受的力量不一樣，所在的部位、深度、時間上都不一樣，因此養生操是活的。

以下巴前後畫一來說，下巴平伸、平收是一個角度，這是固定的動作，如果頭左偏15度時，所動到的部位隨即改變，功效也不同。如頭左偏30度時，那部位與功效又會不同，在這個前提下，個人自己症狀上的角度，一定要自己來慢慢的、細心的體會，多次嘗試後定可找出屬於自己受傷的角度。

一旦找到受傷部位，那就剩恆心、毅力，假以時日即可完好如初。可以做角度調整的動作有：頸部動作、肩胛動作、手腕動作、吸腹動作、轉腰動作、腳踝動作。這些動作都可以因人而異的自我調整角度，角度找到後再療傷，有事半功倍的效果，那何不細心尋找屬於自己的養生操呢。

若是到醫院走一趟，你會發現像是人間刑場，各式各樣的疾病，有的是非常痛苦。你若願意每天抽出一些專門運動的時間，持之以恆、絕不中斷，就可以有效避開許多病痛，並且有個健康的老年，含飴弄孫、與朋友談天、參加各式活動、甚至到世界各地走走，然後對自己說：「啊，人生真好！已不虛度此生！」

目養生操：25個養生動作

1、眼睛舒緩

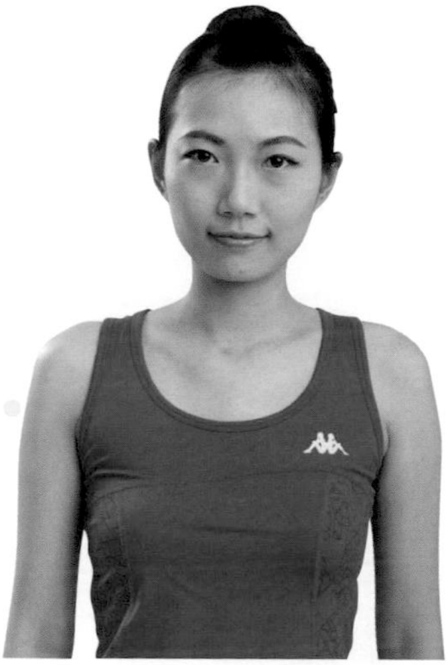

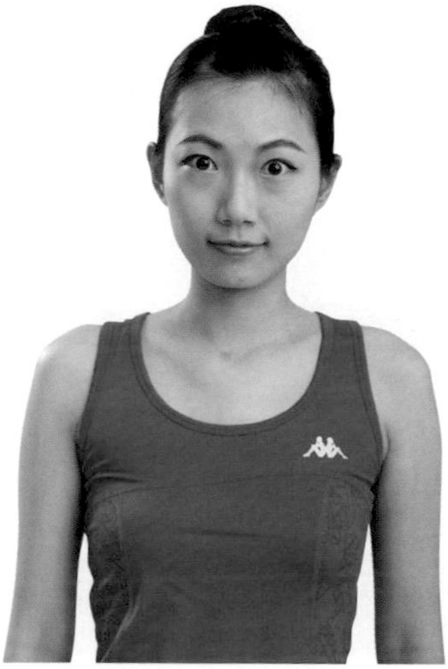

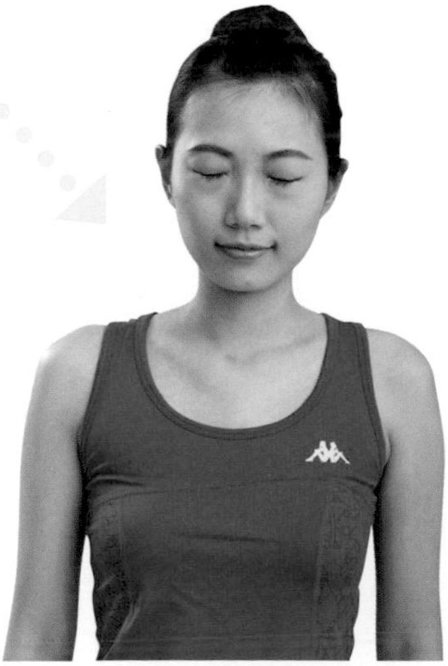

POINT

用冰的生理食鹽水當眼藥水來點眼睛，可消除眼睛疲勞、防止乾澀，如有初期白內障可長期點用、可改善症狀。

動作 睜大雙眼，內心默數到五，再緊閉雙眼，內心默數到五，重複 5 次。

效果 按摩雙眼、可消除雙眼疲勞、可改善眼睛的狀況。

2、拉鼻竇

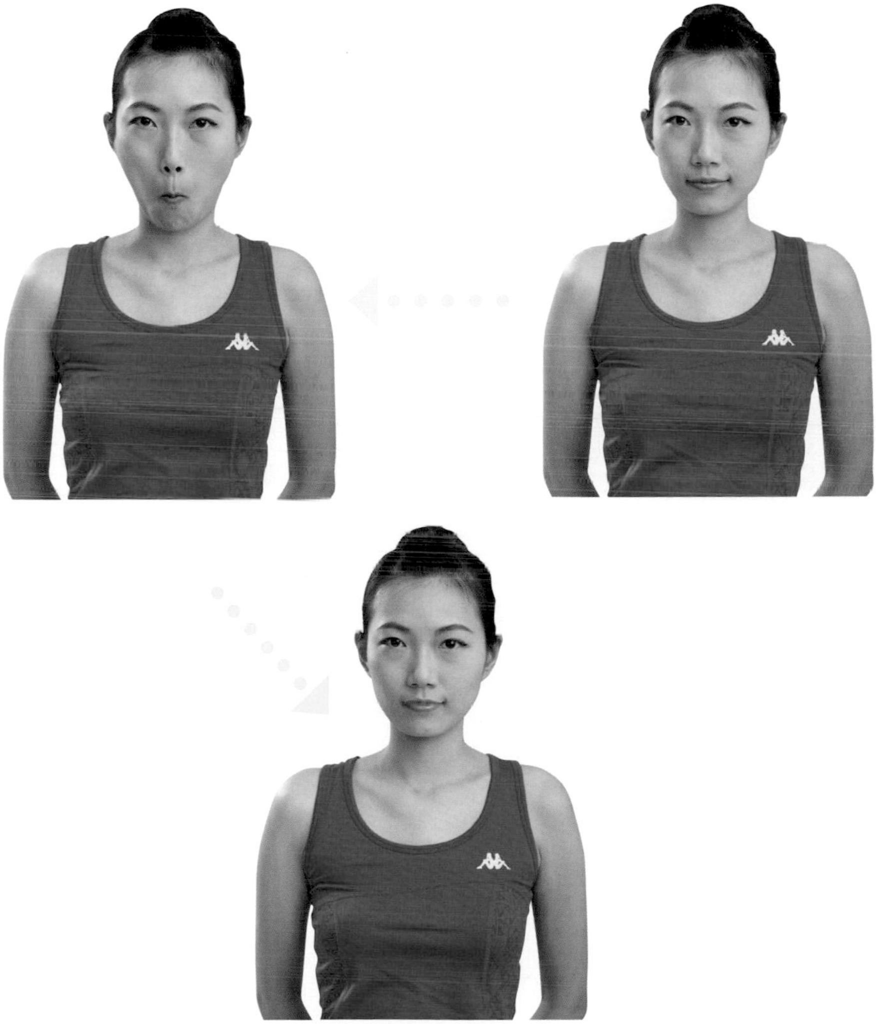

動作 鼻子往上提（如戴眼鏡，則眼鏡可上下移動），然後閉口人中往下壓，可拉動到鼻腔內的鼻竇區。

效果 可緩解鼻子過敏症狀，如要根治，必須戒冰冷食物，再加上彎腰吸腹的動作。

3、叩齒

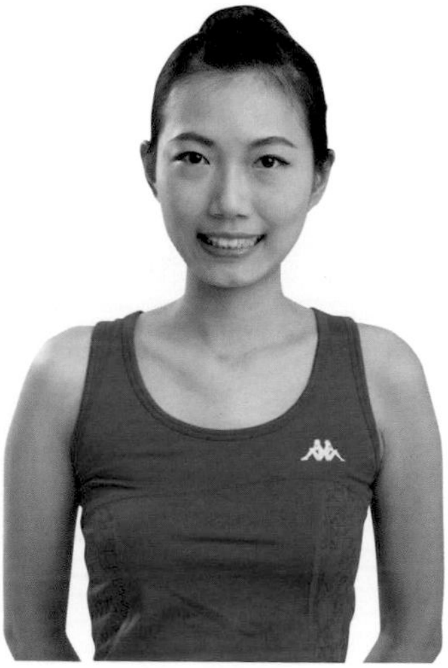

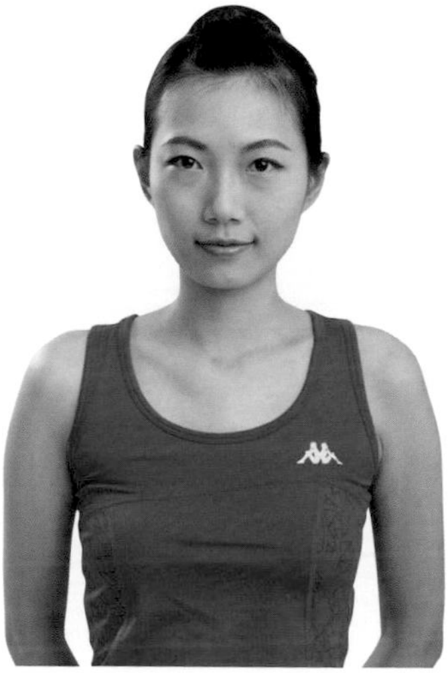

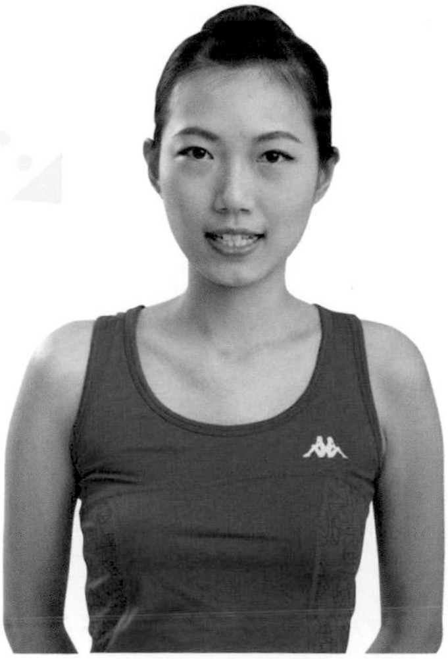

動作 嘴巴微張像咬食東西一樣先叩後臼齒、再叩前門齒。

效果 可使鞏固牙床和牙齒、減緩牙齦萎縮、不易有牙疾。

▶▶▶ 4、晃下巴 ▶▶▶

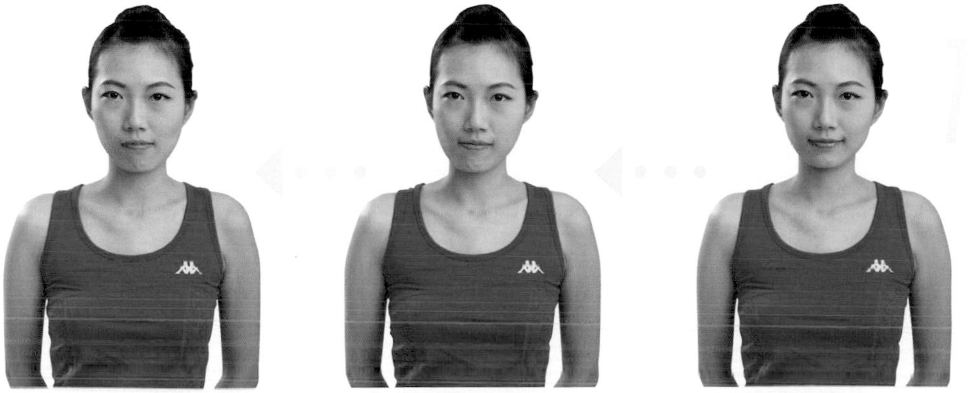

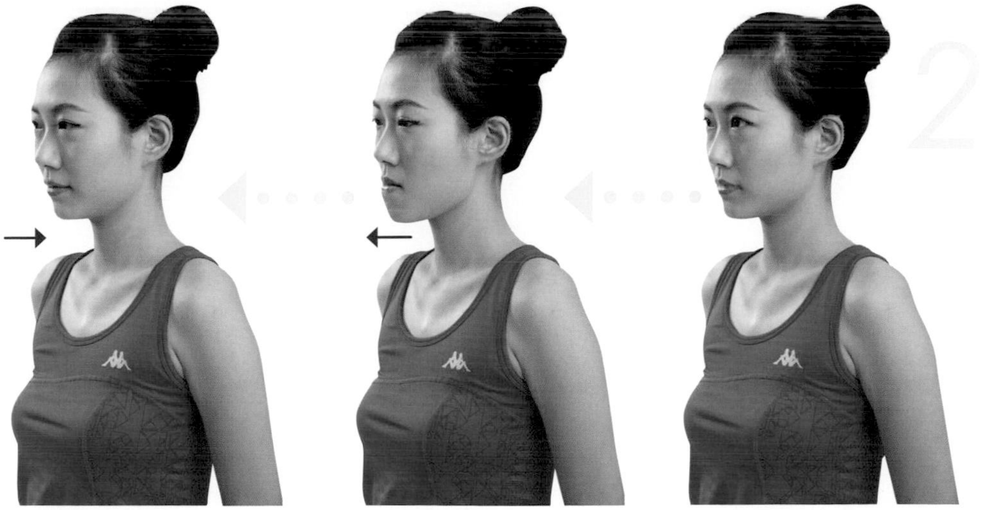

動作 *1* 左右晃動下巴、*2* 前後晃動下巴。

效果 按摩咬合肌，增加唾液腺的分泌。

5、涮舌

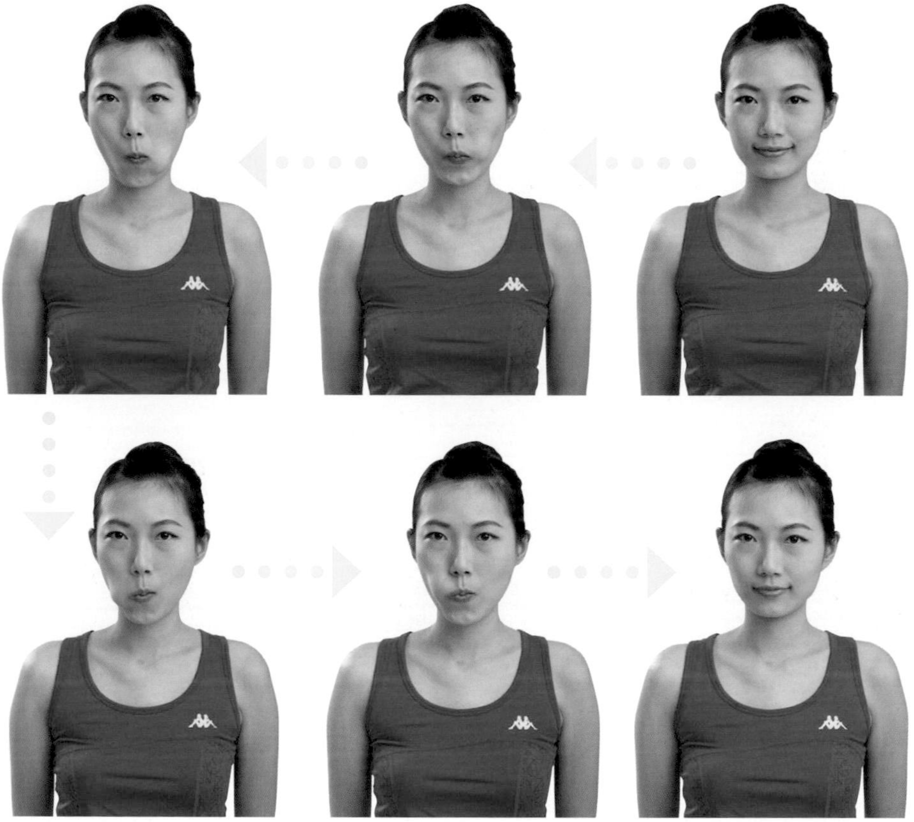

POINT 舌頭放在口腔內嘴唇與牙齦之間

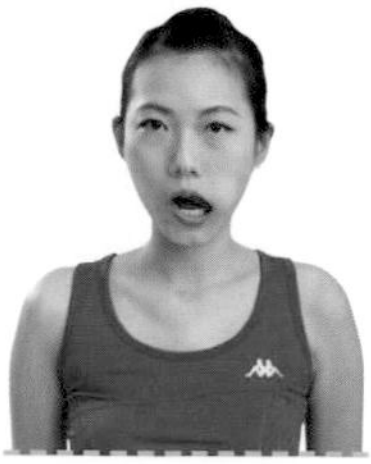

動作 舌頭在口腔內沿著嘴唇與牙齦之間轉動，先順時針方向轉動；再逆時針轉動，此動作要領需舌尖頂緊口腔。

效果 可活化唾液腺及味蕾，口水增多可清潔牙齒及口腔並幫助消化。

※ 2.3.4.5 功法對口腔症狀有改善的效果，再加上頸部動作、吸腹、轉腰與嘴巴外擴彎腰吸腹時，即可產生療效。

6、下巴前後畫一

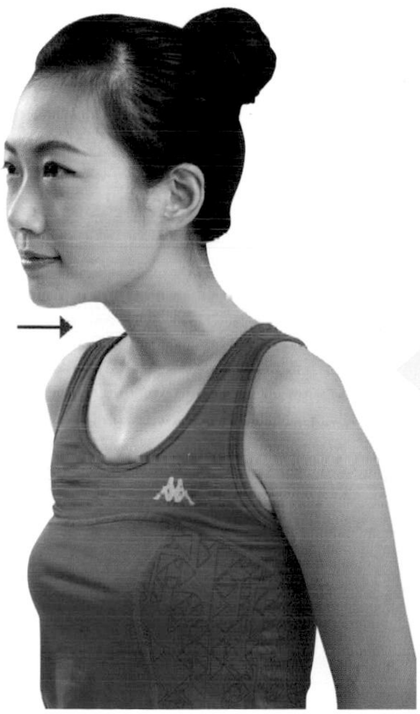

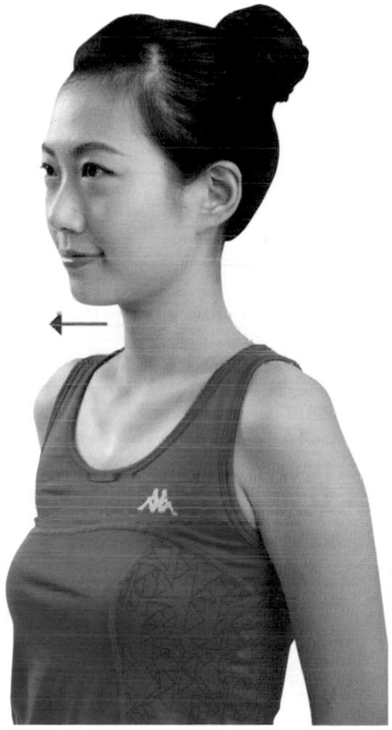

動作 全身不動，只有下巴水平向前伸出再退回來，動 50 次。

效果 活動脊椎，放鬆肩胛的肌肉。

7、低頭擺頭與搖頭

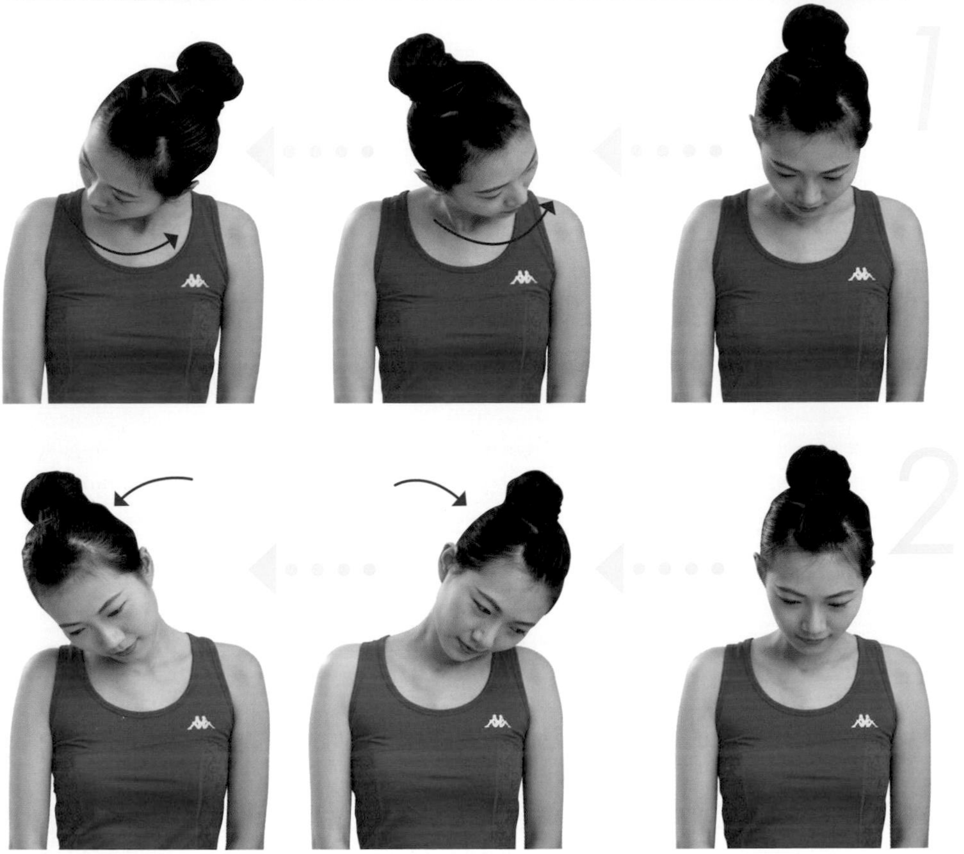

POINT 脖子傾斜角度

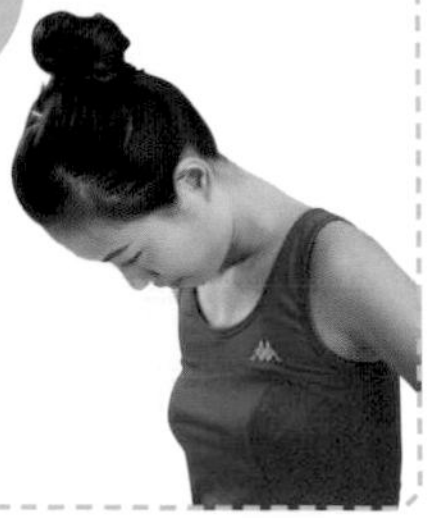

動作 1 低頭拉緊後頸處肌肉，下巴往左右肩方向擺動畫弧；2 低頭拉緊後頸處肌肉，頭頂往左右肩方向擺動畫弧。

效果 放鬆肩頸處的肌肉。

8、頭部擺頭與搖頭

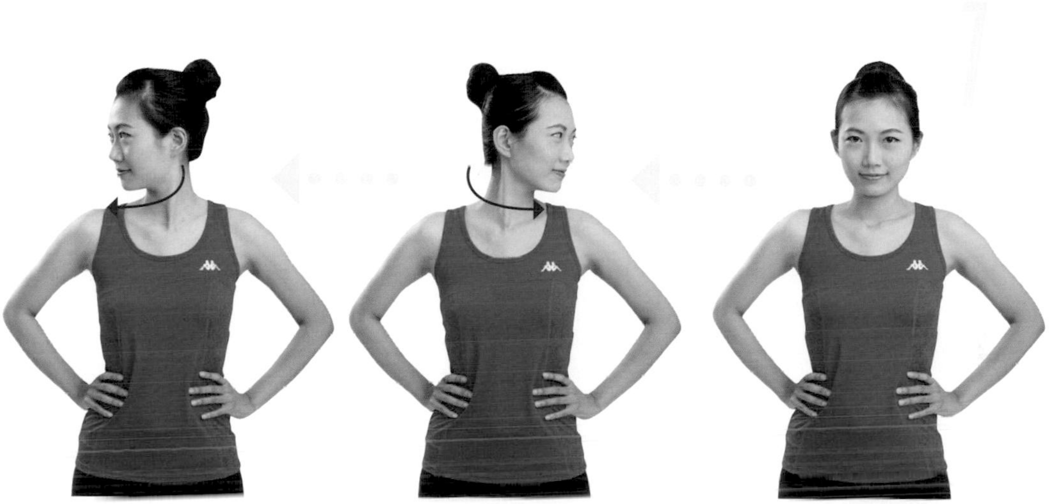

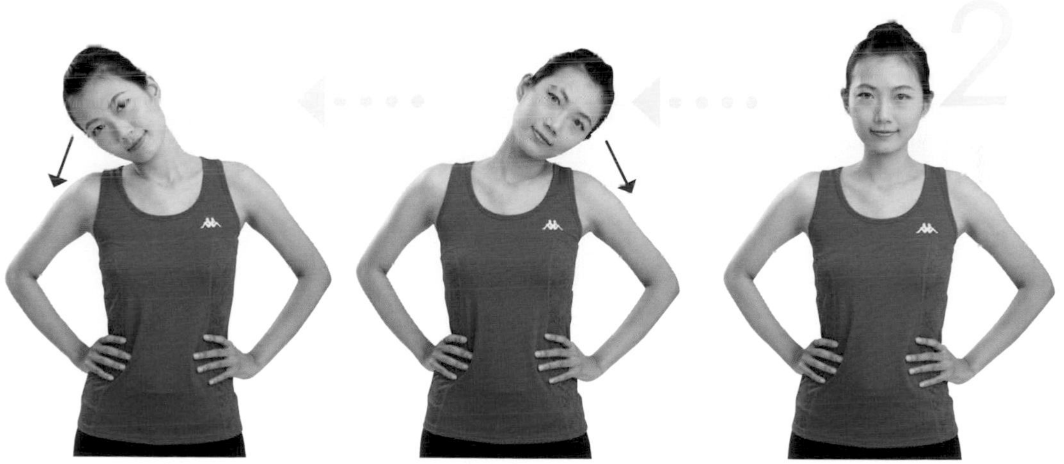

動作 *1* 頭部往左右肩方向轉動。到左肩極限時再加一點力量扭轉頸部可加強功效；*2* 平視前方，頭部往左右肩方向下傾，頭往右傾至極限時，再加一點力量下壓可加強擺動功效。兩個動作各做 10 次。

效果 放鬆頸部肌肉。

▸▸▸ 9、手部抬舉 ▸▸▸

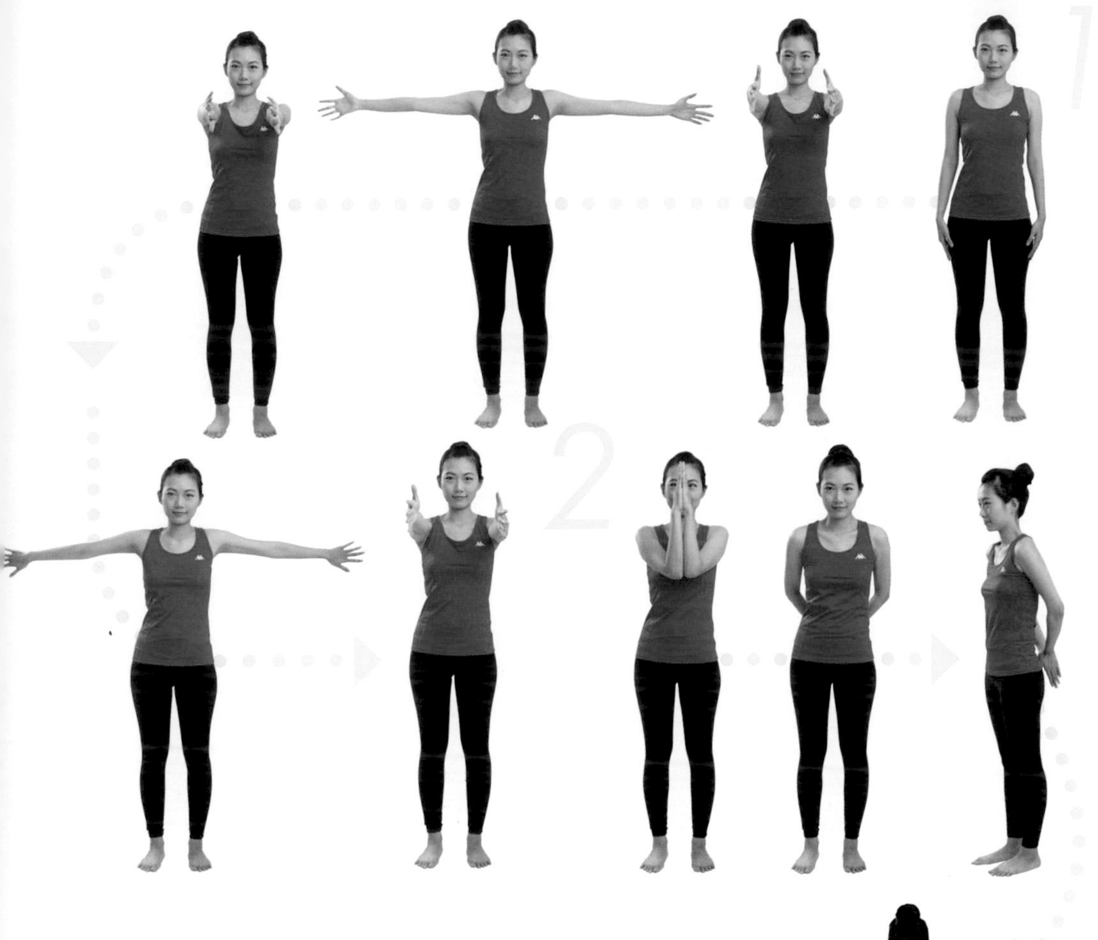

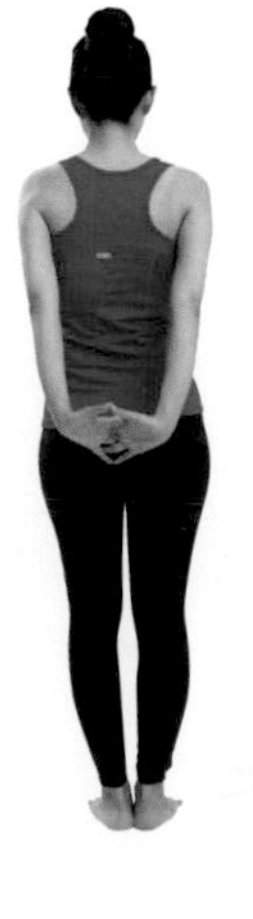

動作 1 雙手向前平舉與肩同高，手掌相對，做左右開合的動作回到原姿勢；雙手向前平舉與肩同高，手背相對，做左右開合的動作回到原姿勢。

動作 2 雙手曲肘上舉，手掌於胸前合十，手肘相貼，微痠後放下，兩手在背後相握，拉緊擴胸。

效果 可改善胸悶、可緩解肩頸僵硬、改善因僵硬而引發的頭痛。

10、雙手畫弧

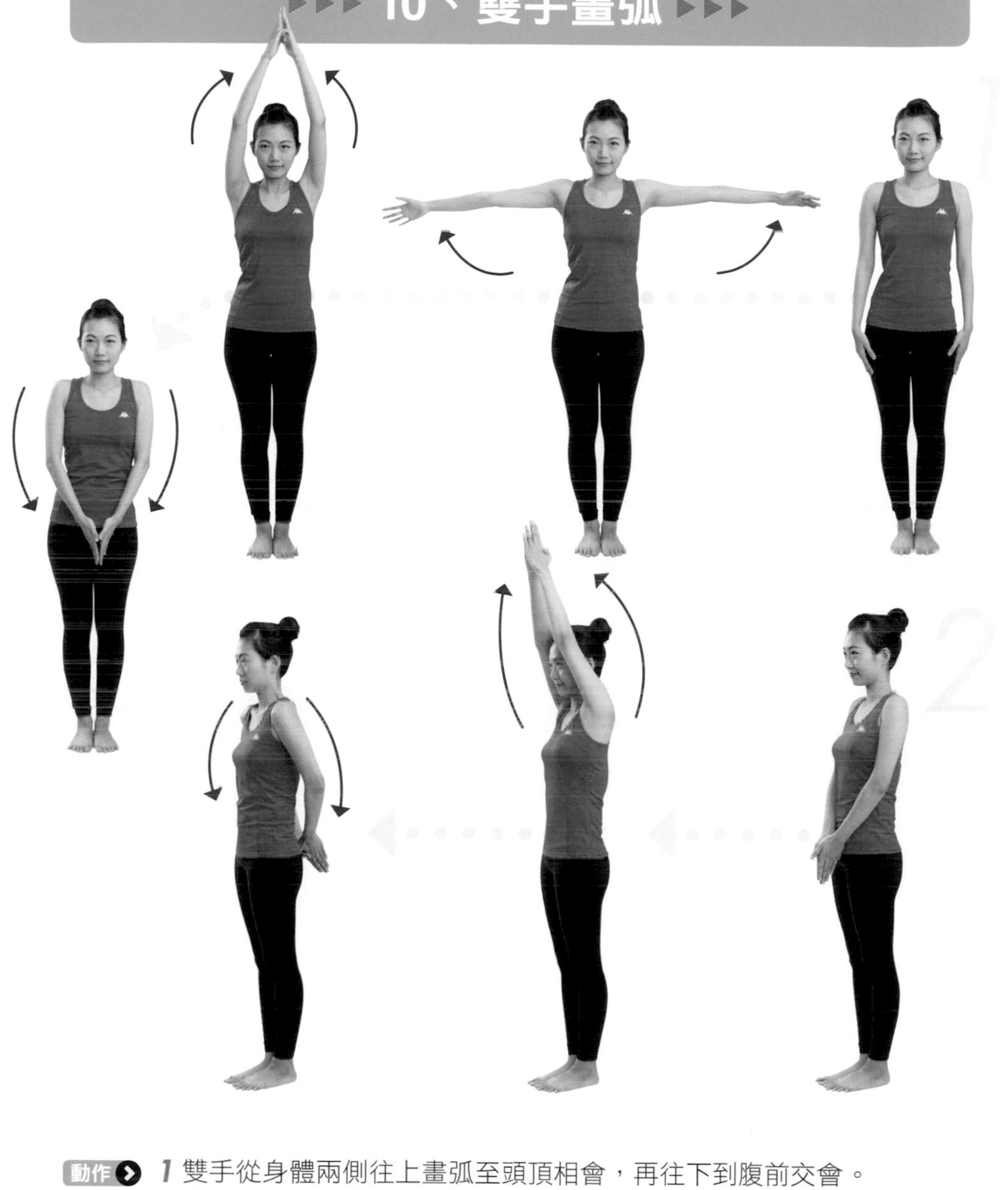

動作 1 雙手從身體兩側往上畫弧至頭頂相會，再往下到腹前交會。

2 雙手從身體兩側往上畫弧至頭頂相會，再往下到臀部相會。做 5~10 次。

效果 活動肩胛骨。

▸▸▸ 11、左右側身彎 ▸▸▸

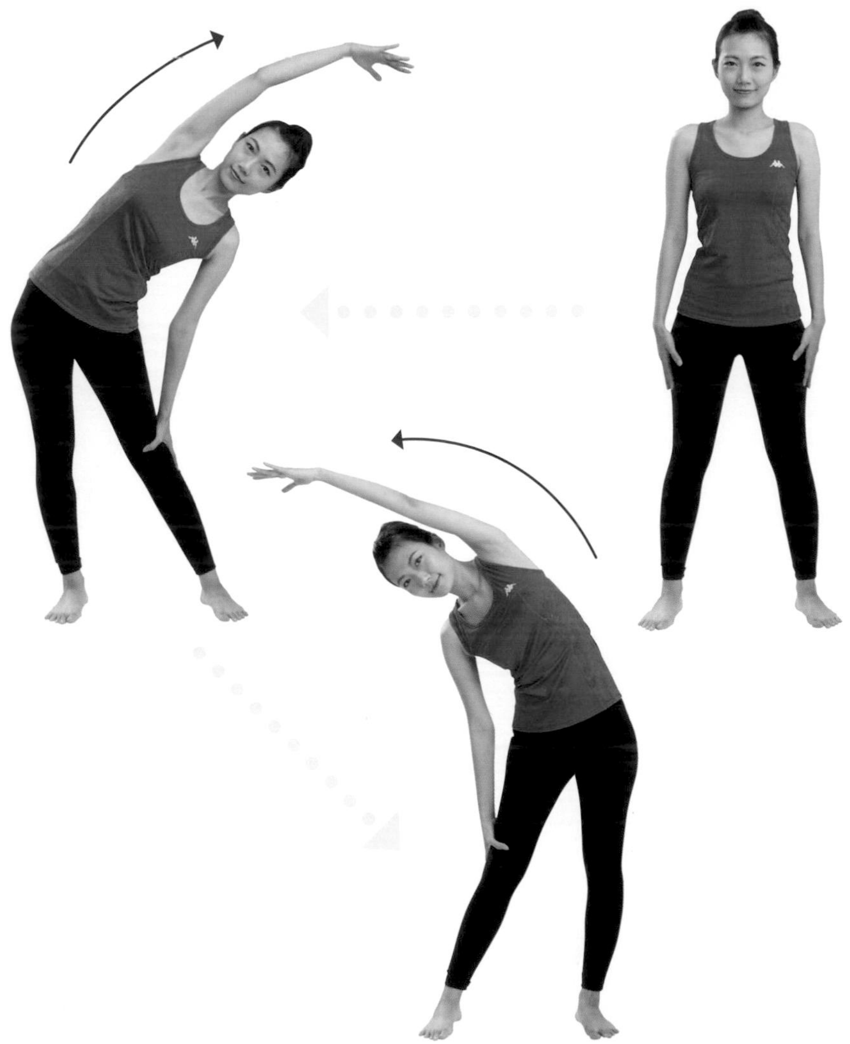

動作 右手側畫弧過頭部，身體向左側彎身，能夠伸展身體右側邊。左手側畫弧過頭部，身體向右側彎身，能夠伸展身體左側邊。

效果 活動肩胛骨及側邊經脈，即可改善睡眠品質，預防手臂痠麻、五十肩。

▶▶▶ 12、雙肩轉動 ▶▶▶

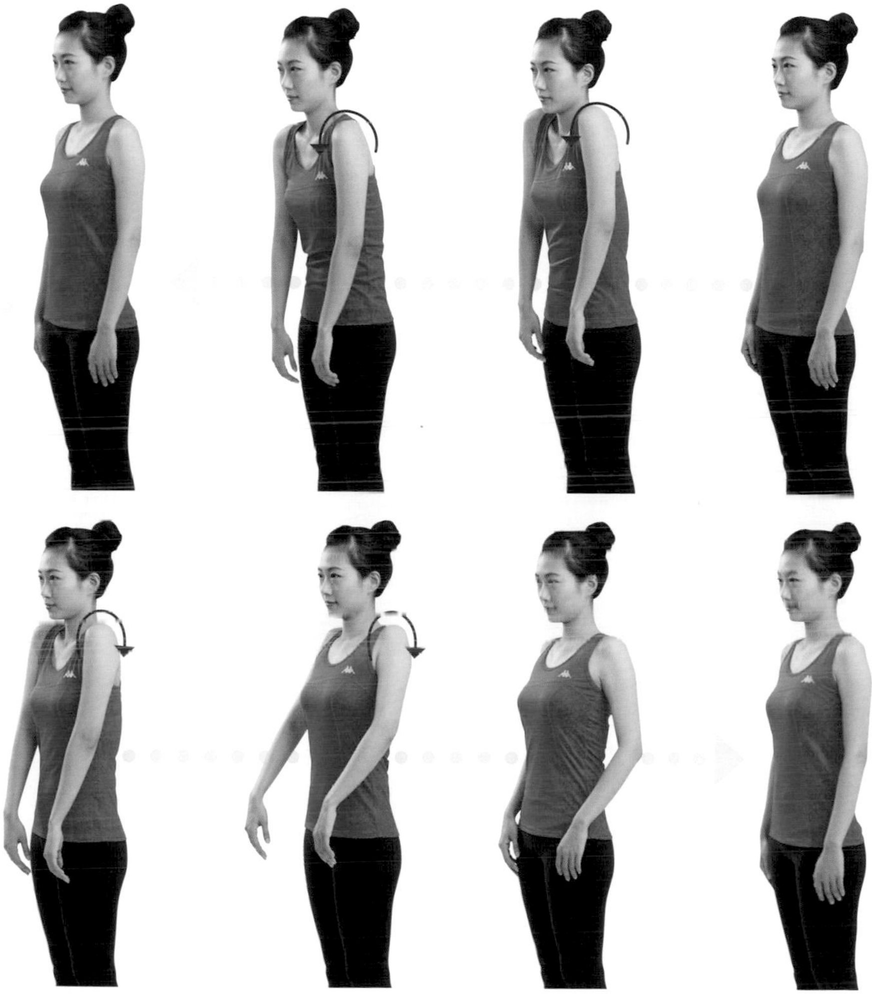

動作 雙肩胛同時向前大幅度的轉動，肩胛往前時背向後拱，使脊椎一起活動到。雙肩胛同時向後大幅度的轉動，肩胛往後時胸要向前挺，使胸椎一起活動到。

效果 改善胸悶、放鬆肩胛背部，可改善肩頸僵硬感、頭的昏眩感。

▸▸▸ 13、轉腰 ▸▸▸

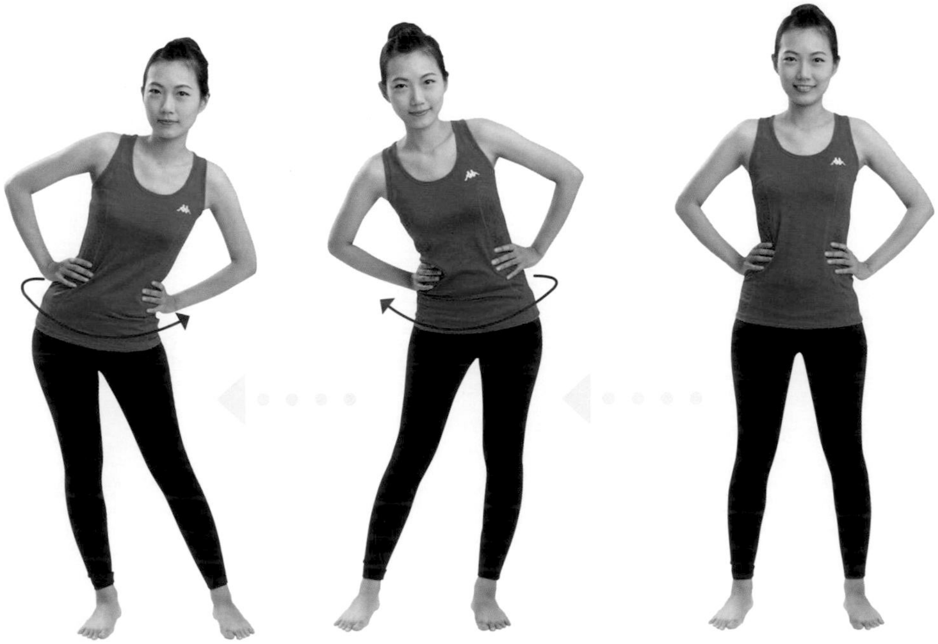

POINT 轉腰的前後幅度

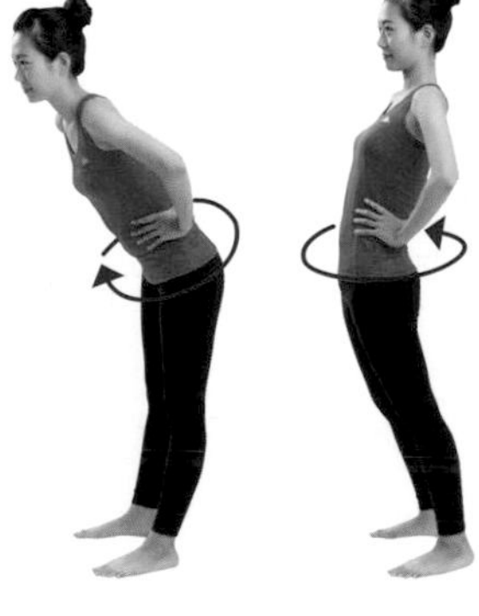

動作 雙腳略開，如同搖呼拉圈的動作轉腰。剛開始如果不習慣，可將動作加大，前後做大幅度的運轉，至熟練時，圈圈會自動縮小。順時針方向做完，再做逆時針方向。做的次數越多越好，動作宜慢宜柔，身體需放鬆。

效果 活動帶脈，促進氣血順暢。強健腹肌、背肌與大腿肌肉的柔軟度。強化脊椎。加強腸胃的蠕動。

▸▸▸ 14、旋轉胯 ▸▸▸

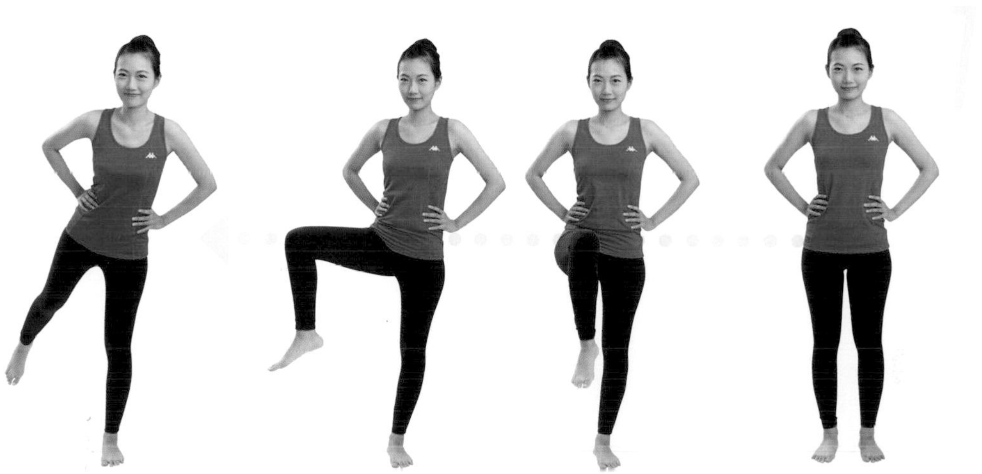

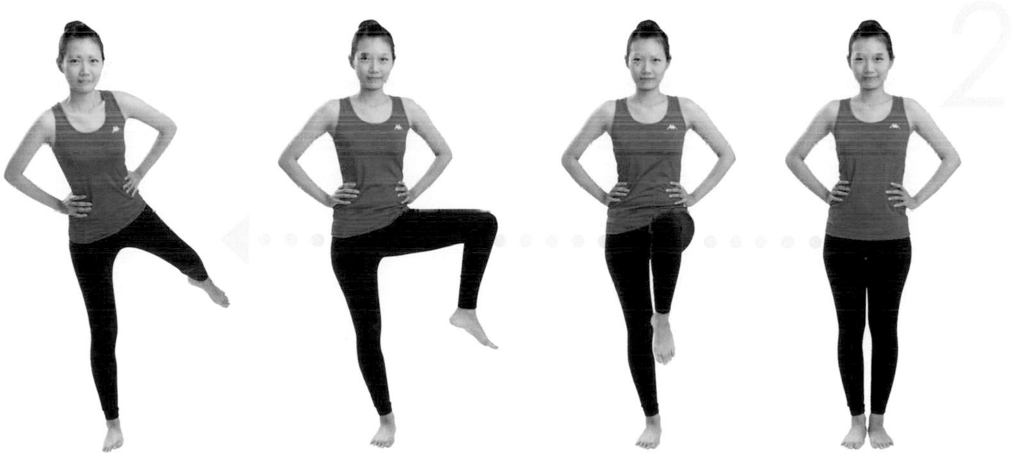

動作 ❯ *1* 右腿曲膝上提與身體垂直，再水平轉向正右邊，再將膝蓋下壓，右腳往後踢，再慢慢放下成站姿為一個循環。

2 左腿曲膝上提與身體垂直，再水平轉向正左邊，膝蓋下壓，左腳往後踢，慢慢放下成站姿為一個循環。兩邊各做 5 ～ 10 次。

效果 ❯ 可減緩胯骨骨質疏鬆的現象。

▸▸▸ 15、提抬腿 ▸▸▸

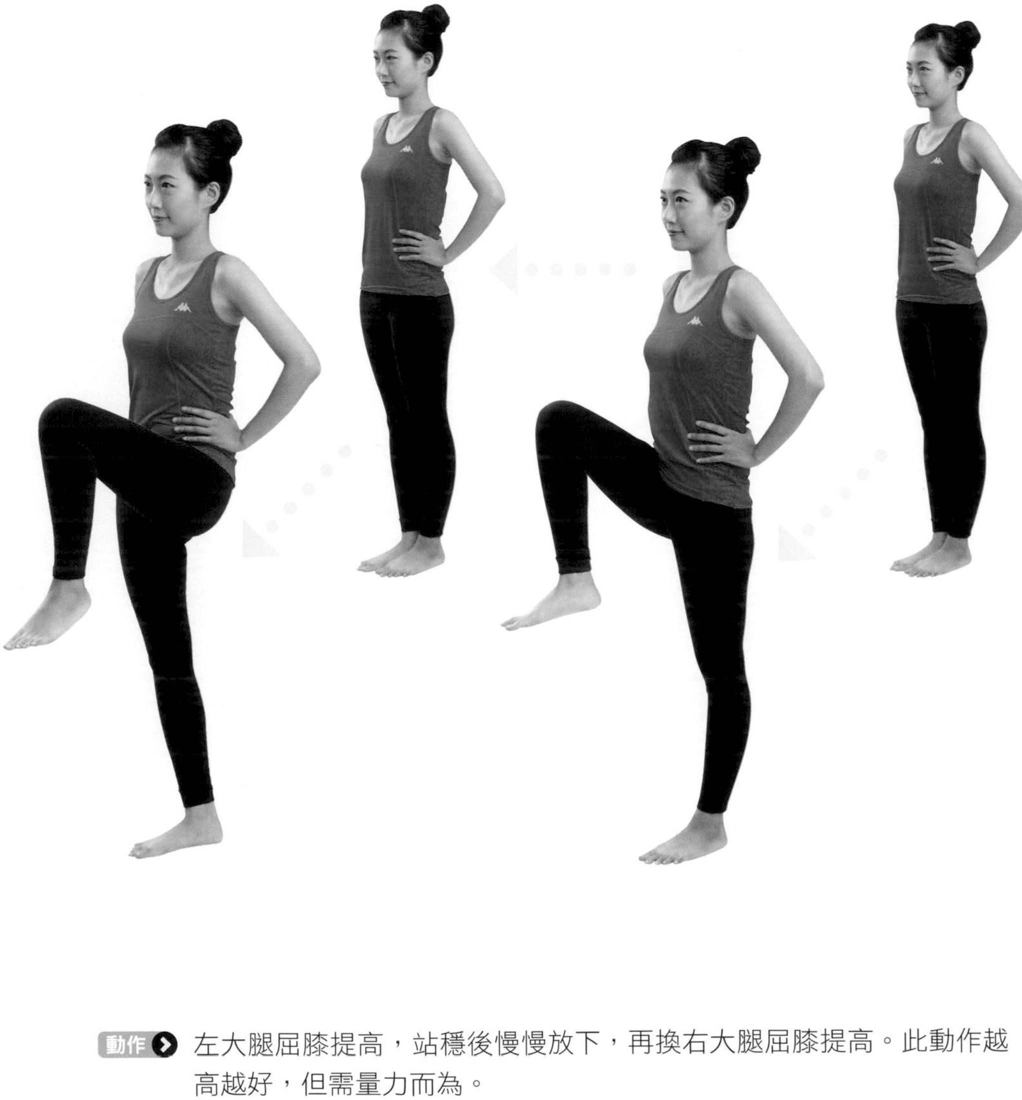

動作 左大腿屈膝提高，站穩後慢慢放下，再換右大腿屈膝提高。此動作越高越好，但需量力而為。

效果 活動膝、胯，訓練平衡。

▸▸▸ 16、踢正步 ▸▸▸

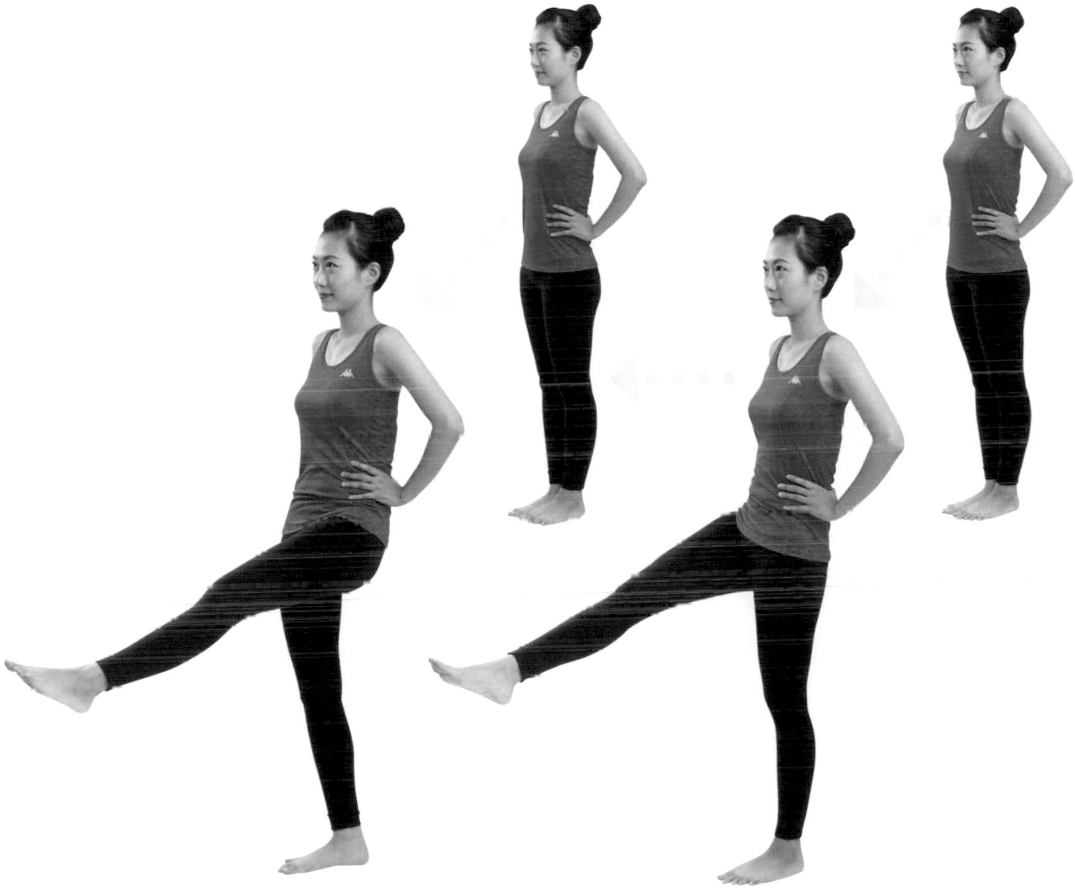

動作 站穩後往前踢出右腳，往上提伸，穩定後再放下換左腳往上提伸。 此動作能往上提至與身垂直為佳，但需依個人情況量力而為。

效果 可增強大腿肌肉。

▸▸▸ 17、平提腳跟 ▸▸▸

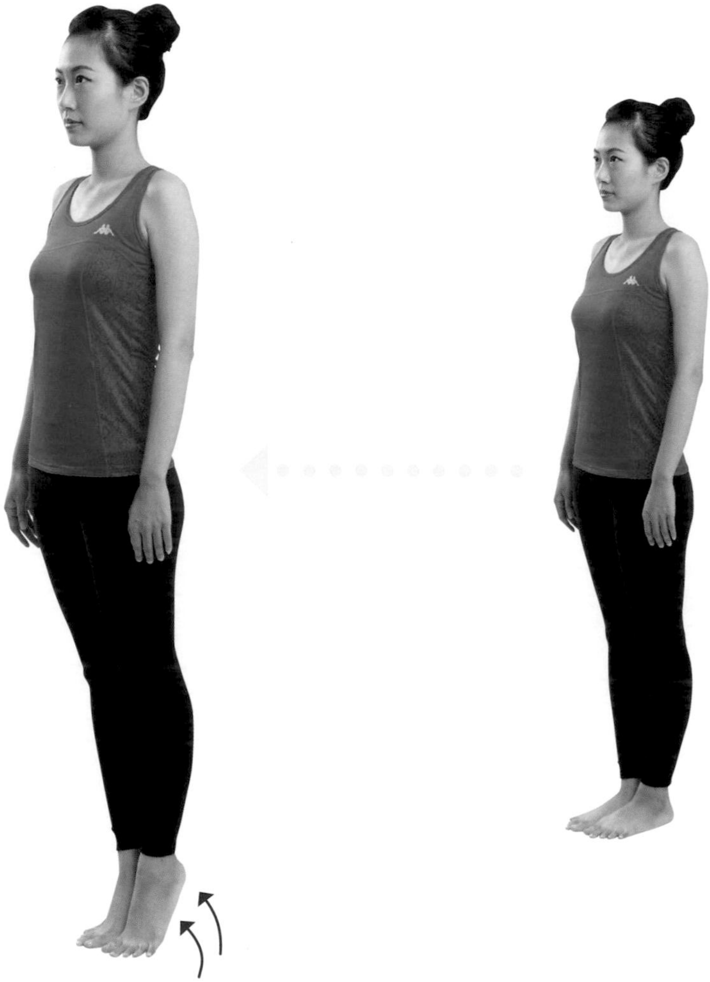

動作 雙腳水平站立，腳跟同時離地，停 3 至 5 秒。

效果 可訓練小腿肌肉，也能幫助心臟循環。

18、雙膝畫圓

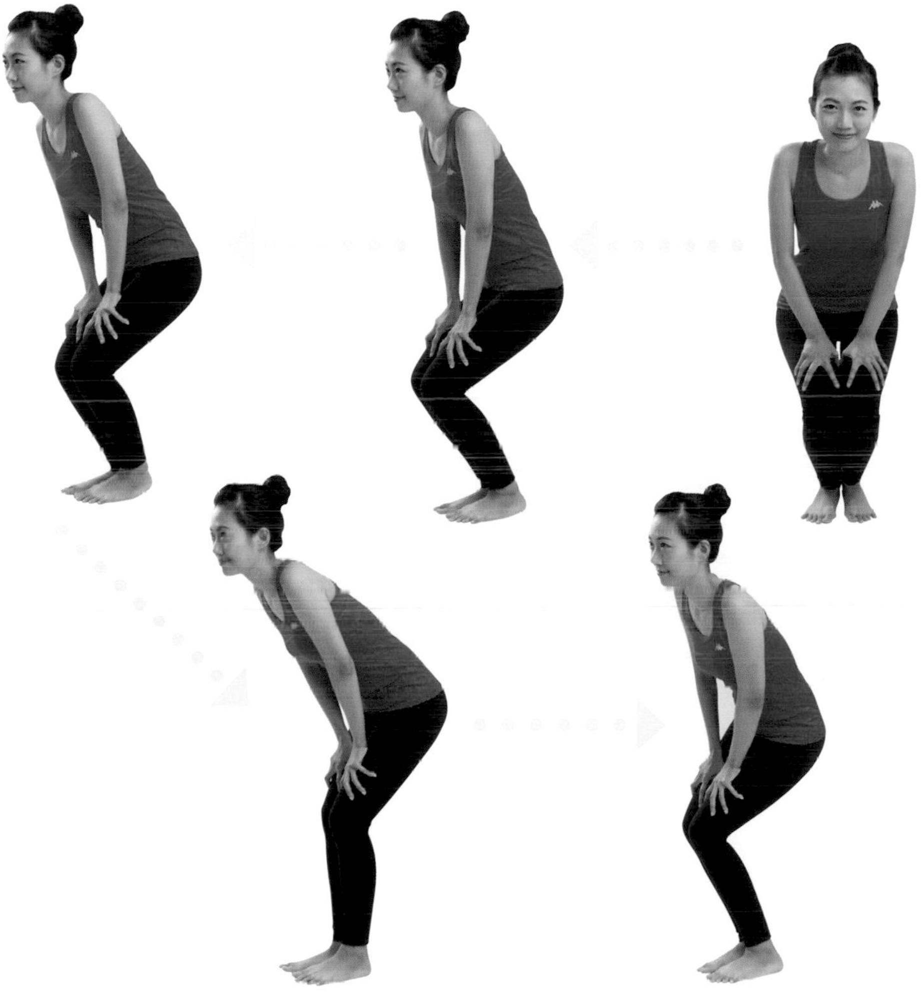

動作 站立，雙腳併攏，雙膝緊靠一起、微屈，以膝蓋做順時針畫圓，然後再做逆時針畫圓的動作。

效果 活化膝關節腔。

▶▶▶ 19、吸腹 ▶▶▶

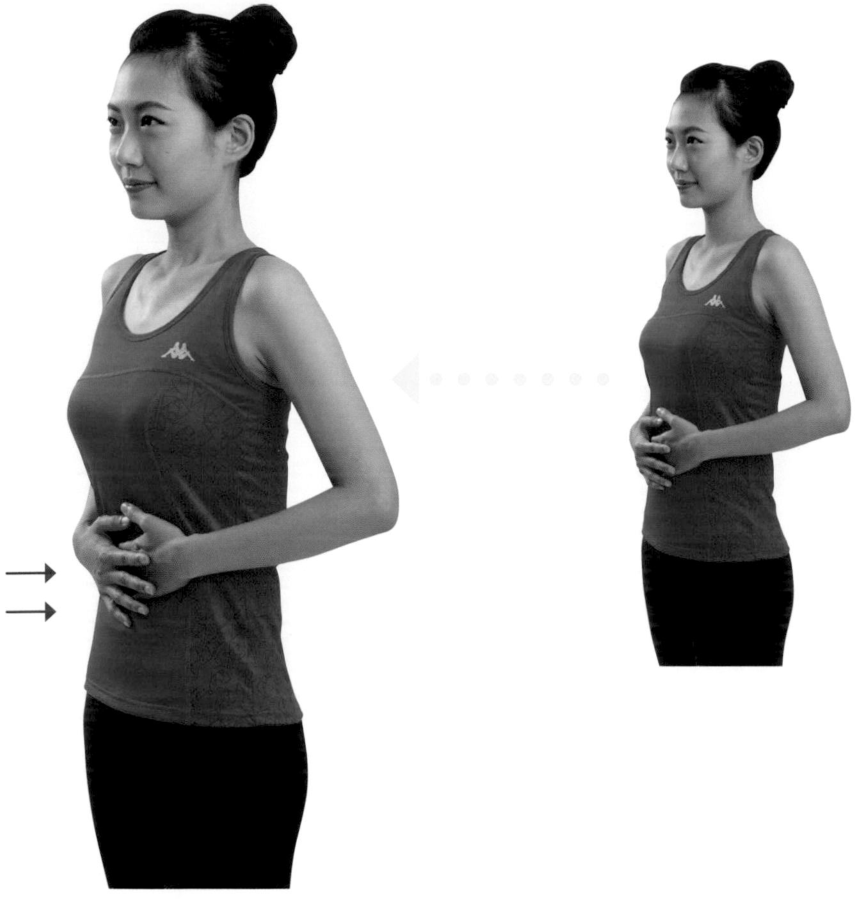

動作 以肚臍為中心，不管呼吸也不可閉氣，將腹部向內吸放，動作越大效果越好，次數越多越好。做到腹部有痠、脹、痛感或發熱為佳。

效果 促進腸胃蠕動、除心下痞、也可將胸膈活化開。腰痠背痛最後的癥結在腹部，要徹底解除腰疾一定要以肚臍為中心做收縮腹部的運動。

▶▶▶ 20、彎腰吸腹 ▶▶▶

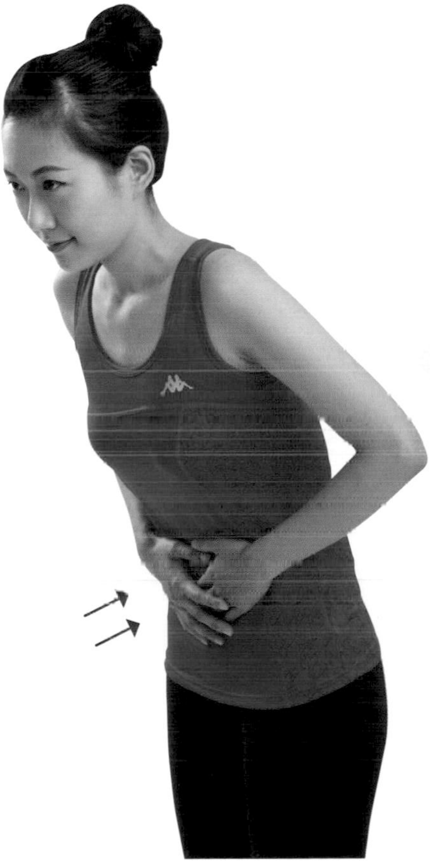

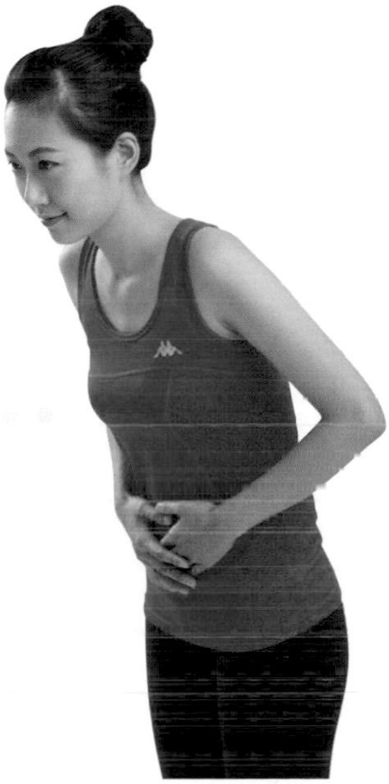

動作 以橫膈膜、心口窩為中心。不管呼吸，身體放鬆，略彎腰，前傾，使脊髓成弓形，將胃、腹部向內縮，如同吸腹動作做越多越好。

效果 可促進胃的蠕動，也可將胸膈活化開、可有效解除心下痞，可消減胸悶感。作一段時日後也許會出現胃悶想吐或打嗝很多的狀況，這是心下痞逐漸解除的徵兆。

▶▶▶ 21、嘴巴外擴彎腰吸腹 ▶▶▶

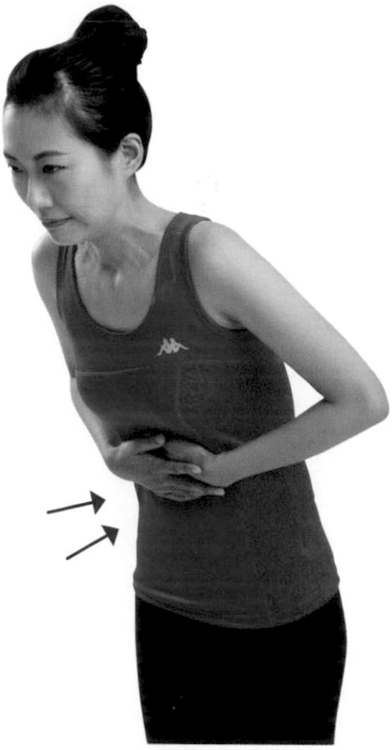

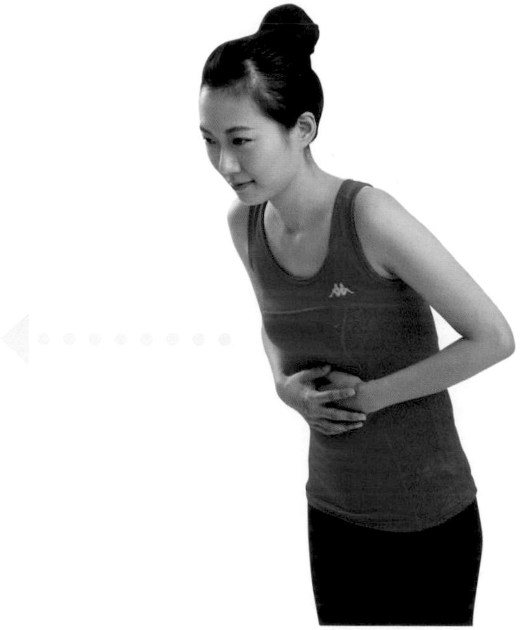

POINT 嘴巴盡可能向兩側外擴。

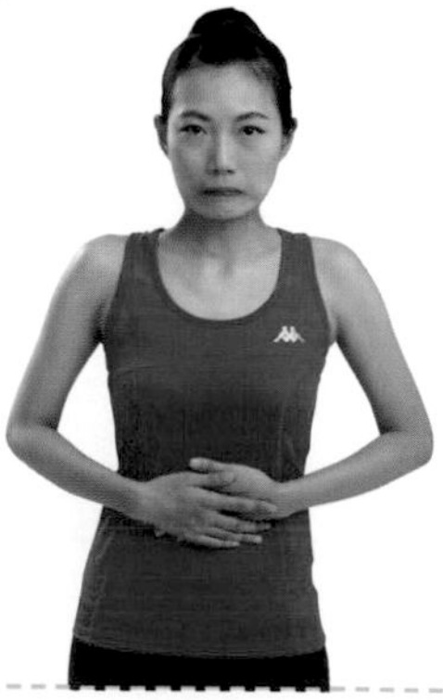

動作 以嘴帶動，將嘴巴向左右兩邊擴張可牽動到胸腔內的經脈。外擴的同步再加上彎腰吸腹的動作，更加強了經脈的活化。

效果 緩解胸悶、呼吸不順的症狀，活化胸腔內的經脈氣血。此動作如勤練習，會有咳嗽的症狀或想吐的感覺，會出痰，甚至會咳出血絲來，這些全是過程中的症狀，當症狀過了之後，胸腔豁然開朗，會非常舒服。這個動作有一定的難度，剛開始時做十幾二十下都可，隨著練習後再逐漸增加。

▶▶▶ 22、吸放大腿 ▶▶▶

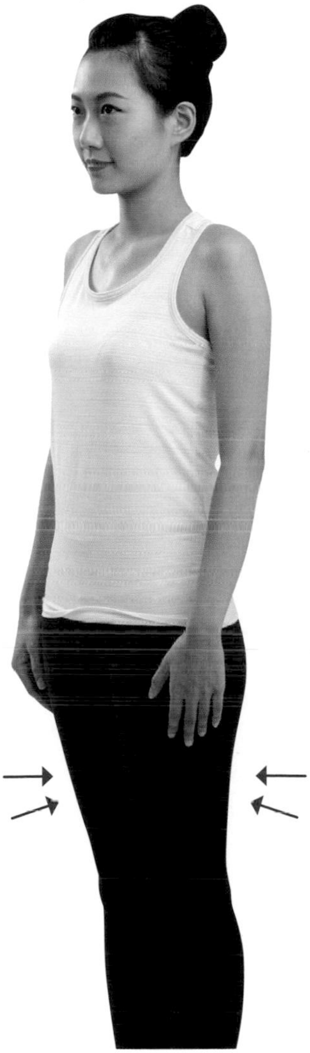

動作 大腿肌肉用力緊縮，再放鬆，進行 5 次。

效果 可幫忙帶動膝關節、促使腰、臀、大腿氣血的活化。

23、吸臀

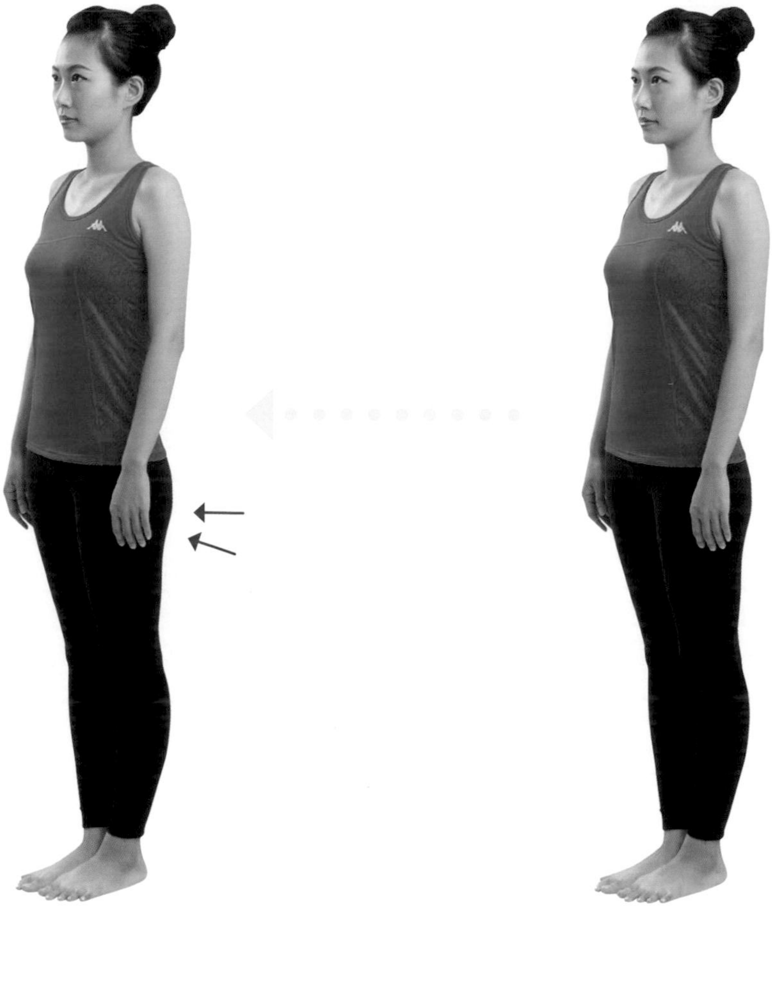

動作 臀部肌肉用力緊縮再放鬆，進行5次。注意不要用力在肛門，以免便祕。

效果 改善排便、尿失禁、腰痠及生理期症狀。

24、腹部、臀部、大腿同時吸放

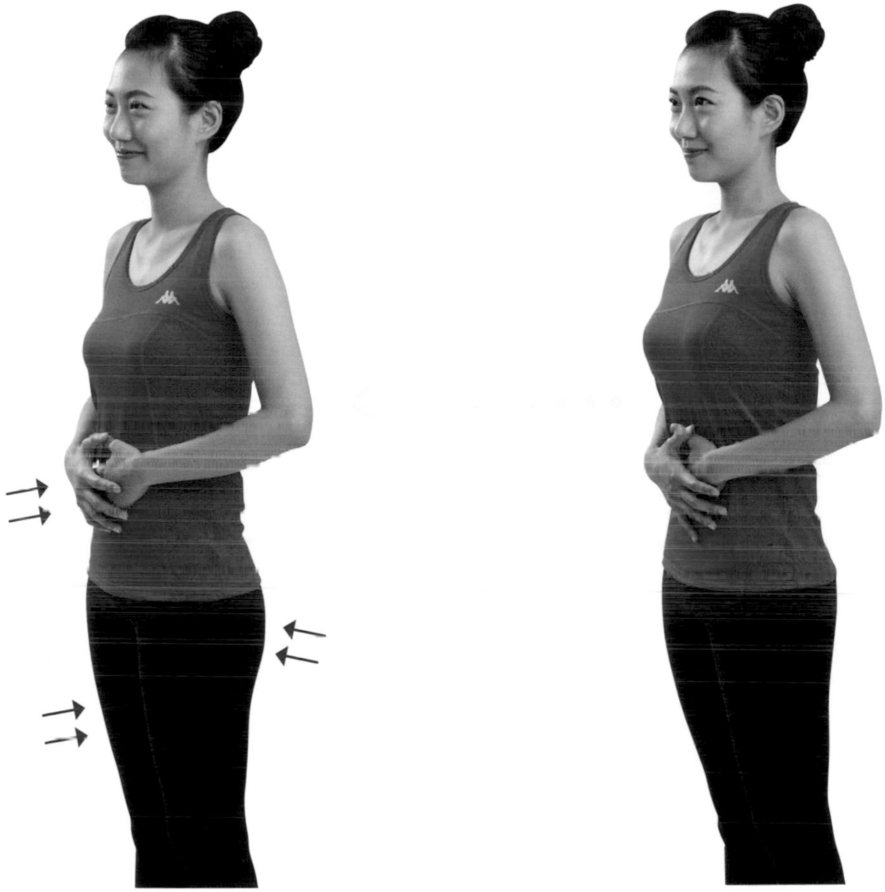

動作 腹部、臀部、大腿同時用力緊縮，然後放鬆。此動作站立時或坐著時都可做。

效果 腹部、臀部、大腿同時收縮，可延續轉腰的動力，使氣的循環直達腿部。這幾個動作，經長時間的累積證明，確實可有效的減緩症狀。

25、畫大車輪

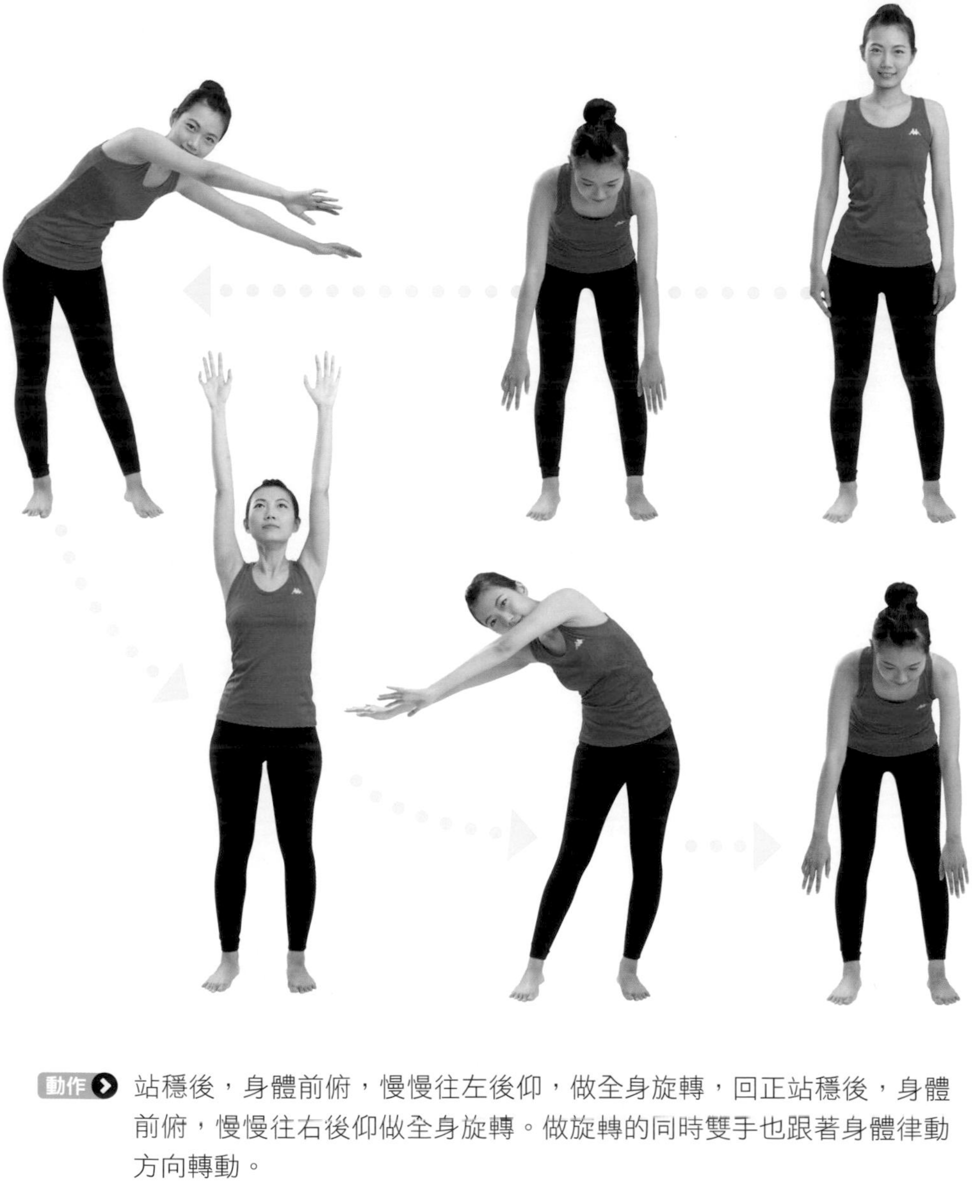

動作 站穩後，身體前俯，慢慢往左後仰，做全身旋轉，回正站穩後，身體前俯，慢慢往右後仰做全身旋轉。做旋轉的同時雙手也跟著身體律動方向轉動。

效果 在完成上述的所有功法後，大車輪的動作可以幫助放鬆。

第三章

疏通經脈，疾病完全自癒！

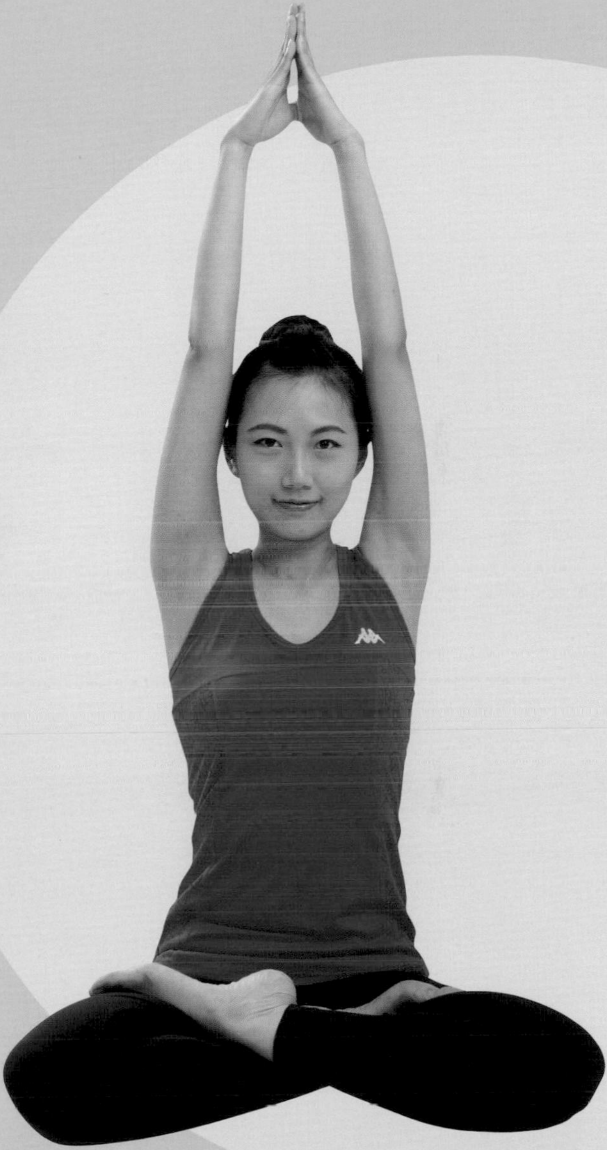

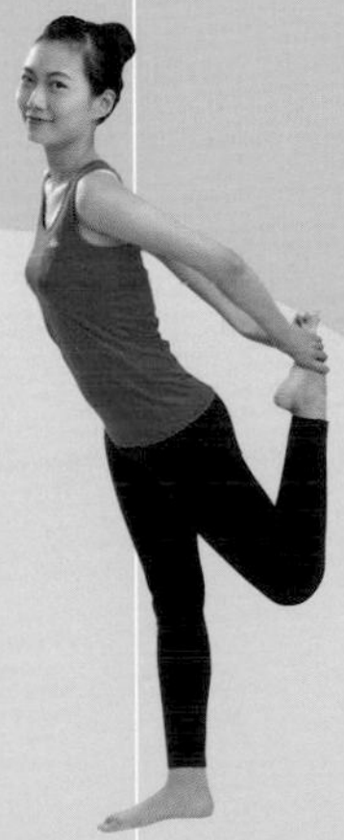

“頭肩四肢疼痛篇”

養生操記在心中，隨時可作。按摩揉壓的手法，則是長期經驗磨練下自然產生的一個手勢。當按摩揉壓身上的傷痛，讓受傷處的疼痛可以緩解，就是一個好手法。有的時候不是按摩法的對錯，而是受傷的部位有深淺，需要的時間也就有長短不同。國術中有一句話：「傷筋動骨一百天」。如同書讀百遍，其理自見是一樣的道理，經常地按摩揉壓疏通經絡，日子久了就能發現最能紓緩自己疼痛的方法。

一、頭頸肩

1 頭痛

頭頂痛

CHECK!!

任脈出現阻塞點，如：結紮、開刀生產、胃部手術、心下痞或胸腔阻塞都有可能引發頭頂痛的症狀。

處理方式

大拇指放在心口窩（鳩尾穴處），中指放在肚臍上，食指取其中心點。然後用較有力的那隻手大拇指，在這個中心點處垂直向深層壓揉。慢慢地可以感覺到有某個壓揉的部位特別疼痛，隨著疼痛的感覺而慢慢加壓或是減壓。揉到出現打嗝的情況時，頭痛的現象即能緩解許多了。

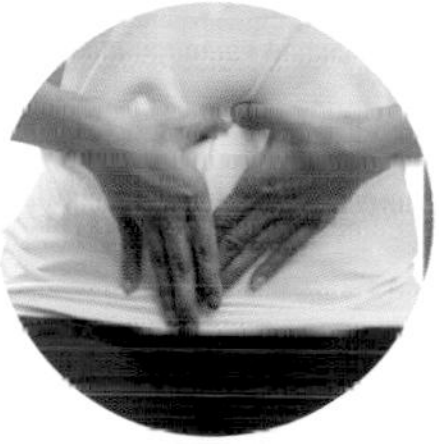
揉壓手勢

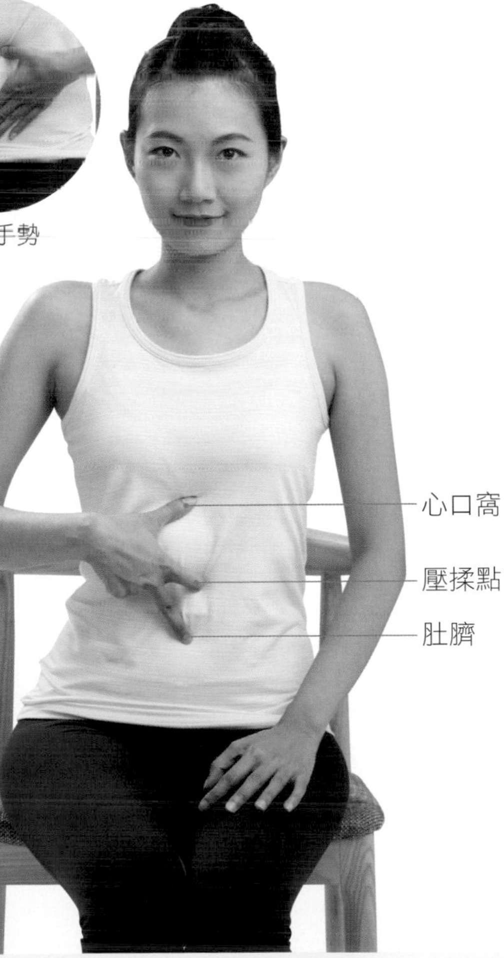

CHECK!!

頭中心腦內跳動

因心下痞和心口窩凝滯，氣血不能順利進入頭部而引發。

處理方式

這種頭痛發生時是非常難以忍受的。頭痛時可以將雙手大拇指放於心口窩（鳩尾穴處），然後彎腰，用拇指向胸腔的方向上揉壓。此時應該可以感覺到硬塊，慢慢地隨著痛感時而加壓，時而放鬆地壓揉。揉到出現打嗝情況時，頭痛就可以獲得緩解。

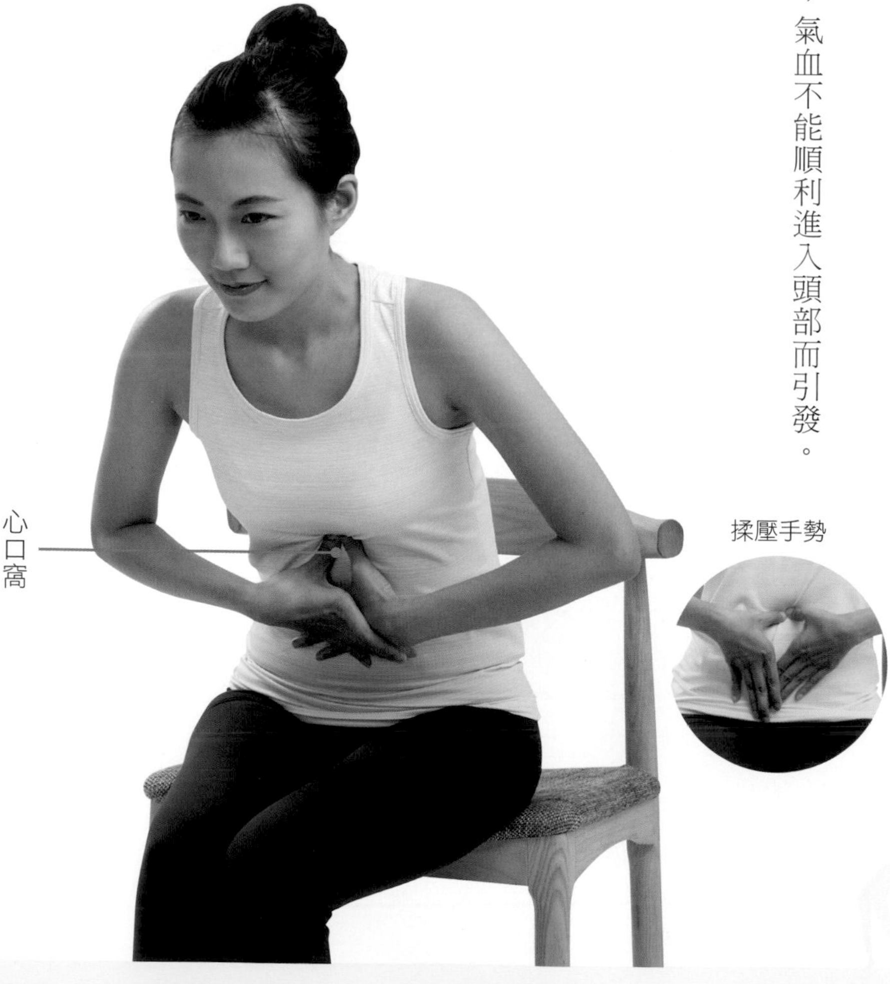

CHECK!!

偏頭痛類型一

痛在牙根與眼尾連線上的部位。偏頭痛由長久嚼食，如：檳榔、口香糖或是長期戴眼鏡，因鏡架太緊而壓迫到血管，使得氣血不順暢，或是重力撞擊造成口腔內肌肉纖維化所引發。

處理方式

疼痛發生時用大拇指在兩邊疼痛處同時揉壓，揉壓中會感覺到有一處較硬點，這個硬點或許是整條牙根與眼尾連線、或是其中一小片區域。這是造成頭痛的阻塞處，慢慢將這個硬點揉壓使其疏通或變軟，頭痛即可改善。

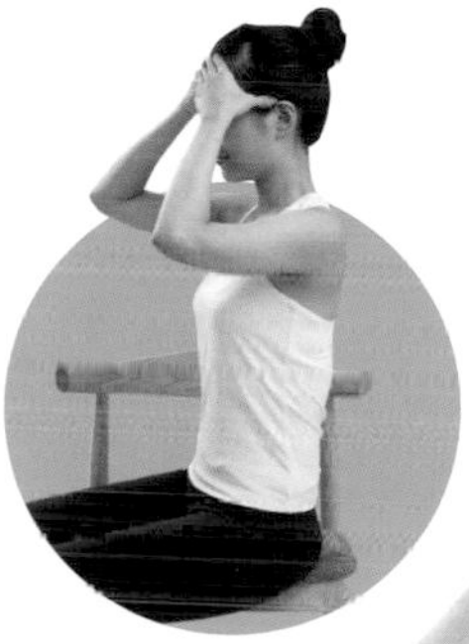

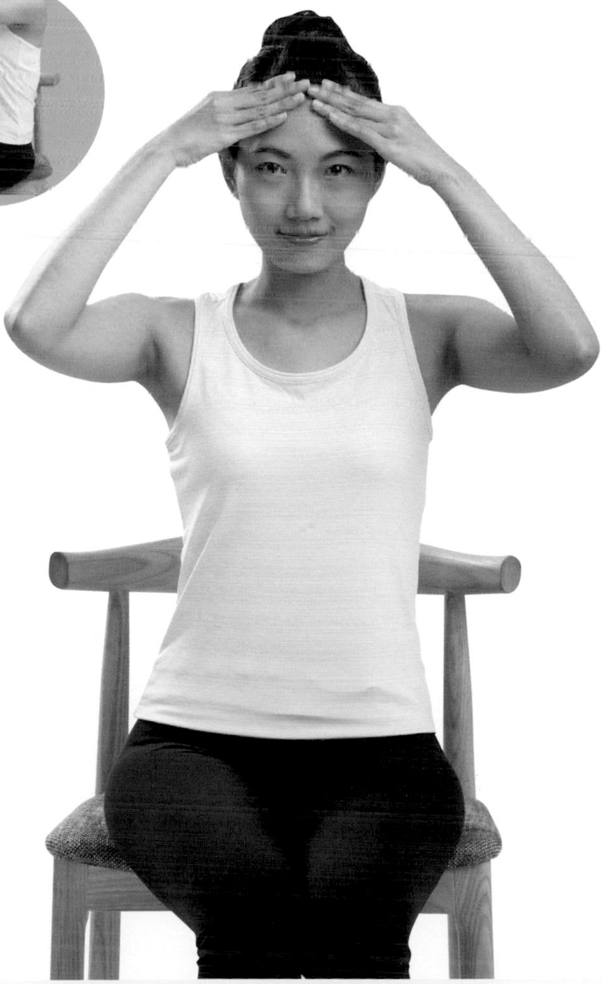

CHECK!!

偏頭痛類型二

熬夜、喝酒、過勞等因素而導致火氣上升造成的頭痛，伴隨口乾舌燥的感覺或口臭。

處理方式

1　按壓合谷穴是個改善此類頭痛的好方法。取穴法是將大拇指與食指併攏，手背上會出現兩指併攏後的折線，線的尾端即是合谷穴。

2　用另一手的拇指在此點上朝四指的方向揉壓，按壓此穴時應該會有痠痛感。兩手交替互相按壓此穴，頭痛就能慢慢改善。

※ 配合吃些退火的食物，效果更好。

2

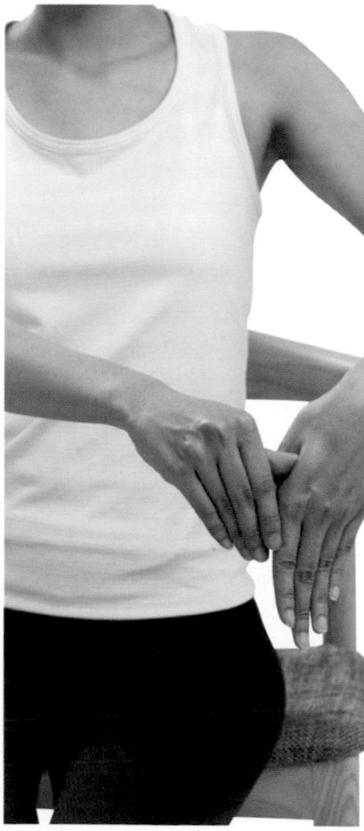

1

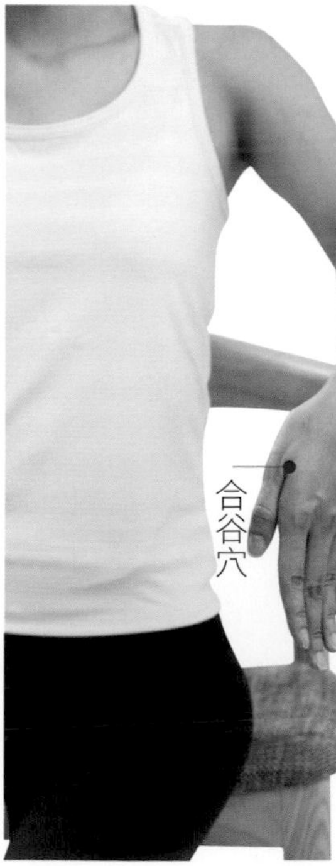

CHECK!!

後頭痛、頭昏沉

後頭痛——長久時間低頭工作，缺少活動而造成雙肩胛與頸部沾黏，引發頭痛。

頭昏沉——胃經常有症狀的人、長期戴眼鏡的人、呼吸短促、一動就會喘的人，因為血中的含氧量不足，或是貧血，血不足以供應腦部使用，會造成此症。

處理方式

參考做頸、肩、背的養生操（見第 65~71 頁）就可以緩解此類頭痛症狀。也可以將雙手大拇指同時壓揉後頭區域，手法是從上到下由中心線 ***1*** 至左右線 ***23*** 有條理、有規律的一條一條壓揉。

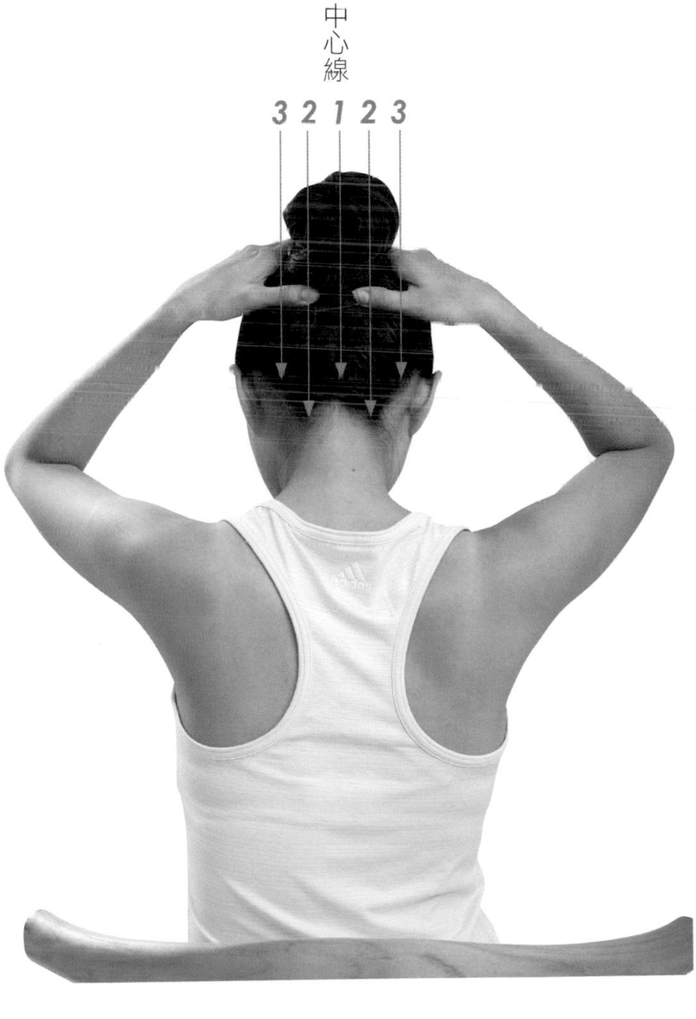

2 三叉神經痛、牙痛

CHECK!!

三叉神經痛、牙痛與偏頭痛相關聯，痛點雖在牙，但是痛點的根本有可能與偏頭痛的點有關聯。牙痛時先不要急著拔牙，因為很多牙痛與牙齒本身沒有關係。

經脈阻塞型牙痛

處理方式

遇到這種症狀要壓揉偏頭痛區域（見第 89 頁），以及壓揉耳後以疏通此處的經脈減緩疼痛。但也有可能是胸腔經脈阻塞引發肩頸疼痛，然後影響牙床區所造成的疼痛。這是更嚴重的經脈阻塞，同時也是造成口腔病變的根本。

火氣大牙痛

處理方式

這種牙痛要盡量吃些退火食物，並且充分休息才能獲得緩解。

三叉神經眼角痛

處理方式

揉壓上文提到的偏頭痛區域（見第 89 頁）即可緩解。

處理方式

1. 揉壓下巴與耳朵交接處，揉壓時，嘴巴呈現微笑狀。
2. 順著頸壓揉至肩頸處，再順著下巴前揉壓。
3. 大拇指壓往後耳中指壓住下巴，食指取其中心點，大拇指與中指是壓揉的重點。
4. 可參考 P.97 的頸部自我揉壓圖。

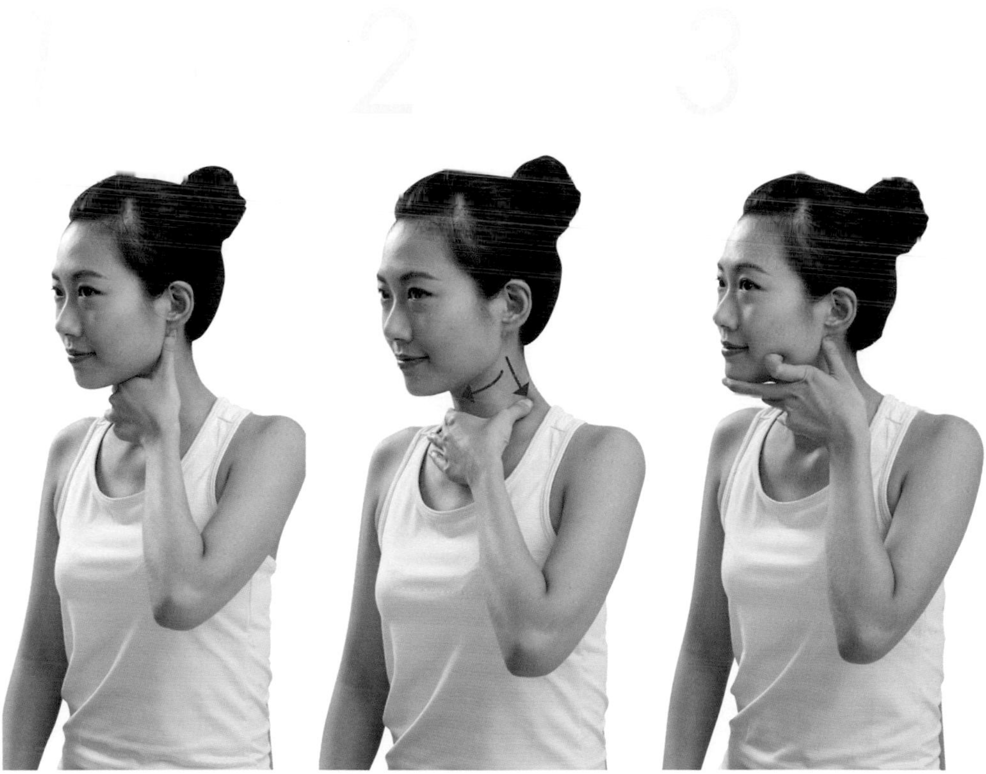

嘴角痛

處理方式

有阻塞點的部位都需要揉軟。

1　揉壓牙痛區域，四指同時揉壓。

2　揉壓耳後，在順著下巴往前揉壓。

3　右手由上至下揉壓後頸部位。

2

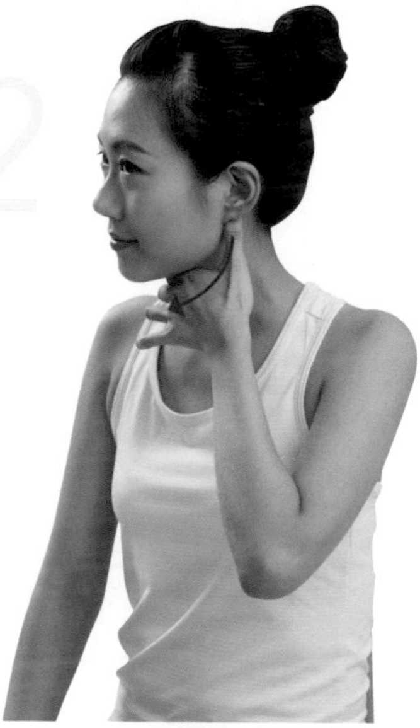

1

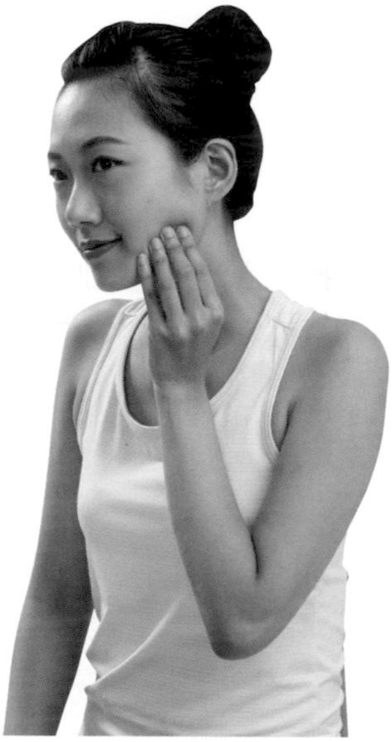

3

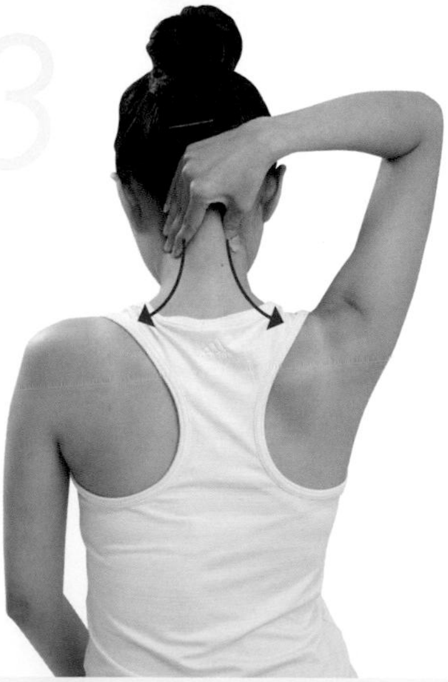

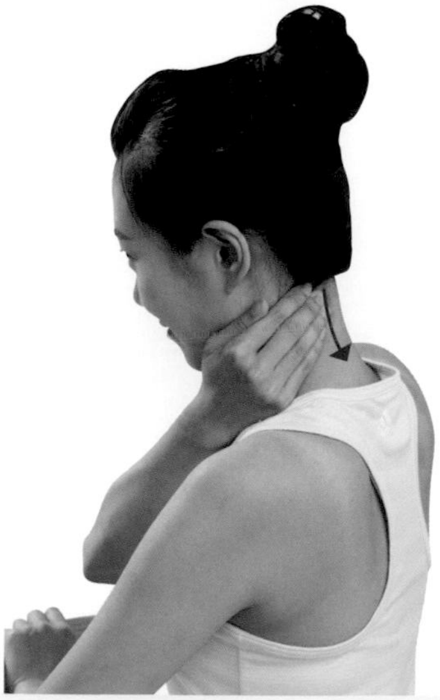

3 肩頸背

CHECK!!

絕大部分是因為受傷所引發，如：跌倒、車禍、運動傷害等……造成肩頸經脈受損，因而形成慢性疼痛的症狀。頸部、肩膀、上背部這三個區域要一起壓揉，才有可能緩解痠痛及頸部僵硬。當以下肩、頸、背部揉壓完後，接著做肩膀、背部、頸部的放鬆動作會很舒服（見98～99頁）。最後，起身走走，喝溫熱的開水，更能夠達到放鬆的效果。

肩膀自我揉壓

處理方式

1. 將右手大拇指放在左肩肘前方，中指放在左肩肘後方，取中指的中點。中點找到後，用食指、中指同時下壓，左肩輕微前後晃動。
2. 左手掌內旋，右中指、食指的觸感是一條條經脈的線，向肩後滑動，找尋壓痛點。
3. 壓痛點找到後，手掌外旋右手四指併攏順手臂下滑。此時有可能找到阻塞點，慢慢揉壓，直到腫塊消除，痠痛與肢體障礙才有可能消除。

1

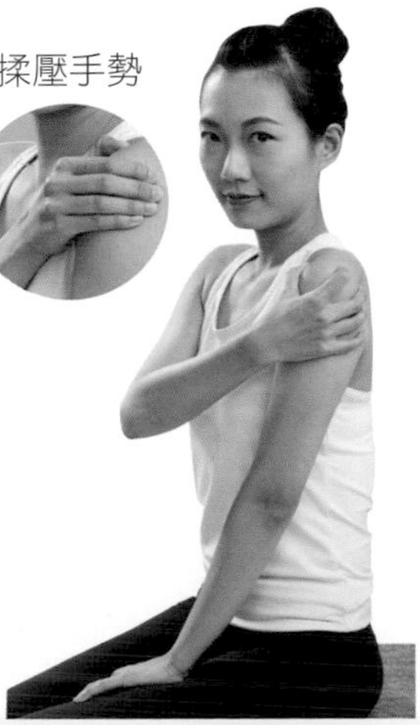

2

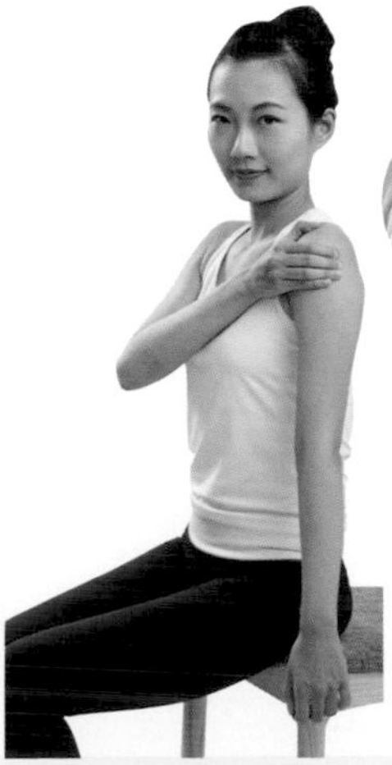

揉壓手勢

3

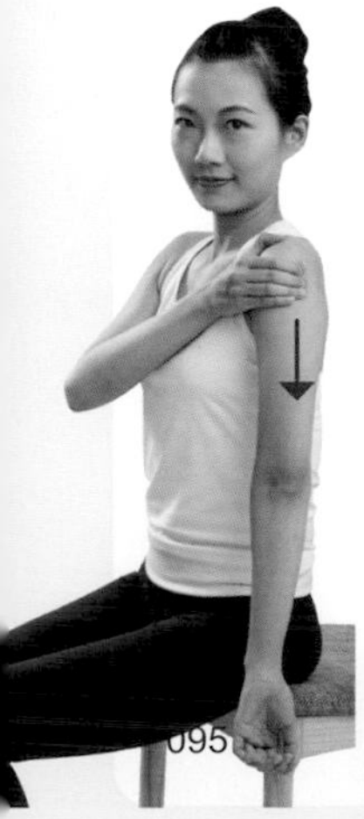

上背部揉壓

處理方式

1. 因為身體構造自己很難做到這部分的壓揉，可以請親朋好友幫忙從頸部髮際線開始，右手大拇指壓揉左頸脊椎旁。
2. 從上壓揉至頸肩交接處。
3. 再從髮際線外移一個大拇指的距離，依此類推然後換邊。
4. 當左右頸部都壓揉完後，再同時左右手壓揉肩膀及後肩胛區域，可多壓幾次。此時要看身體反應，如果壓揉部位僵硬到拇指力量不夠，可用手肘來代替拇指，要小心按摩者的手肘滑落而受傷。

1

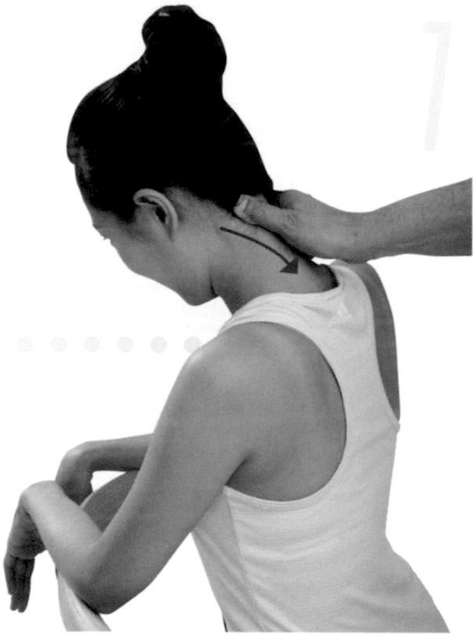

2

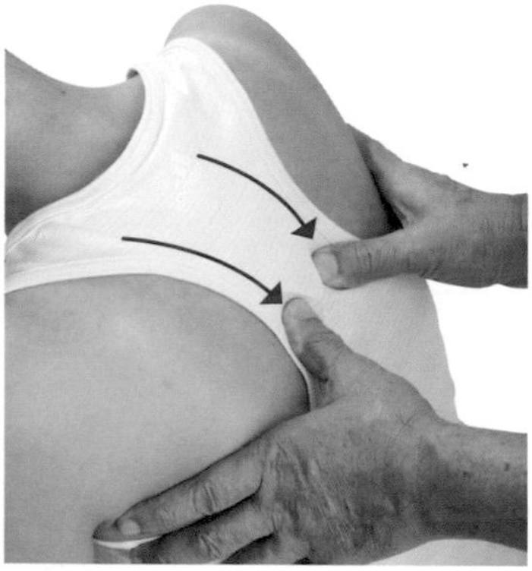

3

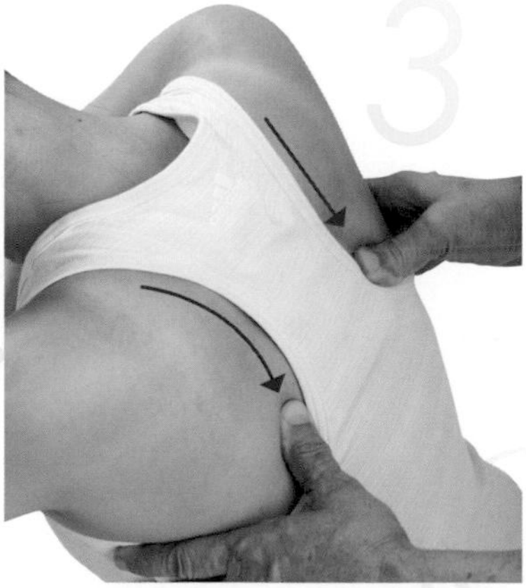

4

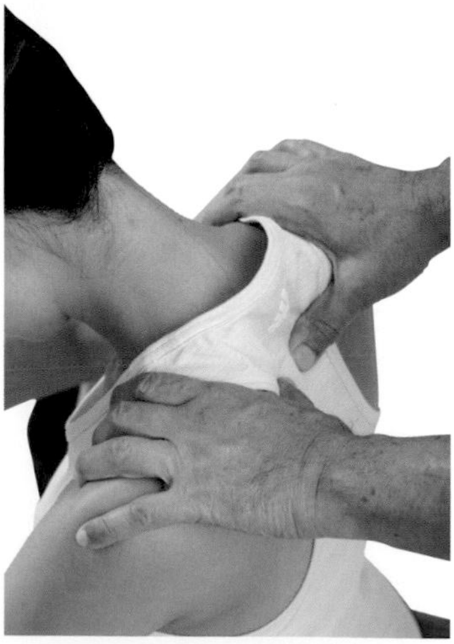

處理方式

同一種姿勢久了都會有僵硬痠痛的感覺，此時在做完頸部養生操（見第 65~67 頁）後，可以先用右手大拇指揉壓右後頸處，從髮際線開始，由上到下，一線一線的壓揉，把大拇指能碰到的地方都壓揉一次或數次。壓揉完後，再以上下推揉的手法做幾次，然後換手。如手感不順，可以改用四指壓揉，以順手為主。

※ 注意：有高血壓與心血管疾病的人要從小力量、慢動作開始，免得傷到血管會造成意外。

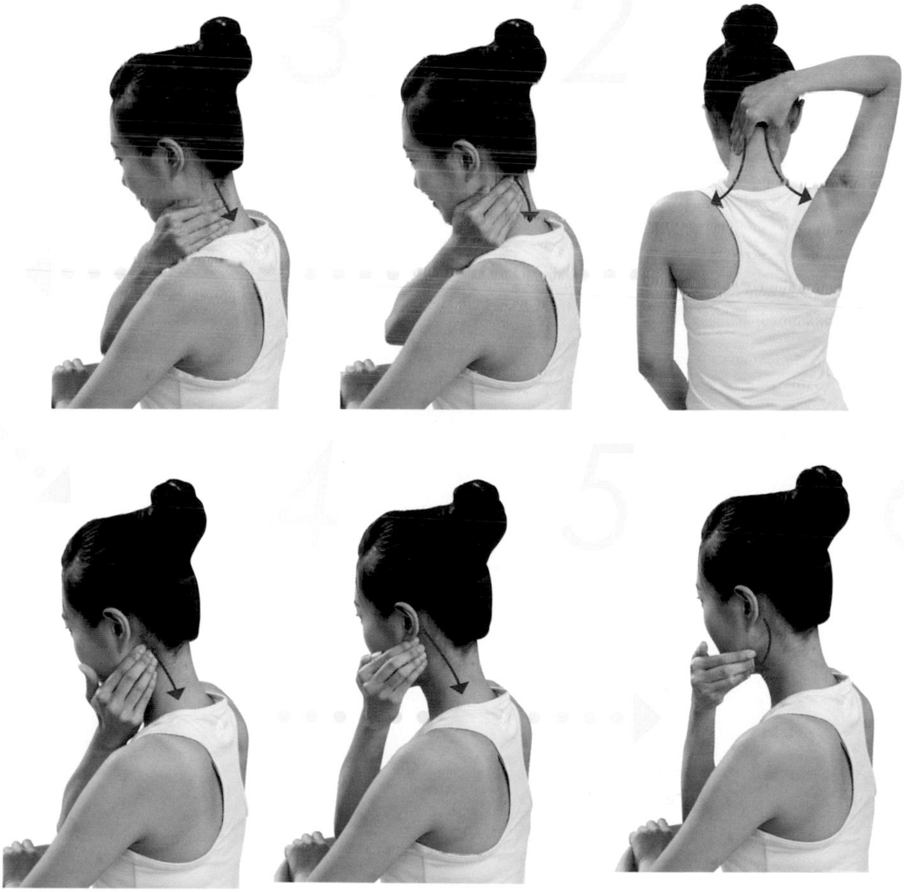

▶▶▶1、畫大車輪▶▶▶

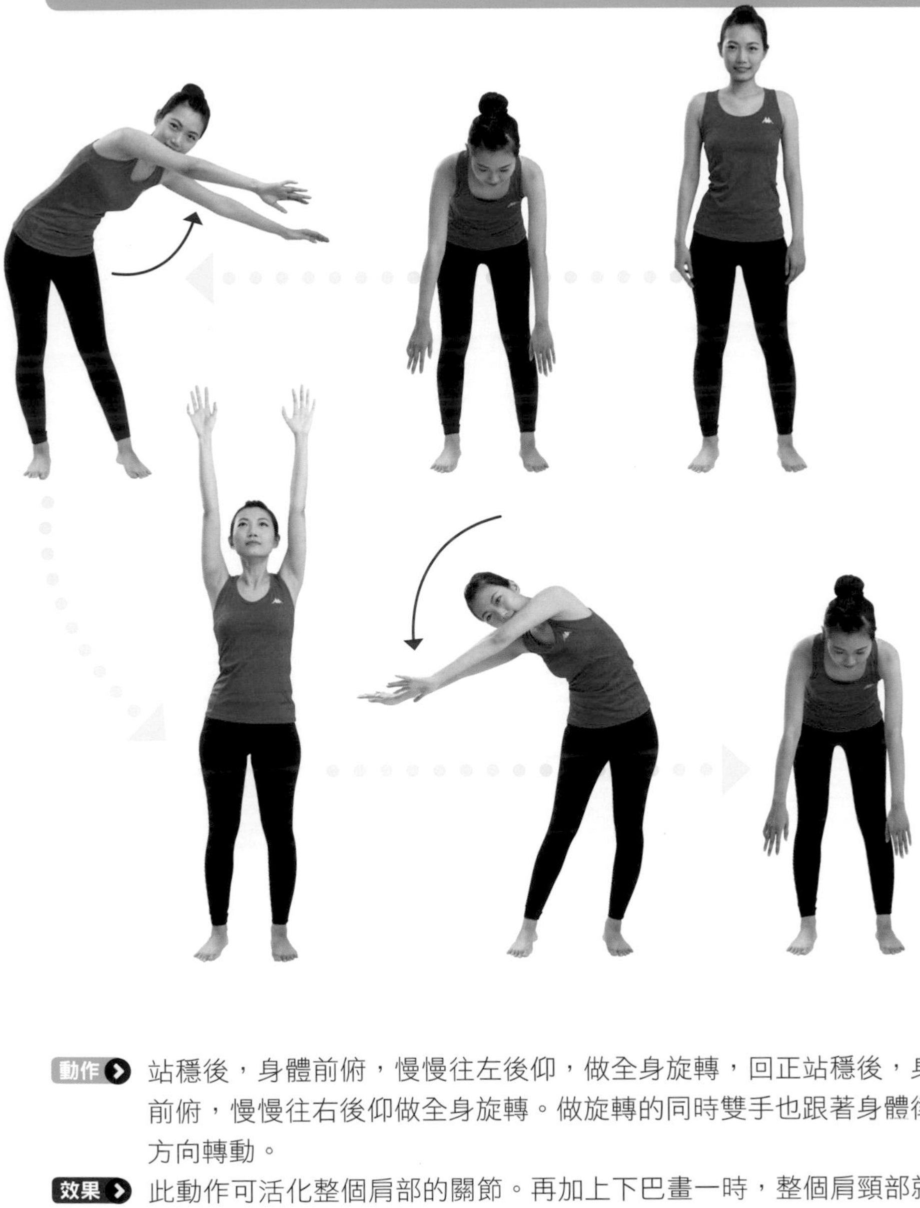

動作 站穩後，身體前俯，慢慢往左後仰，做全身旋轉，回正站穩後，身體前俯，慢慢往右後仰做全身旋轉。做旋轉的同時雙手也跟著身體律動方向轉動。

效果 此動作可活化整個肩部的關節。再加上下巴畫一時，整個肩頸部就可慢慢拉開放鬆。

2、雙肩翹翹板

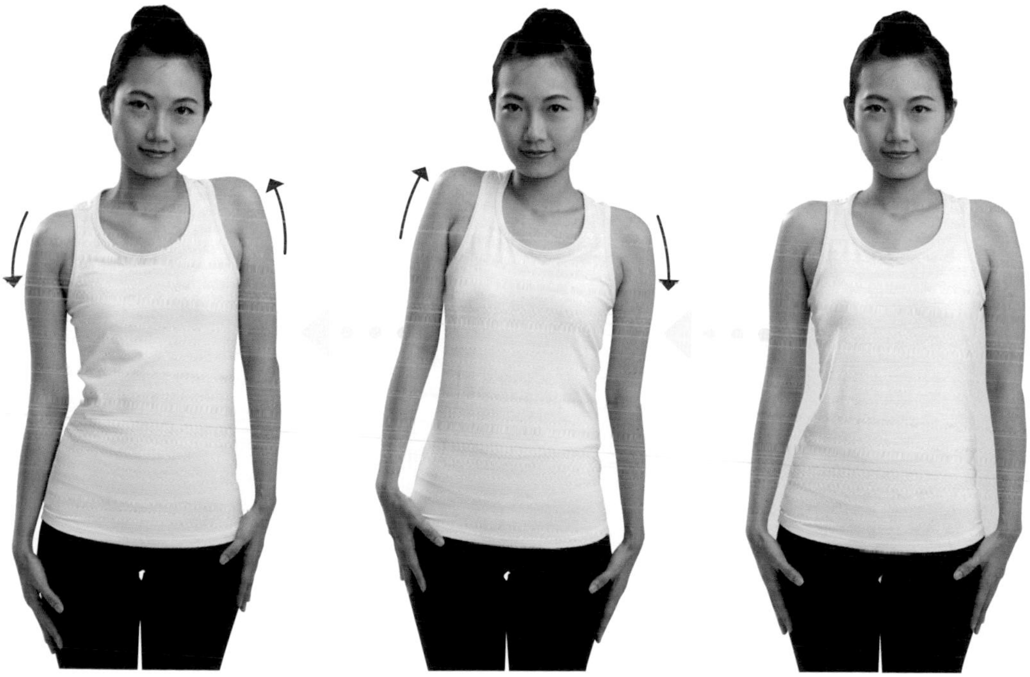

動作 水平站立，右肩往上提同時左肩往下壓，上下達到極限，之後再交替左肩往上右肩往下。

效果 活動肩胛骨和周圍的脊椎。

3、雙手畫弧

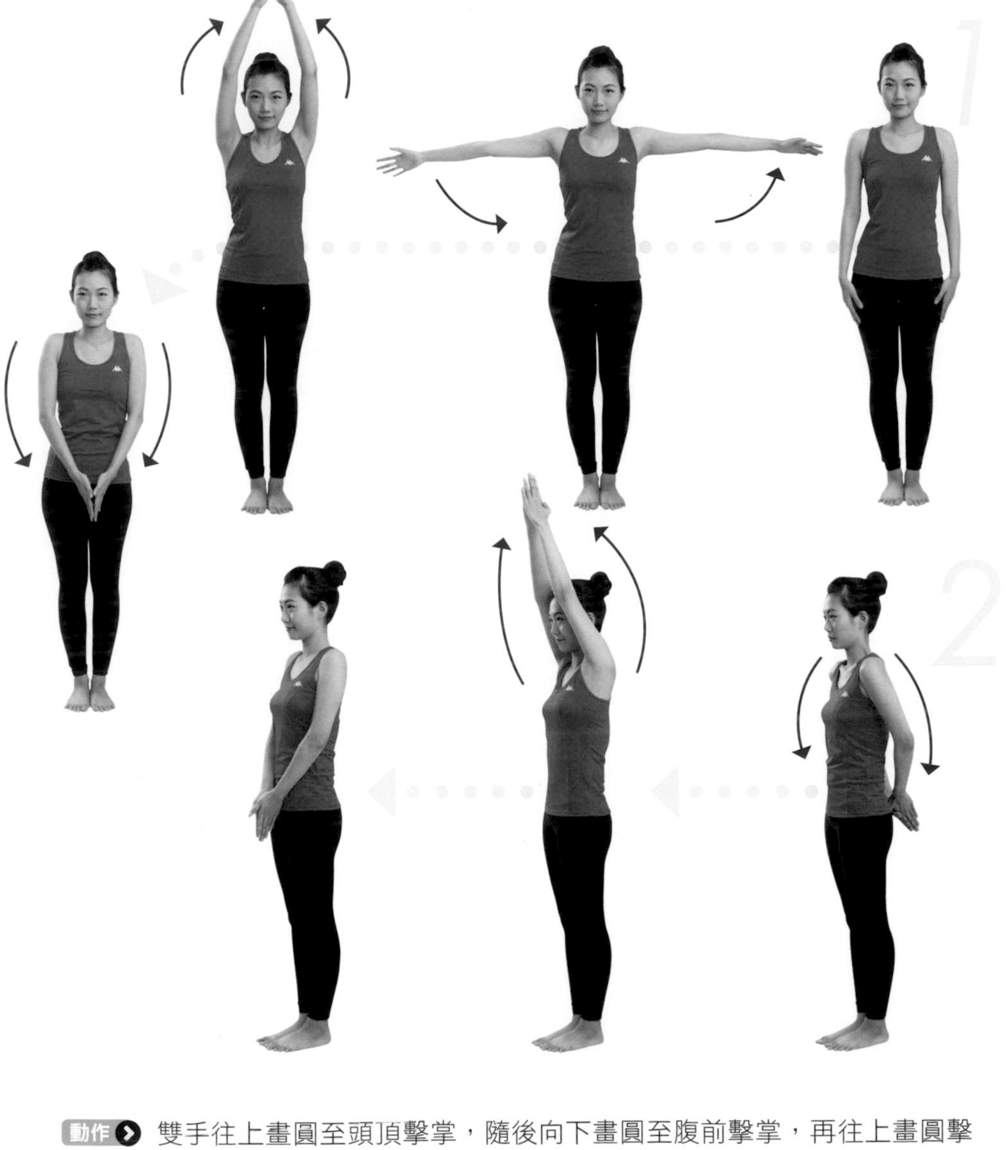

動作 雙手往上畫圓至頭頂擊掌，隨後向下畫圓至腹前擊掌，再往上畫圓擊掌，隨後再接著往下畫圓往身後擊掌。

效果 緩解肩、背疼痛，預防五十肩。後拍手有擴胸的功效，可預防胸悶。

▶▶▶ 4、單手側畫圓、同時側彎腰 ▶▶▶

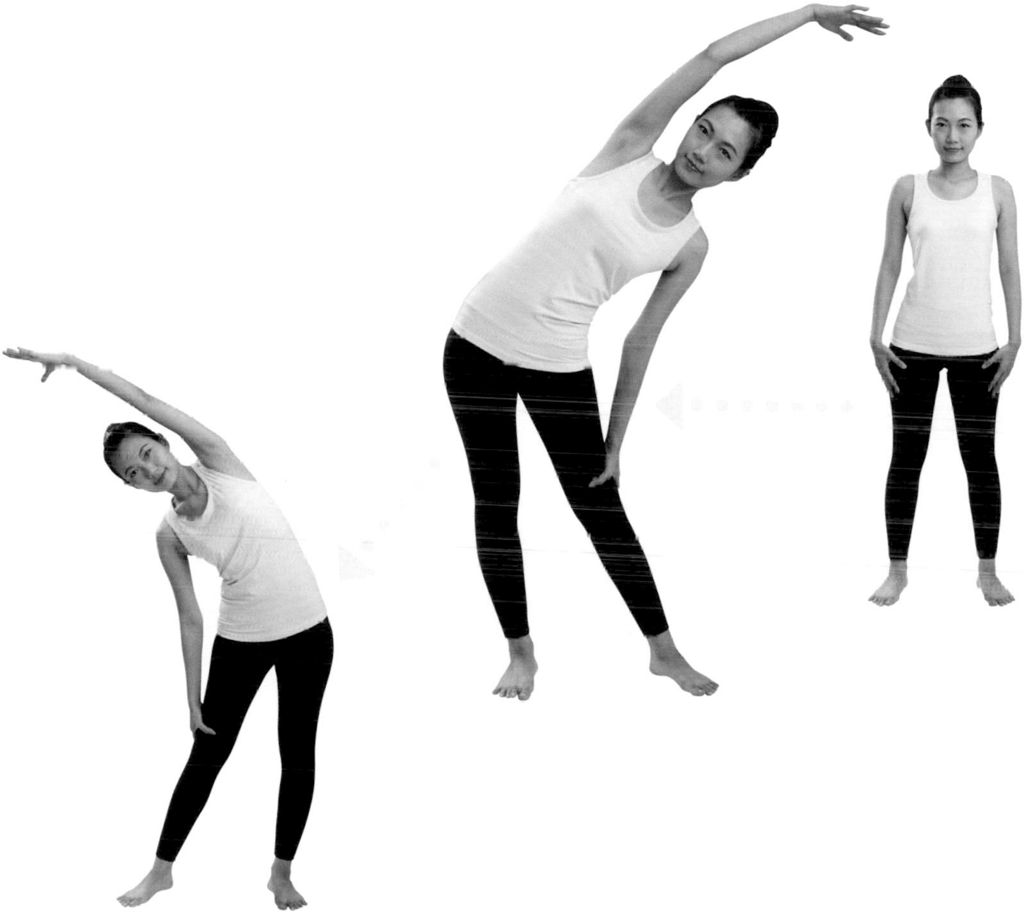

動作 雙腳與肩同寬的站姿，做手畫弧過頭的動作，姿勢回正後再換邊做，此動作盡量拉到極限，會利用到牽引功法。側彎時動作宜慢，盡可能感受拉動到筋的感覺。

效果 可拉手臂筋與胸側筋，預防手臂痠麻、五十肩。

4 落枕

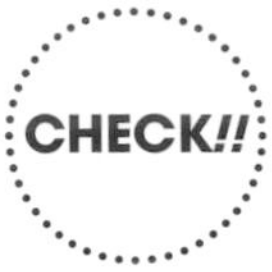

經脈失去濡養，造成筋不夠柔軟所產生的一種症狀。

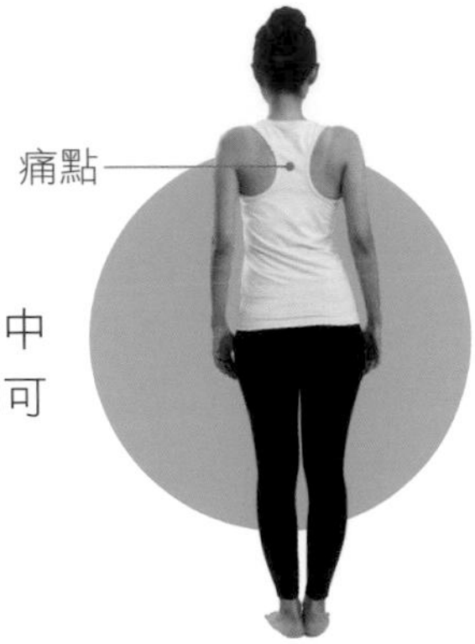

處理方式

落枕的痛點（圖）在兩肩胛骨中間的部位，因此做以下動作即可緩解。

下巴前後畫一

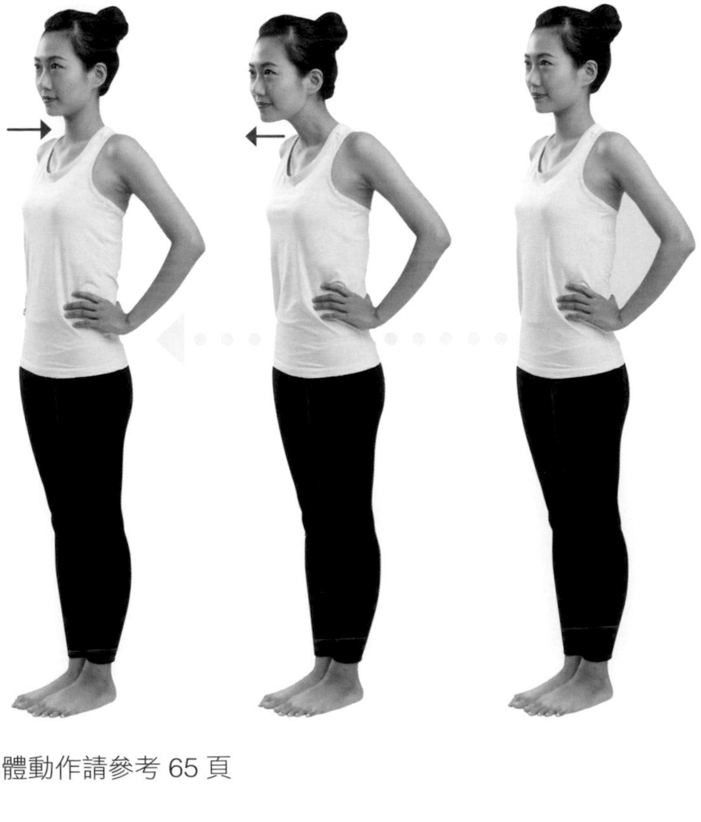

具體動作請參考 65 頁

雙肩轉動

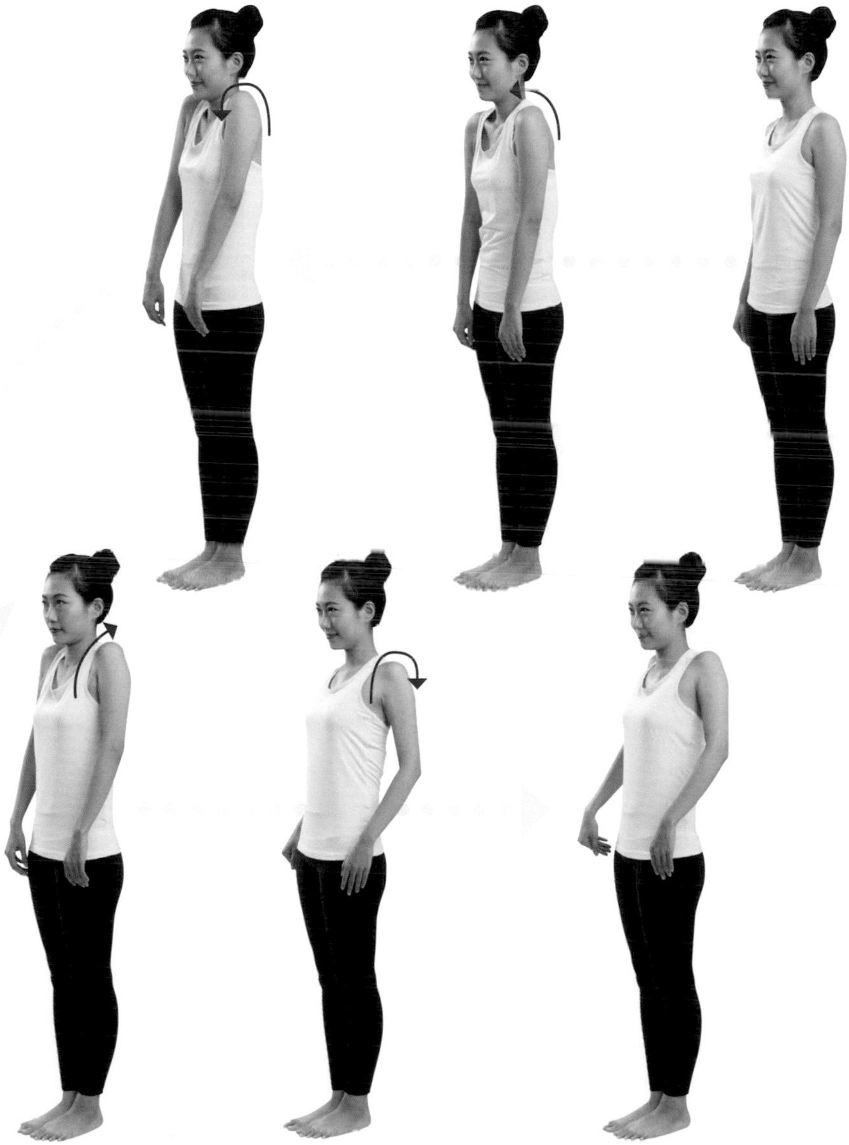

具體動作請參考 71 頁

5 五十肩（肩周邊關節炎）

CHECK!!

絕大部分是因為受傷所引發，如：跌倒、運動傷害、車禍等。形成五十肩代表傷得比較深，一段時日後會造成生活障礙，切記要做手部的功法但是要忍痛。

1、手臂無法上舉的自療

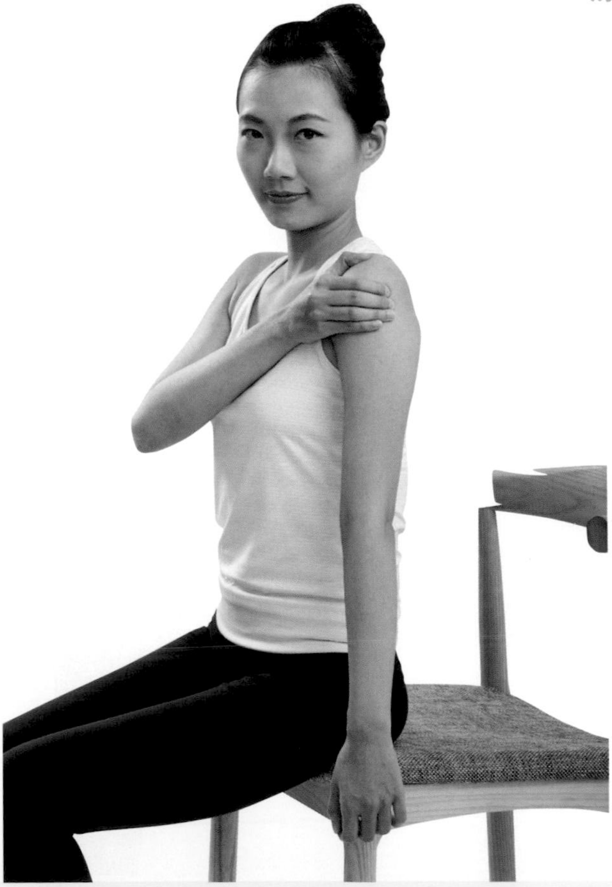

處理方式

1　讓右手臂自然下垂，左手掌逆時鐘方向內旋一點，再用另一手的食指、中指從肩肘用力的下滑按壓，應該可以壓到硬塊即疼痛點。找到痛點後，可利用刮痧板，或其他順手的工具，或右手握拳拍擊的方式來按摩疏通。如果徒手按摩要用握拳的方式，力道才能比較集中。拍打到傷處時，會有某個點特別痛，再針對痛點多加拍打和按摩。要將硬塊完全消除不容易，但常常如此按摩可以緩解疼痛，有恆心經常做可以達到康復。

2　雙手側畫圓：上舉頭頂擊掌，隨後放下置於腹前擊掌，再上舉頭頂擊掌，隨後再接著放下身後擊掌。緩解肩、背疼痛，預防五十肩。（詳細圖見100頁）

3　單手側畫圓、同時側彎腰：雙腳與肩同寬的站姿，做手畫弧過頭的動作，姿勢回正後再換邊做，此動作盡量拉到極限，會利用到牽引功法。側彎時動作宜慢，盡可能感受拉動到筋的感覺。可拉手臂筋與胸側筋，預防手臂痠麻、五十肩。（詳細圖見101頁）

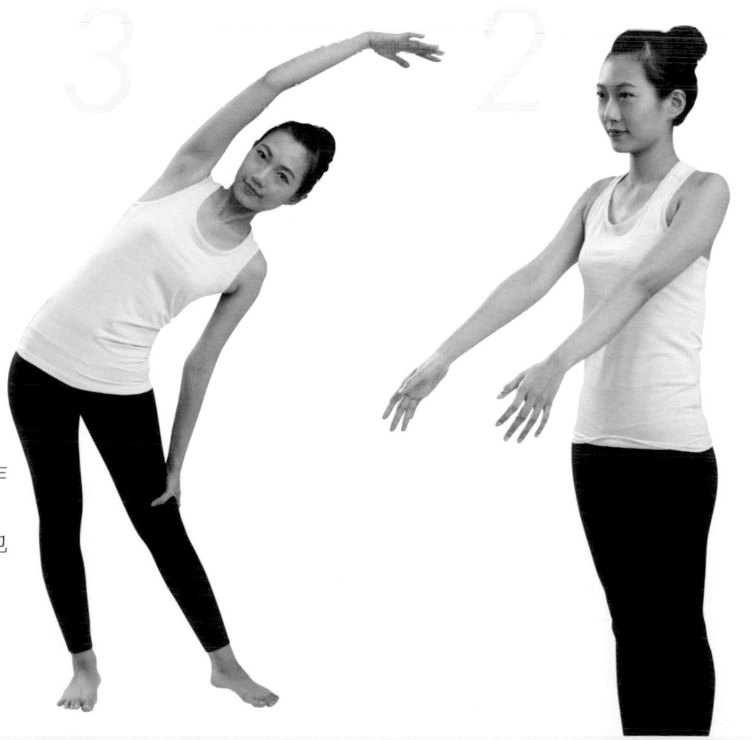

※ 記得手所有的動作都要勤做、多做，動作中會有痛感也要忍過去。

處理方式

手臂自然下垂，手向順時針方向外旋一點，再用另一手的食指、中指、無名指從肩肘用力的下滑按壓，應該可以壓到硬塊即疼痛點。找到痛點後，可利用刮痧板，或其他順手的工具，或手握拳拍擊的方式來按摩疏通。如果徒手按摩要用握拳的方式，力道才能比較集中。拍打到傷處時，會有某個點特別痛，再針對痛點多加拍打和按摩。

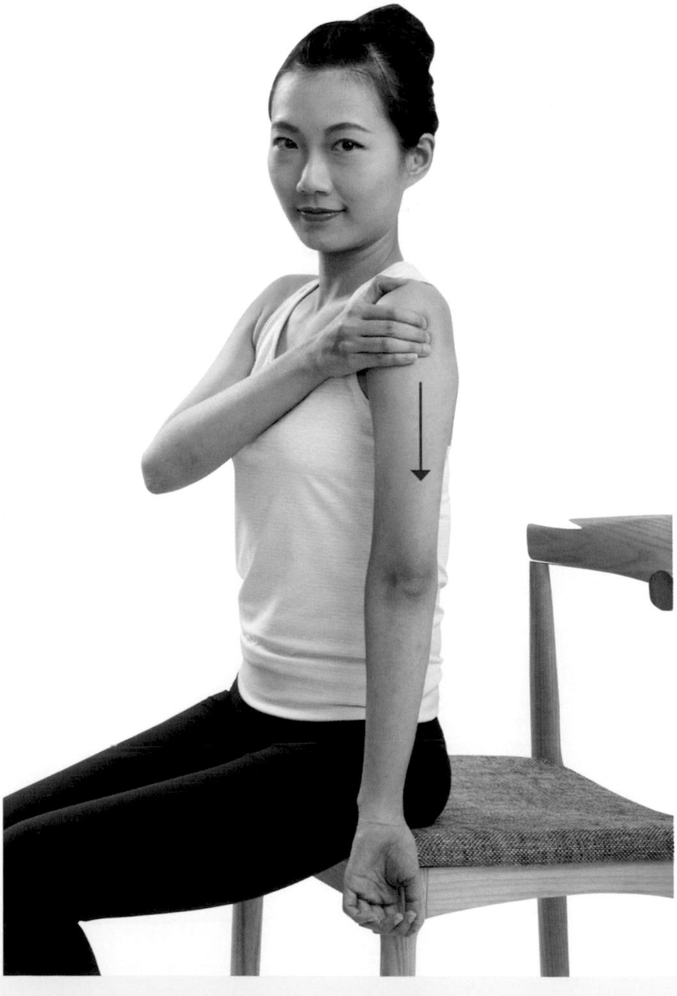

二、手腳

1 高爾夫球肘（鷹嘴凸手肘）

CHECK!!

揮桿撞擊到地面，力量反彈到腕、肘、肩等部位，造成屈伸轉動有困難，此症非常難以治療，需要有耐心慢慢做復健。

處理方式

1　大拇指按壓內肘中心，中指按外肘，食指取其中心點，此點為受傷處，針對對此點請多加拍打。

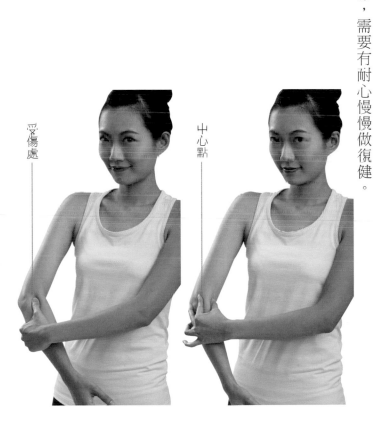

2 雙手交叉反轉：雙手向前平伸直，左手在上、手心朝左，右手在下、手心朝右，姆指向下、雙手交叉握拳。在胸前由下往上反轉至手臂伸直（仍保持相握），並回到之前的位置，相同的動作來回多做幾次。然後右手在上、手心朝右，左手在下、手心朝左，重複相同的動作。如在反轉時，手肘、手腕的部位不能伸直，沒有關係，每日勤做，等到經脈與骨骼異樣的部位恢復其正常功能時，雙手交叉反轉就可以就可以很輕鬆的做到手能伸直的程度。平日練習時，不要勉強，能做多少就做多少、能做到什麼程度，就做到什麼程度。

※ 因傷在手肘骨中很難處理，只能靠自我慢慢按摩運動緩解。

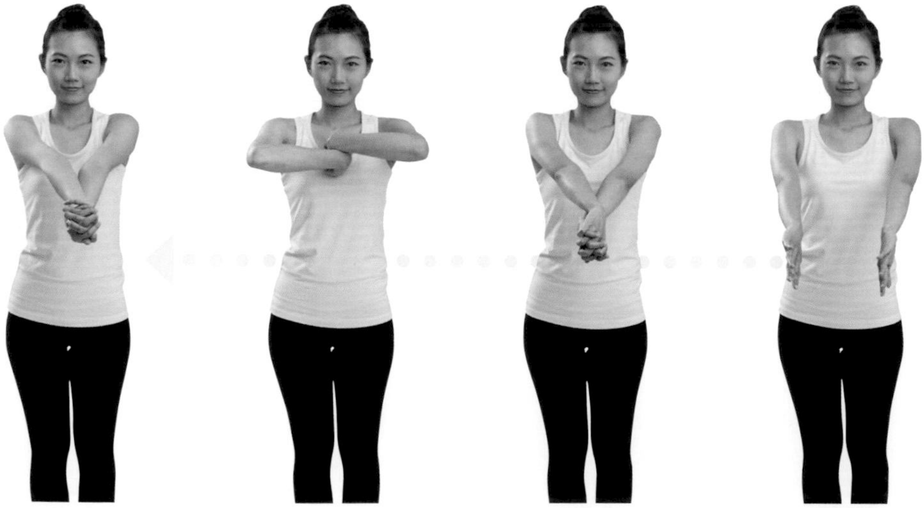

3　畫八旋轉：雙手掌向上抬至腰旁。手向前伸直左右分開 90 度角。翻掌向內回收畫 8 字型，同時雙手肘向身側外開至極限。雙手畫 8 字型動作要大才可帶動到關節。手臂屈伸，手掌翻轉，可帶動肩手腕關節腔，時間久了可使關節腔內的沾黏著逐漸鬆開，進而減輕症狀。

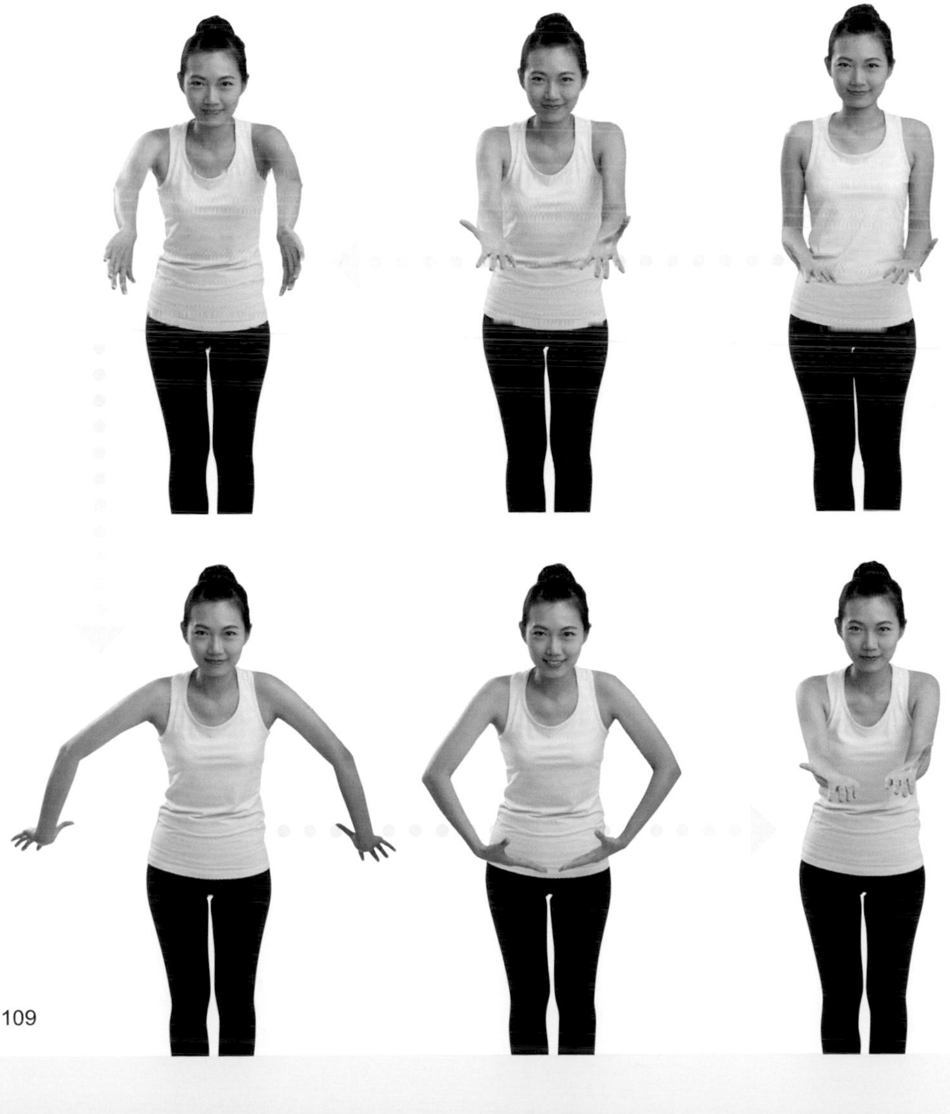

2 腕道症候群（手指挫傷）

CHECK!!

手受傷了，先握拳試試看，再手掌反折試試看，如果這些動作都可以做到，表示沒有骨折、脫臼，屬於單純的傷筋。手最容易受傷的地方是中指的延伸處，在手腕至手肘間的兩根大骨頭縫隙中。

處理方式

從手掌往肩膀的方向反覆推揉，手的正面、反面都要一樣反覆推揉數次。

※ 推揉結束後，再動動手指和手掌，看看是否有改善，或是有無拉扯痛，如有就要每天持續推揉。

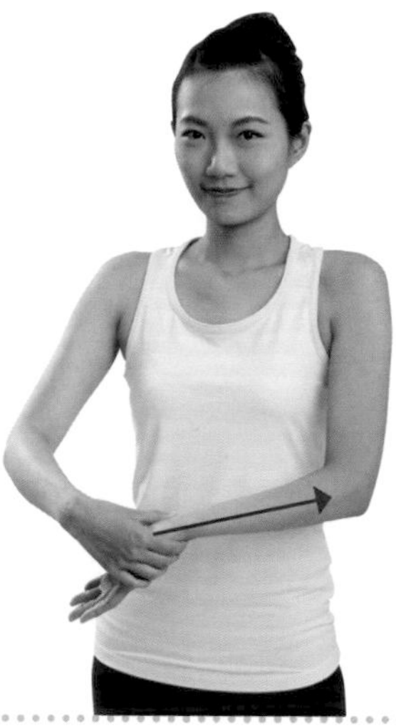

CHECK!!

手不能提重物、手掌不能握緊、手無力擰毛巾等情形。

處理方式

請將受傷的手置於胸前，手掌朝上，指尖向前。用另一隻手的大拇指從受傷手的食指前端沿線至大拇指的尾端加壓，再順著大拇指的方向向前推揉。推揉找到痛點後，逐漸加強力道來回推壓揉。

※ 這種傷痛很痛，要忍著痛，才能揉順阻塞點，有沒有效可從再次擰毛巾看是否能出力來得知。如果沒有效，要再重新尋找痛點進行推、壓、揉。

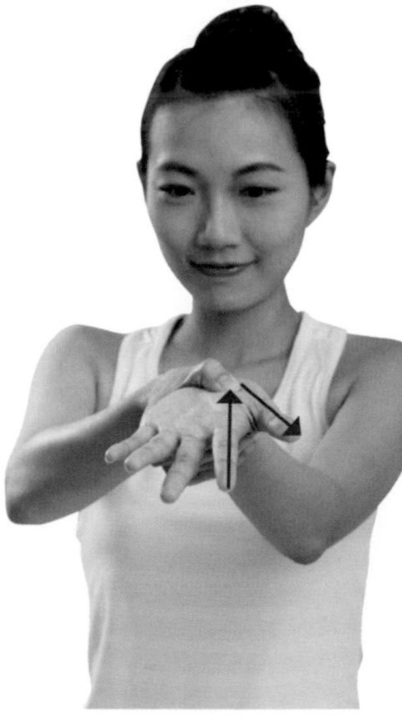

3 電腦手（肌腱炎）

CHECK!!

手指僵硬不靈活有兩種原因，一是受傷，二是長期使用沒有休息而造成勞損。

處理方式

處理方式是將手臂置於胸前，手背向上，將中指線延伸過手掌，再過手腕到達兩骨縫之間，這個地方即是受傷的所在處。用健康的那隻手的大拇指，順著骨縫往上推壓揉，會有硬塊，此硬塊有可能是大大小小的顆粒，也有可能在骨縫中塞滿了長條型的阻塞物，找到後持之以恆的推壓揉，會改善症狀。

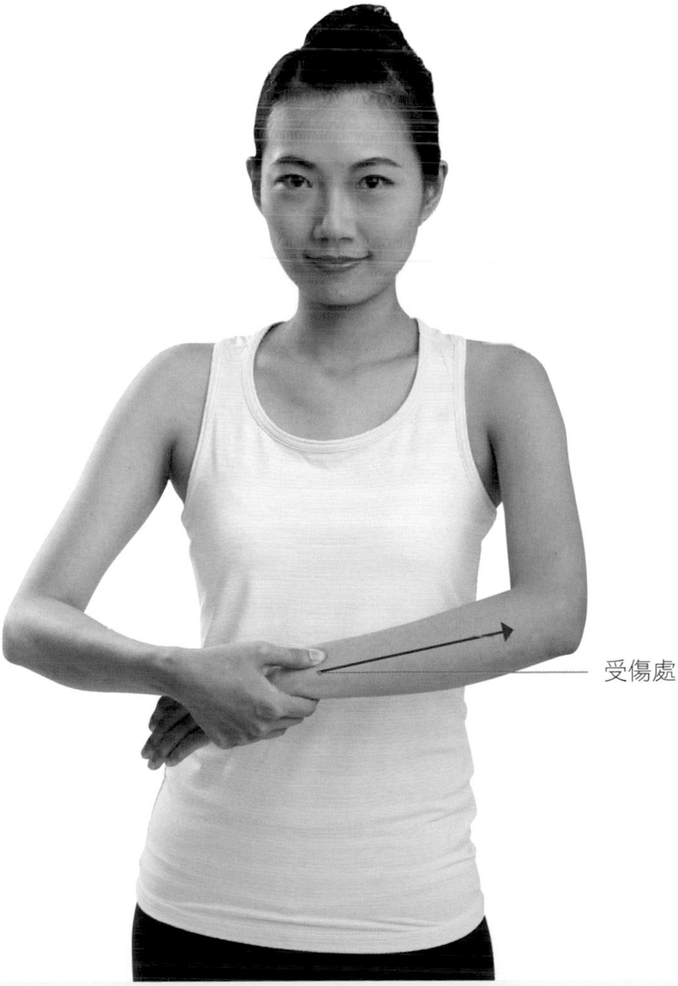

轉揉手指：雙手相互轉揉手指。一手抓住另一手手指，由指根處往上至指尖處輕輕的向左右揉轉。從大姆指、食指、中指、無名指、小指依序轉揉。可將關節的沾黏打開，也可使無力的手腕好轉，舒緩工作中受傷的電腦手。

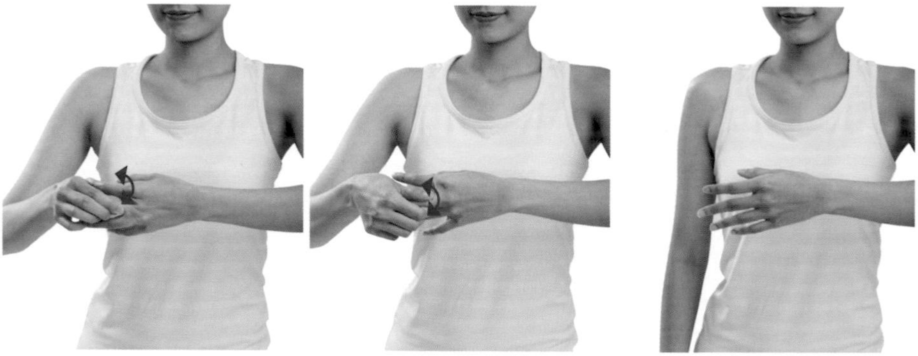

旋轉手腕：手掌放鬆，輕旋手腕。剛開始順其自然，漸漸將旋轉幅度拉到極限。順時針轉完再反時針轉。握不握拳皆可，做 360 度、反時鐘與順時鐘的旋轉。雙手可同時做，也可用右手稍緊握左手腕以加強旋轉的力道及功效，再換手做。可舒緩小手臂的疼痛、緊繃。可緩解長時間使用電腦疲勞的手腕及手指屈伸的僵硬感。

※ 要處理到完全好很難，因為在兩骨縫中，經常做手腕上下動及畫圈的動作也有助於改善。

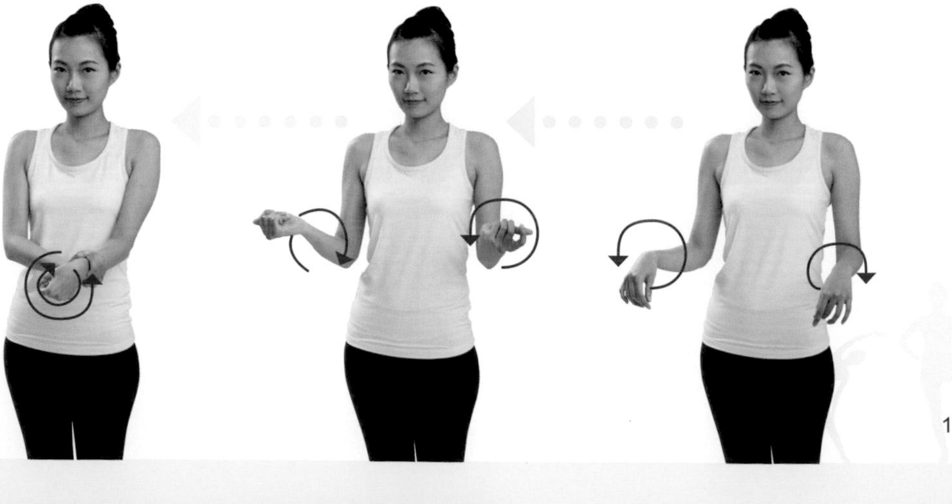

4 手麻

手麻是個非常複雜的一種症狀。有的來自腦幹阻塞，有的來自腦部的阻礙，有的來自肩胛骨處的脊椎問題，也有的是因為氣血虛滯引起的。

CHECK!! 中指、無名指、小指經常無知覺，有時身體會不自主的向一邊傾斜。

處理方式

養生操的 1 ～ 8 的頭、頸、肩所有動作每日勤加練習，配合活血化瘀的藥物。（見 60 ～ 67 頁）

CHECK!! 全身麻或是半邊身麻，偶有走路偏斜的情形，這是由腦部阻塞所引起的。

處理方式

養生操的 1 ～ 8 的頭、頸、肩所有動作每日勤加練習，配合活血化瘀的藥物。（見 60 ～ 67 頁）

CHECK!! 不能提、抬重物，有時東西會不自主地掉落，有甩手、抖手的習慣。

處理方式

養生操的 6 ～ 12 頸、肩、手臂所有的動作。（見 65 ～ 71 頁）

CHECK!! 整日懶洋洋沒有活力，怕冷，沒有胃口。

處理方式

養生操的 6 ～ 12 頸、肩、手臂所有的動作。（見 65 ～ 71 頁）

5 腳踝扭傷

CHECK!!

如果是在行走的過程中，扭傷腳踝（小腿與腳板交接處），要先找個地方坐穩，試著把傷腳離地。輕輕地轉動體會一下是哪個部分受傷，先確認受傷部位後再開始自我療理。如果傷勢嚴重，經過初步的現場處理後要盡早就醫。

1、腳踝本身的腫脹疼痛、不敢移動

處理方式

1. 腳指與腳背不斷上下勾動，使滯積的地方能產生回流。
2. 從小腿往下揉推，小腿上下推揉幾十下後，再將腳輕放回地面。自我評比是否比之前鬆動以及疼痛感是否有減緩。持續推揉直到能夠站立行走為止。

1

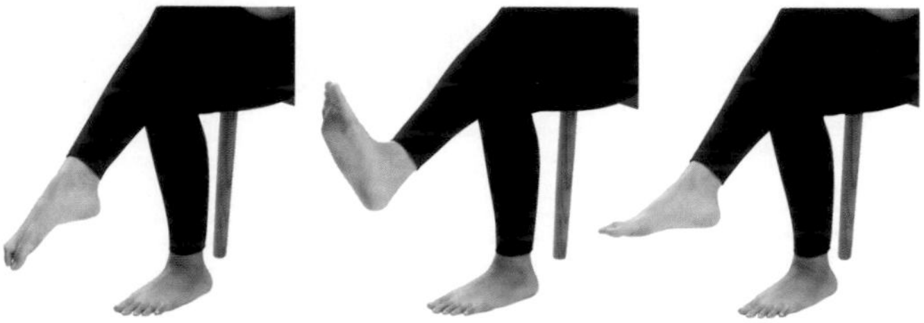

2

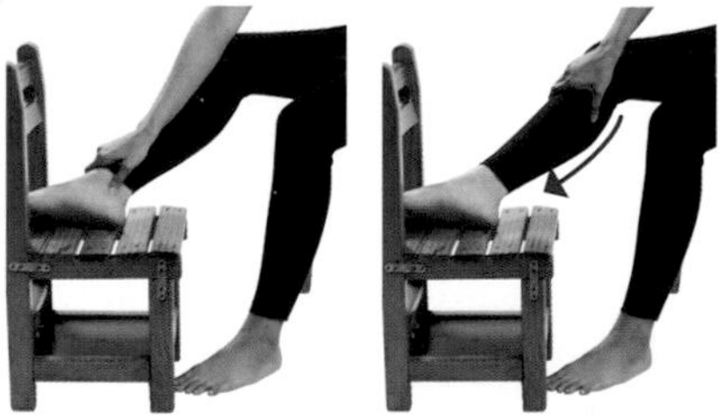

※ 回家後如果沒有發炎腫脹要熱敷，熱敷能幫助經脈和肌肉舒緩，減少疼痛及避免阻塞。如果有腫脹發炎，則取用蛋清用紗布包裹敷塗在腫脹處，可以消炎消腫。可以取左手香搗碎，加入蛋清一起包紮，消炎退熱的效果會更好。但要注意沒有破皮才可使用。

2、腳踝離地尚可輕輕旋轉

處理方式

根據經驗這種程度的話，傷處通常在小腿肚的左右下方處，尤其以內側為多。此時可稍微用力旋轉腳踝，遇到痛點處就加點力道推揉一下再繼續旋轉、推揉，直到敢移動。

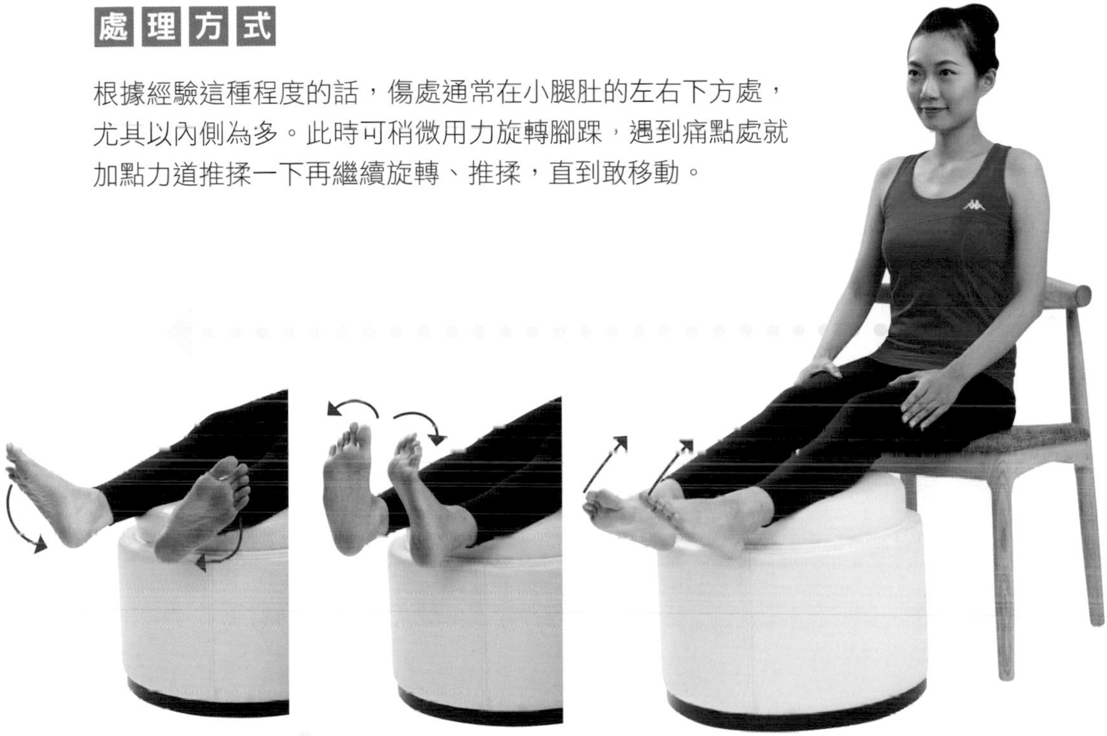

※ 回家後的自我調理一樣，沒有發炎腫脹的話就需要熱敷。能將腳泡在熱水中轉腳效果會比較好。有發炎的話參照前頁處理或用消炎藥膏推揉均可。

※ 建議：平常日多轉腳，增加腳踝的韌性，強化關節腔，碰到輕微的扭、挫才不會輕易的受傷。

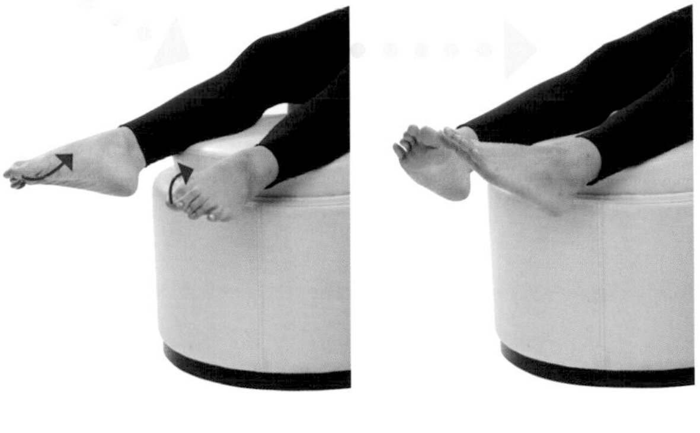

6 跌倒撞傷

日常生活中難免受傷，此時可參考下面的處理方式，以避免跌打損傷造成長遠影響。

處理方式

1. 磨破皮但沒有出血的傷：要先消毒再包紮。等外傷痊癒後，才可以推揉，以免感染。
2. 磨破皮而且有出血的傷：要先止血消毒。等流血的傷口復原後才可以推揉。
3. 沒有任何外傷卻覺得刺痛，有時疼痛的地方會有熱熱的感覺，或是不敢碰到傷處及有瘀血的情況。這種傷是碰撞產生的。傷在體內深處並形成瘀血。這時需要熱敷推揉將瘀傷處推揉開。雖然會很痛但請一定要忍，不然瘀血塊滯留體內形成所謂的老傷。因此在碰撞後，如果確認沒有外傷，回到家請立刻熱敷。

熱敷推揉的方式：

1. 毛巾沾不燙的溫熱水後推揉傷處。

2. 瓶子裝溫熱水用毛巾包裹推揉。
3. 整個傷處浸泡在不燙的溫熱水中用手推揉。
4. 利用吹風機熱風吹熱傷處，同時用手推揉。（※吹風機務必保持一個手臂的距離，不要燙傷了。）

不管用哪一種方法都是熱敷後推揉。可以使用乳液、嬰兒油或活血化瘀的藥油來當潤滑劑，才不會因摩擦而破皮。另外可拿老薑一塊沾米酒來推揉傷處，效果也很好。這一個月內要多吃韭菜、大蒜、洋蔥這種具有活血化瘀功效的食物。

記住不僅在受傷處多推揉，要把推揉的範圍加大。因為痛點不一定就是主要阻塞點，肌肉的部分要推揉，關節骨頭多的地方就必須要用拍打的方式來處理。

傷筋動骨百日療。無論處理自己的創傷還是幫助他人，一定要採取自己最順手、最容易施力的姿勢，以免用力不當傷到自己的手。同時若要推揉他人，要先溝通，很痛的話可以喊停，但千萬不要扭動身體，免得又會扭傷自己。

先在雙手與傷處塗潤滑劑，雙手同時放在同一部位上。如左右腳或左右手或左右腰，然後兩手同時在受傷處及健康的另一邊處滑動，慢慢找出有結塊的地方。並且要不斷的詢問對方的感覺，可以幫助確認傷處。由於傷有深淺大小和淤血多寡的分別，更嚴重者會有多處同時出現疼痛症狀。可以藉著刮痧板或按摩棒等工具。但是我建議用手推揉最好，可以更清楚的感覺傷處的硬塊。先專心在傷處推揉約十分鐘，然後盡量以各種角度姿勢活動傷處。體會看看有沒有異樣，如果沒有就過幾個鐘頭或第二天再繼續推揉，如此反覆多次數天。因為經過一夜，身體會再度告訴你之前沒有發現的症狀。如果還有異樣，就需要再次加強推揉有異樣處。一兩週後如果都沒有事，才能算是結束療程。

三、腰痛、閃到腰

1 案例分享

推拿一次就痊癒，腰痛要找出受傷根源！

新營一位六十三歲的吳先生，在養魚池拉水管時傷了腰，立刻來到這裡尋求推拿協助，經推拿後發現受傷的根源在右腳膝蓋後方，也就是委中穴上方，把這個受傷的阻塞點推開，腰痛立刻獲得改善。只用了一次的推拿診療就得到效果，是因為剛剛才受了傷，氣血尚未凝滯，受傷處也尚未沾黏，因此較好處理。

閃到腰，推揉阻塞點就能站直了！

另一位雲林卓先生，工作中不小心產生急性腰扭傷，從雲林上車後就伏臥在後座不能移動，當時我必須進到車內，先完成一個初步處理，卓先生才能起身進到室內做整體推拿。受傷的部位在腰上，將受傷的阻塞點推揉後，腰部緊縮的疼痛感立刻就緩解，卓先生也能坐直或站立了。我同時交待卓先生回家後一定要做轉腰的動作至少一個月以上，才有完全根治而不會復發。

推拿一次就能減緩痠痛的症狀，為什麼還要做一個月的轉腰？因為受傷的筋絡在身體的深處，受傷後周圍會產生瘀血，若不推散或靠運動疏通瘀血，就會產生新的症狀。

長期腰痛到要開刀，3個月推拿自癒！

四十六歲的台南人吳先生，因工作關係，平常就有些痠痛，但都不太在意。多年後突然有一天腰部僵直不能動了，稍移動就會痛到冒冷汗。到醫院檢查後說要立刻開刀，經好友介紹來到這裡，因為傷已經很久且位於身體內很深處，並且牽引到大腿的坐骨神經，在推拿過程中很痛不舒服，好幾次都幾乎要放棄，在好友的勸說下才又繼續，總共用了二、三月的時間才完成調理。並且要求吳先生平日要養成運動的好習慣，開始先走平坦路面，半年後用爬山走較有挑戰的坡道，現在狀況良好，偶爾會回來做身體保養。

2 腰痛是身體發出的求救訊號

在此例舉了三個症狀，是希望能讓讀者知道，同樣是腰痛卻因受傷的時間和部位而有不同，有些經過推揉後馬上能改善；有些來得快，卻需要較長時間持續的疏通才能完全根除；有些老傷需要更長的時間，以非常緩慢的方式運動疏通，才能慢慢改善。生活中難免會受傷，當身體感到不舒服時，就要把問題找出來，加以適當的處理，有傷不能放著不管它，不然傷的部位會堆積長大，造成更大的問題。

所有的疼痛，包括腰部疼痛或痠痛，都是身體所發出的信號。疼痛或痠痛代表著身體的某種機能出問題了，要趕快把問題找出來，停止症狀惡化並且加以處理治療。利用止痛藥雖然能迅速止痛，但卻是非常危險的。因為止痛藥劑暫時解除了疼痛，沒有疼痛也就不會積極的尋找疼痛的原因加以治療改善，於是就會掩沒真正的病症，延誤治療。

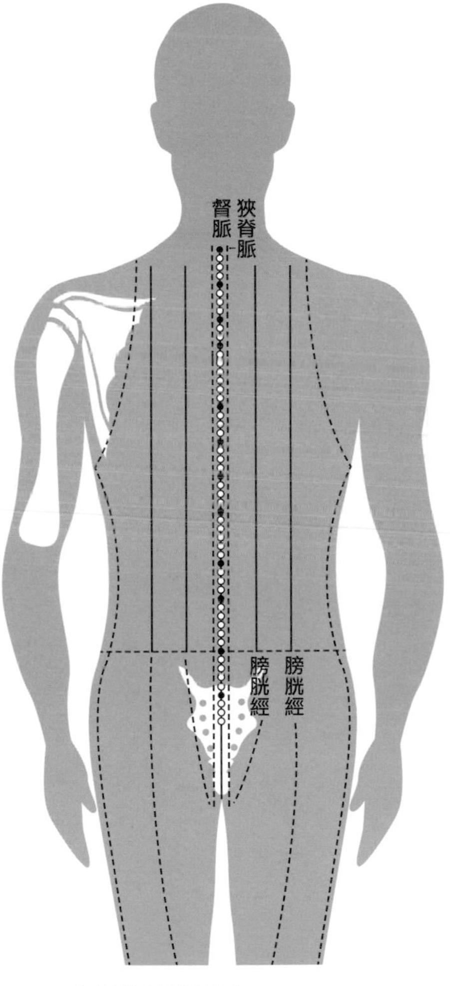

▲ **背部推揉線條圖**
穴道是點、經脈是線，整體推拿是面，掌握到經脈的走向是很重要的

3 找出你的腰痛原因

腰者一身之要，足太陽經脈（見121頁圖片的黑線部分）行於腰背。帶脈圍腰一周，約束諸經。且腰為腎之府，故感受外邪或勞倦或內傷，跌撲閃挫，皆可致腰經絡受阻、氣血運行不順、或經脈失去濡養，而形成腰痛。」從這段文章中，可以看出腰部可說是人體的一個樞紐，除了諸多經脈經過，還有帶脈環繞，腎臟也位於此，因此不論是疲勞或受傷，都有可能使氣血運行不順，從而引起疼痛。

腰疾的起因大致可以歸類有三大原因：

1. 肝腎虛腰痠痛。
2. 機能性勞損腰痠痛。
3. 外力傷害腰痠痛。

●【自我檢查】**症狀：身體虛弱、腰部痠痛。**

○【問題說明】這類型屬於「肝腎虛腰痠痛」。

腰部痠痛是由於熬夜、酗酒、飲食不均衡、不節制的性生活等不良習慣引起的。這些生活習慣容易使得腎氣不足，在腎氣不足的情形下身體容易虛弱、陽氣不足，在初期就會產生腰部痠痛的症狀。

在這種情況之下，因為本身已經虛損，一定要先設法改善生活作息，並且從飲食中補足營養，然後再藉由運動來促進氣血的循環來改善腰痛的症狀。生活習慣、飲食、運動各方面逐步加強，相輔相成的進行長期調整。肝腎虛腰疾沒有快的緩解方法，只能在此奉勸各位：人非枯木，誰能無慾，不貪不縱，是為養生。

●【自我檢查】**症狀：腰部痠痛伴隨著胸悶、食慾不佳、排尿障礙、膝蓋無力。**

○【問題說明】這類型屬於「機能性勞損退化腰痠痛」。

一般人約三十歲至四十歲之間，即使不曾受過傷，也多少會有這類型的腰疾產生。因為如前所述，過了三十歲後人體進入了陰期，此時身體的各方面機能都逐漸減退，包括經脈的柔軟度及氣血的順暢度都會受到影響。而奇經八脈之一中的帶脈，圍繞腰腹一周，在這個時候也容易老化勞損而影響到坐骨神經，造成腰部的不適。

同時，因為經脈彼此之間是互相聯繫、互相牽制的，通過帶脈的經脈又繁多複雜，如果帶脈氣滯成阻塞時，就容易出現胸悶、胃口不佳、排便排尿障礙、腰痠痛、膝痠軟無力等等症狀。

●【自我檢查】**症狀：腰痠痛、有僵硬感，翻身、轉腰困難，痛點明顯腫脹、熱感、有硬塊。**

○【**問題說明**】這類型屬於「外力傷害腰痠痛」。

這種腰痛表現出來的症狀有：腰痠、腰痛及僵硬感，翻身、轉腰困難，下班後勞累症狀會加重。嚴重時從腰臀延伸疼痛至大腿，甚至小腿。疼痛處有腫脹感，熱感。在推揉時可感到疼痛區有硬塊，在疼痛路線上會有條索狀結節，嚴重的話甚至造成腰腿功能退化、肌肉萎縮或陷下形成坑洞。

當車禍、意外、工作傷害，或是不小心受傷時，都有可能造成外部及內部的各種傷害，外部的傷很顯而易見，對於痊癒的效果都可以自己追蹤，但內部的傷有時候會自己痊癒，有時候則會變成所謂的陳年老傷，就像很多人常常掛在嘴邊說年輕時受過傷，現在腰也痛膝蓋也痛的。這種痠痛就是內部沒能完全痊癒的傷。

4 腰傷的關鍵提醒

當我們受傷時，後天免疫系統會趕到傷處，將受傷的地方逐漸包裹起來。循環好的人當組織痊癒後，身體就會將這個包裹物代謝出去，但是循環不好的人，即使在痊癒後，身體沒能將廢物代謝出去以致形成腫塊，這個腫塊會更進一步地阻擋循環，使得養分和廢物都囤積於此，於是經脈或血管就被撐開變大、變粗，並且失去彈性。

許多人在外部傷口好了之後便會忽略內部的傷，直到感覺到疼痛時，用心的人也許會尋求醫療協助，粗心的人就置之不理，卻三不五時嚷著自己舊疾復發、某個部位又開始痛了，或者以吃止痛藥的方式當個將頭埋在沙堆中的鴕鳥。在台灣，很多人會尋求傳統國術推拿、針灸、刮痧、拔罐等的協助，大部分的人會在幾次療程後感覺到疼痛減輕許多，但一陣子後又會開始疼痛，於是便又預約幾次門診。這是因為經過幾次的診療後，這個淤塞的部位被刺激疏通了，因此疼痛不適的感覺可以獲得紓解，但如果沒有根除造成淤塞的源頭，一陣子後阻塞的情形又累積到壓迫神經的程度，於是疼痛就又復發。

因此在所謂的陳年老傷的處理上，必須不斷的推揉、熱敷搭配適當的運動來刺激阻塞部位的循環，時間有時需要長達數月，才能慢慢地將經過長時間堆積阻塞在經脈血管裡形成腫脹變形的地方，疏通到恢復原來的粗細與彈性。

5 腰痠背僵硬痠痛的處理方式

很多時候，在即將受傷的一瞬間，人會很自然的用手阻擋保護自己，例如摔倒時以手撐地，往往容易造成肩、手臂等處的受傷。或者若是衝擊在其他部位，腰、背、臀、腿等部位都有肌肉保護支持，往往造成瘀血或出血傷害。但受傷時若是在軀幹部位且無法用手阻擋時，腰部腹部就自然會使力，這樣突然非正常的使力，加上受傷外力衝擊，往往就造成腹部經脈的傷害。腹腔中以神闕帶脈肚臍區分為上腹部和下腹部，經驗中遇到的急性腰部扭傷痛都在腰或下腹部，更重症者擴大疼痛部位至臀部、大腿部位，但是往往在腹腔中卻承受了更大的撞擊力道。受衝擊的力量越大，對經脈造成的傷害就越大，有時甚至造成經脈的扭曲，形成一個腫塊，然而這種隱性的傷，很難立刻察覺，往往給自己留下病根。

POINT

當發生腰痠、背僵硬痠痛時，最好由旁人代勞揉壓會比較有效。

處理方式

1　右手握拳，用拳骨來當按摩棒使用。先把右腰敲動按摩放鬆後，再將拳骨固定在痠痛點上，左手幫右手加強力量來揉壓。再從背椎側向下揉壓。

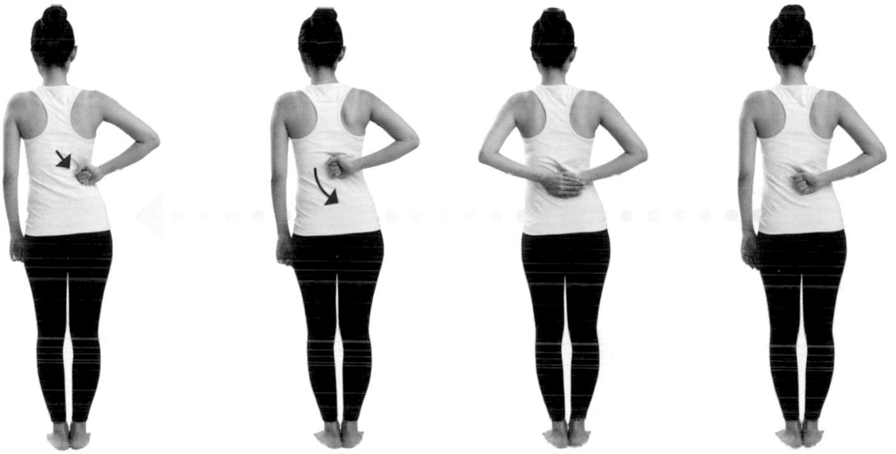

2　壓揉完後，右手可在腰眼處與臀部敲打，如此更可幫助腰的氣血循環。有時引起腰痠的阻塞點在後大腿靠近膝蓋的地方，因此要連後大腿的區域一起拍打揉壓。

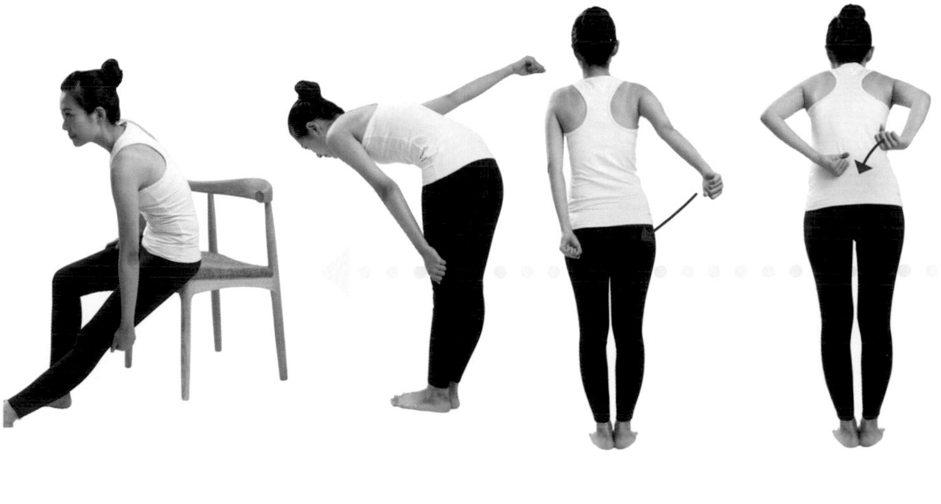

背僵硬、痠痛

處理方式

1　手碰不到的角度，可借用拍打棒或是桌腳、牆腳來緩解背的僵硬痠痛感。

2　將痠痛點對好角度後，身體左右晃動輕揉經脈點，力道自我控制。

1

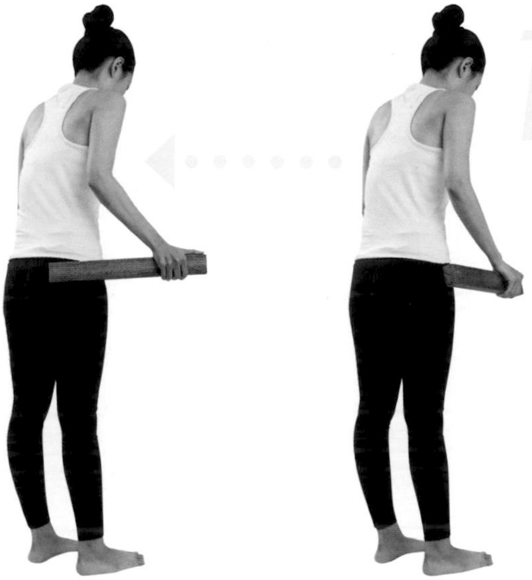

2

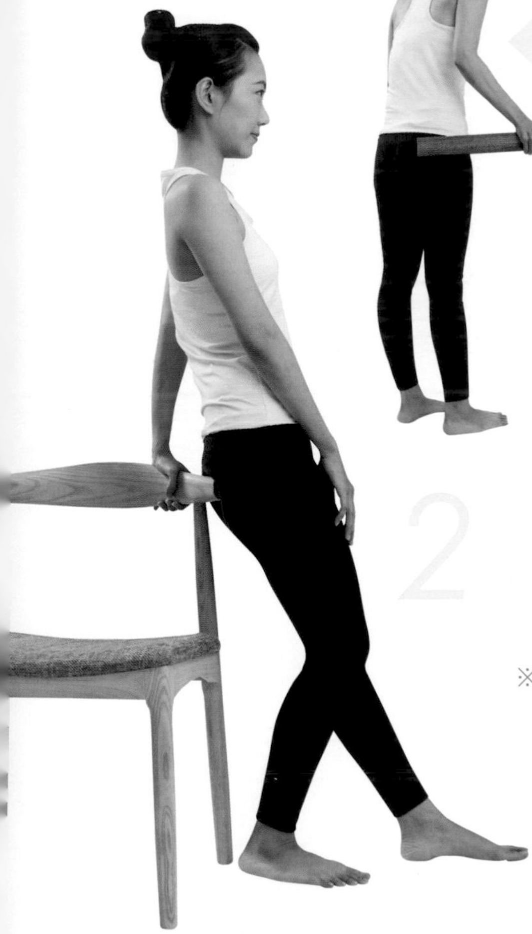

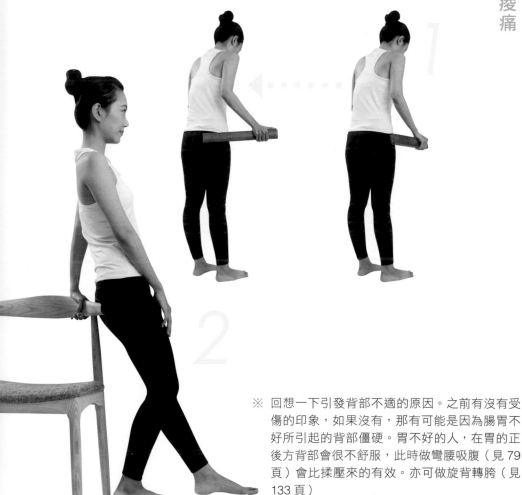

※ 回想一下引發背部不適的原因。之前有沒有受傷的印象，如果沒有，那有可能是因為腸胃不好所引起的背部僵硬。胃不好的人，在胃的正後方背部會很不舒服，此時做彎腰吸腹（見79頁）會比揉壓來的有效。亦可做旋背轉胯（見133頁）

6 閃到腰的處理方式

普通閃腰

處理方式 轉腰、吸腹（見72、78頁），活動一下即可解決。

中層閃腰

處理方式 需熱敷、推揉，活動幾天也可解決。

深層閃腰

處理方式 動即痛（如果找不到可醫治的推拿師）就必須忍受極大的疼痛，開始轉腰、吸腹、熱敷（泡熱水澡、沖熱水）找痛點，自行揉壓。如不處理，一百天後即成痼疾。

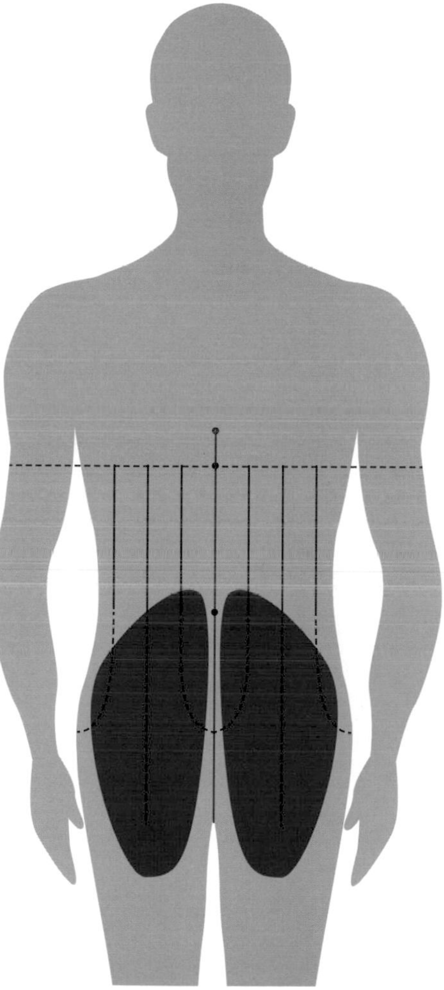

▲ 腰部紅色區塊的部位表示愈容易受傷，受傷表示腰承受不住來的力道，就會形成腰痠，代表腹部的肌肉不夠強壯。

7 疾病自療法

專家這樣解除疼痛

平時可以多做以下的動作，藉助運動來刺激氣血的循環並且保持經脈的彈性及柔軟，同時這些動作都能幫助順暢帶脈的循環，對促進健康有很大的幫助。

反弓腰脊

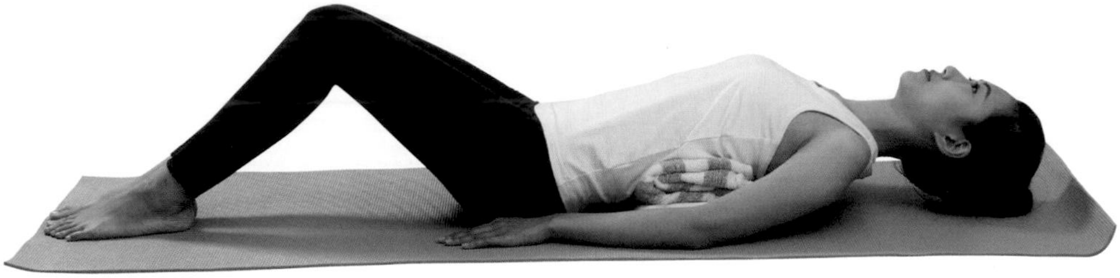

動作 平躺在較硬的平面，腰下墊枕頭，將脊椎反折。剛開始時高低要適中，墊子不要太軟或太硬，時間可自行控制。起身時不要猛然坐起，腰易受傷害，宜先側身再起來。略休息一下，用轉腰加強其功效。

效果 人習慣性前傾，使背後肌肉和經脈處於長時間的緊繃，時間久了會有疲累感，此動作有助於放鬆腰背的緊繃，也能將腹部的經脈拉緊，做一個生理上的反作用力調整，對生理機能有一定的幫助。

▸▸▸ 膝蓋前後連胯搖 ▸▸▸

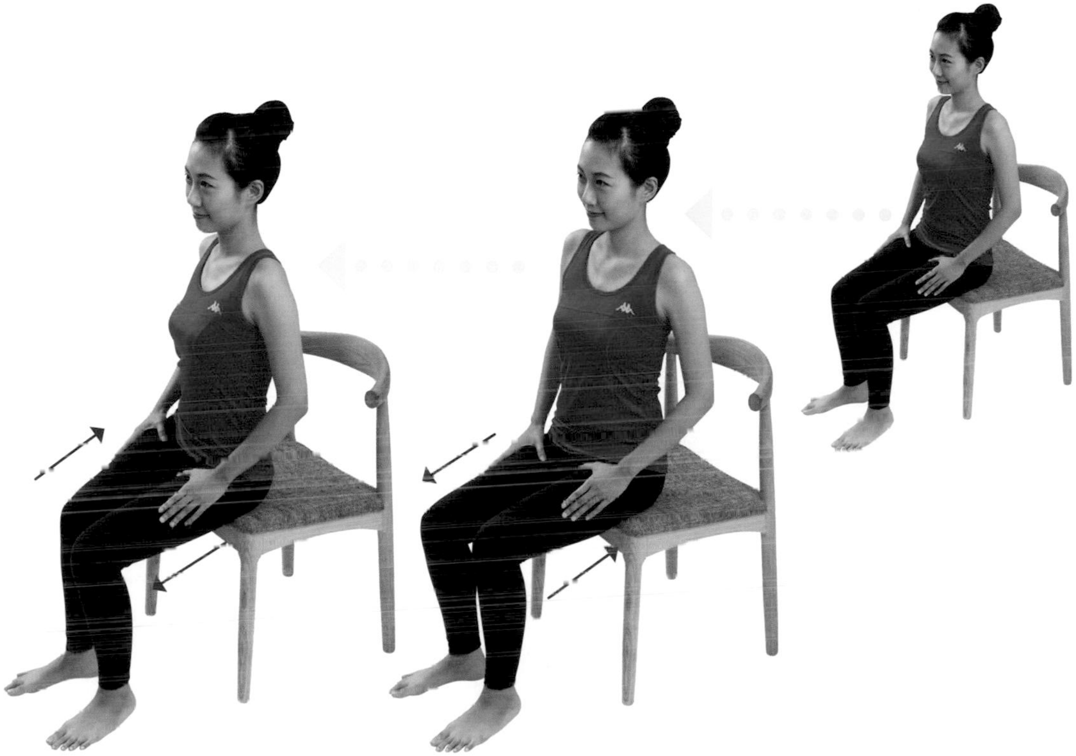

動作 坐姿。腳掌與小腿呈 90°、大腿與上身呈 90°，利用胯的力量，將單膝推向前，一前一後來回動作，像膝蓋走路。此動作是活動胯部，所以實際是只有胯在動作著。

效果 膝蓋前後搖動，是針對骨盆與大腿的交接處所研發的動作。腹部和大腿順暢，胯卻沾黏，猶如挖井功虧一簣。因此常做這個動作有輔助之功效。可增強大腿與臀部內的韌帶，舒緩腰痠痛。

▸▸▸ 拉單槓 ▸▸▸

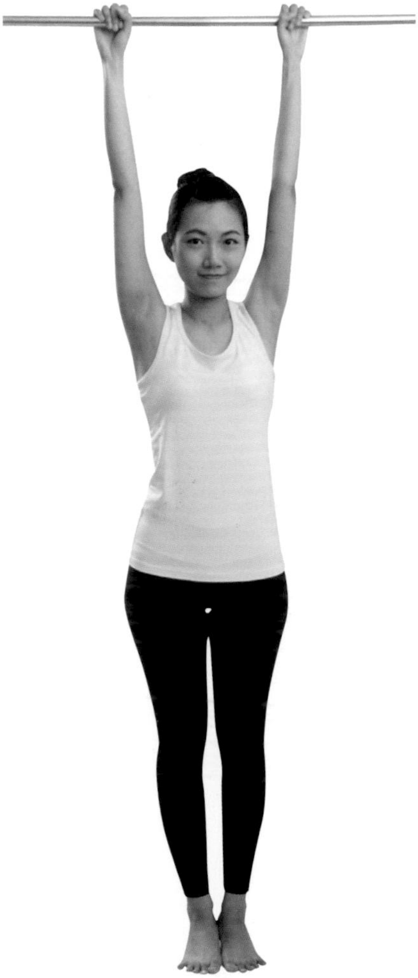

POINT

可至家裡附近的學校或公園拉單槓。

動作 雙手拉在單槓上，雙腳微離地面，讓自身的重量將脊椎拉直，輕微擺動，使身體的關節能鬆開。

效果 用自身的重量將脊椎拉直，輕微擺動，使身體的關節能鬆開。

▶▶▶ 旋背轉胯 ▶▶▶

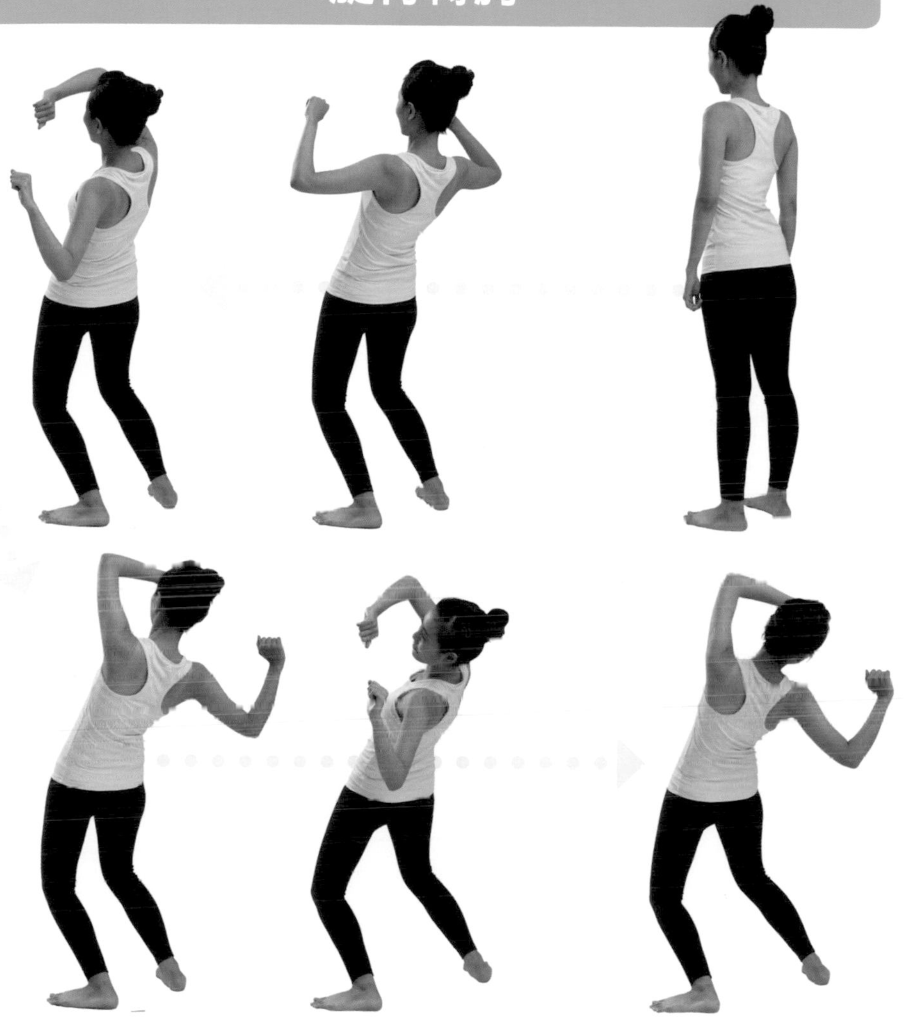

動作 1 雙腳左右打開，平分身體的重量，肚子前挺脊椎反折，雙手曲肘抬至與肩同高。

2 向左旋轉上半身，包括肩、背、腰、胯，要一起帶動到。

3 回到正常位置，再向右旋轉，上半身包括肩、背、腰、胯，要一起帶動到。

效果 可放鬆肩、背、腰、胯，平常再加上吸腹、轉腰，那效果更加分。

腰部的日常生活照護

保養腰沒有簡單的方法，一定要自我鍛鍊，經常活動腰腹部，使腰腹部的肌肉發達有力才能緩解腰痠背痛的症狀。除了上述的練習外，下面的動作則能保養腰部：

1. 仰臥起坐
2. 前彎腰、後折腰、左右側彎腰可以強化腰腹肌肉。
3. 大步向前走，跨到最大的尺度（可利用公園的滑步機）
4. 大步側走，跨到最大尺度，如同螃蟹走路。

註：因為腎脈在大腿內側，深層肌肉中，因此3、4的動作可牽拉到腎脈，促進腎的代謝。

人每天都要站立、行走、彎腰，因此腰要承受身體的重量，也要緩和外力的碰撞，日常生活中腰疾難免會發生，平時就要多加保養。以下提供照護五妙招參考：

1. 避免長時間同一姿勢，坐姿應求力量的平均。
2. 提重物時，要蹲下再提取，盡量不要直接彎腰，只靠腰力提取容易受傷。

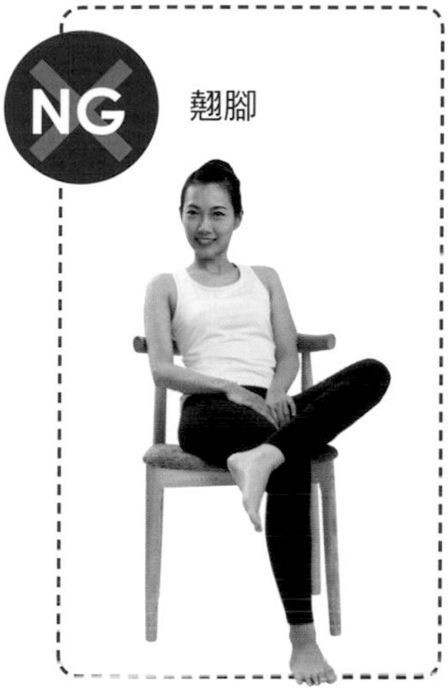
翹腳

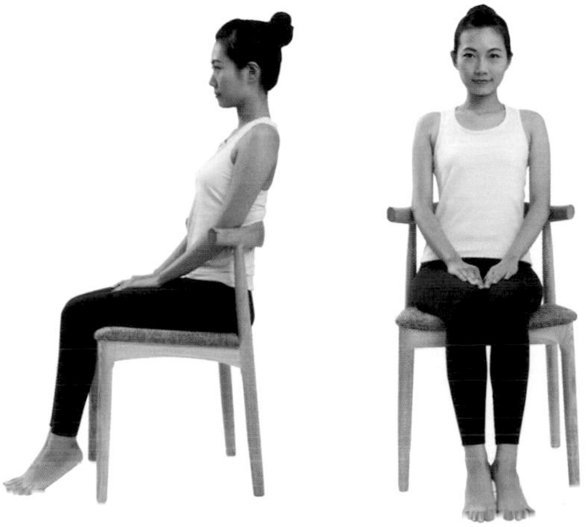
正確坐姿

3. 盡量不要由高處跳下，這樣很容易傷到海底盤（腹腔的深處）。海底盤一旦受傷，會引發很多的症狀：包括肝臟、腎臟的功能低落，子宮及卵巢功能病變、膀胱無力頻尿及尿失禁和男性攝護腺肥大等等。

4. 平常多吃韭菜，韭菜有活血化瘀的功效；多吃蝦子、蚵仔、八爪類來補充運動腰腹肌所需的原料（腰為腎之府），如果怕膽固醇過高，就以運動及吃地瓜葉來化解。

5. 除了「肝腎虛腰疾」要先補氣血後運動疏通外，其他的腰部病痛都應將運動納入每天的保健項目中。每天多做「吸腹、轉腰、膝蓋前後連胯搖」這些動作，就能帶動刺激腰部經脈的疏通和肌肉舒張，對於腰部的保健和疼痛的改善都很有幫助。

6. 飲食方面，所有天然食品、季節食品皆需要攝取，以不過量為原則。

四、脊椎側彎

1 案例分享

推散受傷處的阻塞物，矯正脊椎側彎

高雄市一位二十五歲的王小姐，因以前上學時書包太重，加上運動方法錯誤，造成脊椎側彎。經過推拿後發現，在左邊腰部有多年前留下來的老傷，受傷的部位已經累積出塊狀的阻塞物，經過多次推揉後，塊狀物逐漸軟化縮小，王小姐也感覺沒有那麼痠痛了。同時脊椎彎曲的程度也減少了許多。但因為傷處的組織和經脈已經被撐大，因此需要不斷地繼續推揉一、二年，才有可能將腫大處恢復健康，同時必須每日不間斷的勤做吸腹與轉腰。

2 從發育期就要注意脊椎側彎

許多人都有老傷不斷復發的經驗。其實那是因為受傷處並未獲得真正的疏通或者經脈並未能恢復到原有的彈性。出現痠痛時，做吸腹、轉腰等動作讓阻塞處柔軟、疏通，腰痛就會暫時消失。每當工作忙碌時忘記運動，腰部的阻塞又慢慢出現，壓迫到神經時就引起疼痛，因此症狀也就來來回回的出現。累積了相當長時間的老傷，需要有恆心、耐力，才能將傷痛撫平。

脊柱側彎容易發生在發育期的孩子，大部分的原因是長期的同一種不良姿勢或是運動傷害所造成。

3 脊椎側彎的六大徵兆

青春期的孩子如果有以下症狀時，有可能脊椎已經受傷而側彎了，要多加注意：

1. 經常訴說腰痠背痛
2. 走路姿勢怪異
3. 平趴在床上時背部有一隆起處造成左右不對稱

4. 背部有明確的硬節點
5. 肩膀一邊高一邊低
6. 穿褲子時兩側不同長度。

當脊柱有問題時，不容易評定它的嚴重性，但如果在生活上已經產生不舒服的感覺時那就是已經到達要接受治療的階段，所以平常一定要多多留意。

4 脊椎側彎的關鍵提醒

脊柱側彎是漸進式的，一點一點的彎曲，有一側彎曲、有S型彎曲、又有的會把胯骨也拉得一高一低，不論是哪一種症狀，不論是接受哪一種療法，你一定要有一個認知：脊椎側彎的脊椎只是症狀的標，症狀的本則是盤錯在脊椎上的經脈與肌肉。當這些經脈與肌肉因使用不當、受傷等因素而錯位、結節、阻塞時，長期處於某種形狀的肌肉，會使得所附著的骨頭也生長成某種形狀。因此治療時，如果沒有先放鬆脊椎兩旁的肌肉就直接在脊椎上整壓，只會造成二度傷害，對脊椎側彎根本毫無助益。

如果脊椎側彎到了相當的程度，必需要長時間穿矯正衣，因為本身無法時時刻刻注意脊椎的直度，肌肉會有一種慣性作用將脊椎拉回到彎曲時的程度，因此我建議除了洗澡及做養生操以外的時間都要靠矯正衣矯正，雖然辛苦但健康是值得期待的。

脊柱側彎矯正與牙齒矯正是同一原理。在矯正初期因為有慣性作用，因此必須藉助外力來牽引，控制因慣性作用而產生的拉力。嚴重脊椎側彎須穿矯正衣就是為了抗衡慣性作用，雖然不舒服，但是為了幫助脊椎有時間歸位、讓腰脊有時間復原，穿矯正衣是必須的。矯正時間依彎曲程度不同而有別，但用一段時間換得一生的健康，或至少能改善症狀是相當值得的。

5 尾椎痠痛的處理方式

CHECK!!

調整姿勢就有痠痛，拉扯的感覺。坐著要站起來時無法立刻站直，這就是尾椎出問題。尾椎症有可能是因為跌坐、踏空步挫傷、重力撞到而跌倒受傷，也有因為久坐同一姿勢而引發尾椎痠痛。

處理方式

蹲馬步屈膝約 1.5 個肩寬，尾椎慢慢往前和往後擺動，放鬆不要用力，讓肌肉輕鬆的收縮。或大步走或使用公園的滑步機都有緩解的效果。

※ 當有這種現象產生時，需要特別留意。因為尾椎帶脈越綁越緊，會影響到直腸與子宮頸的循環，需要小心應對。

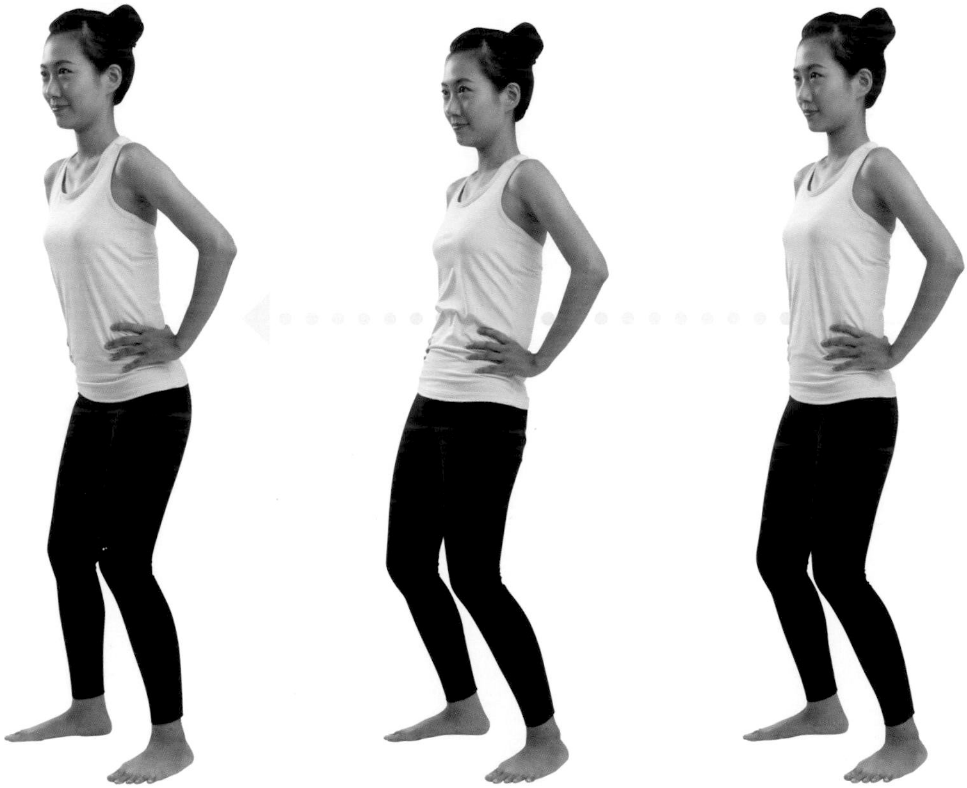

6 疾病自療法

專家這樣解除疼痛

脊柱側彎除了穿矯正衣，日常隨時注意姿勢端正外，要多作以下動作。

這些動作，能夠幫助肌肉伸展、舒緩，對矯正脊柱的彎曲會有幫助。

▶▶▶ 拉單槓 ▶▶▶

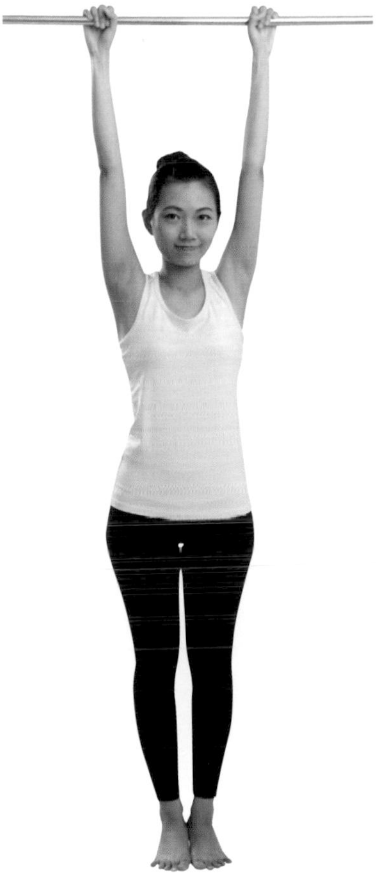

動作 雙手拉在單槓上，雙腳微離地面，讓自身的重量將脊椎拉直，輕微擺動，使身體的關節能鬆開。

效果 自身的重量將脊椎拉直，輕微擺動，使身體的關節能鬆開。

▶▶▶ 下巴前後畫一 ▶▶▶

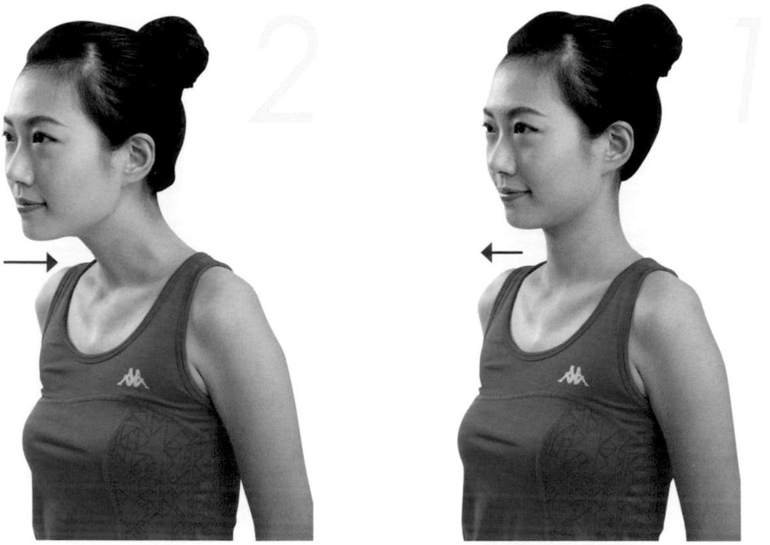

動作 1 以脖頸為中心，下巴水平的向前畫一收回。注意下巴不要抬高向上畫、或低頭向下畫，保持一定的頻率和力量。

2 儘量放鬆、勿用力。

效果 這個動作可以保健脊椎通督脈，可緩解肩頸部位的僵硬與痠痛。再加上肩背及手部運動，那就可強健頭頸、放鬆肩背，也可加強脊椎的活動量，保持脊椎的柔軟度。如果每天都有認真做此動作，一些時日後，有些陳年老傷會被帶動起來，會有如同落枕般或是感覺經脈被鎖緊的感覺，不要擔心，這是好現象。再繼續慢慢的做，等到不舒服的感覺過去了，頸背的經脈與肌肉即可鬆開，到此時，肩頸部會覺得非常舒適。同時此動作可拉動到肺俞穴。風寒由此入體內，因此感冒時做下巴前後畫一，做到肺俞穴發熱，感冒就可舒緩。

▶▶▶ 轉腰 ▶▶▶

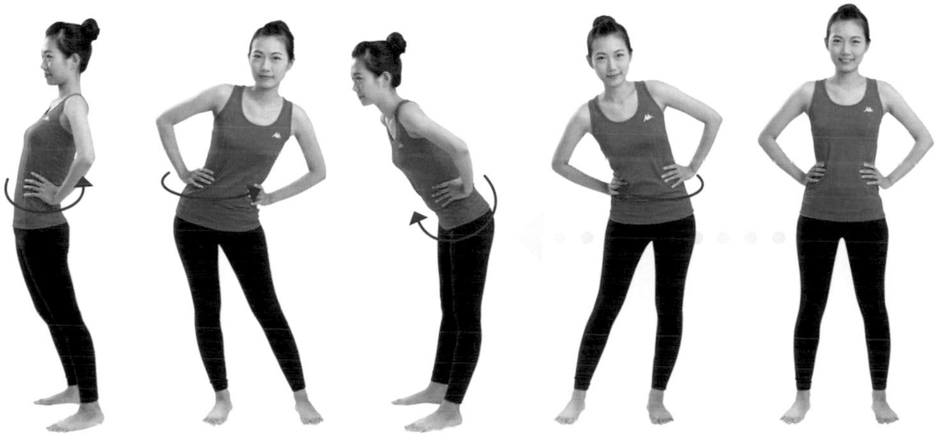

具體動作參考 72 頁

▶▶▶ 吸腹 ▶▶▶

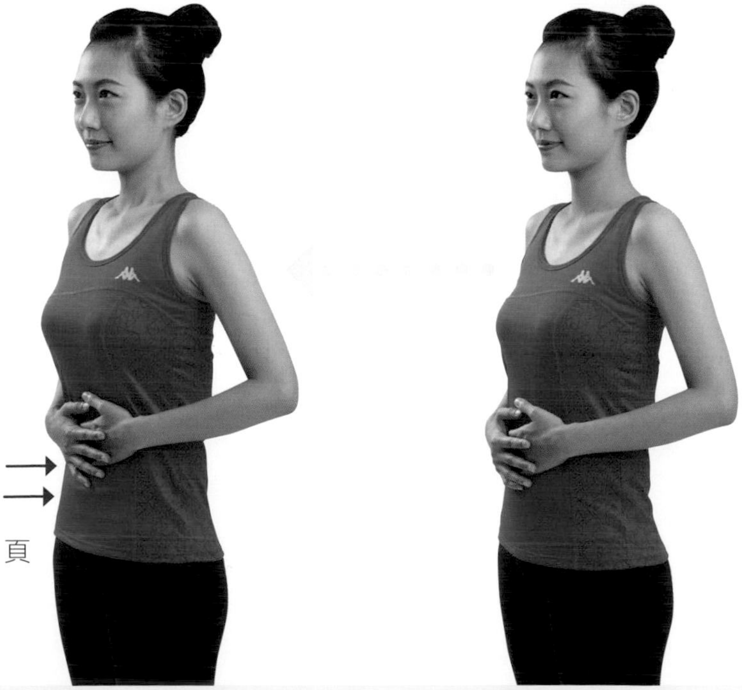

具體動作參考 78 頁

▸▸▸ 膝蓋前後連胯搖 ▸▸▸

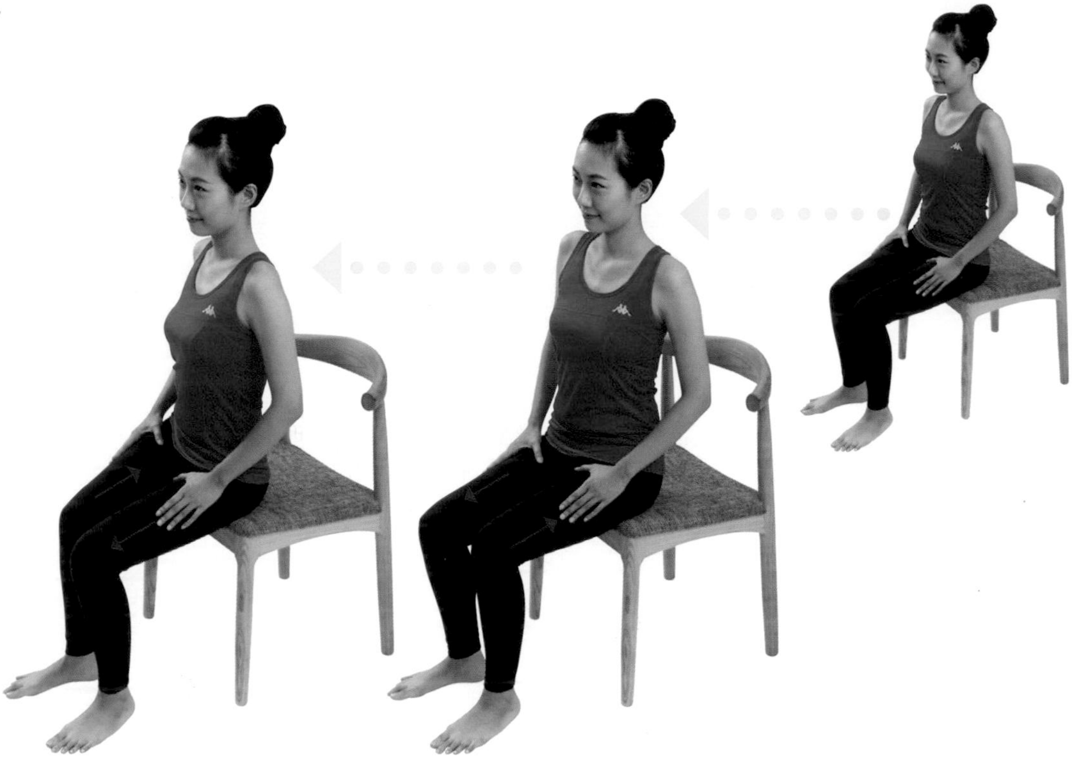

動作 坐姿。腳掌與小腿呈 90°、大腿與上身呈 90°，利用胯的力量，將單膝推向前，一前一後來回動作，像膝蓋走路。此動作是活動胯部，所以實際是只有胯在動作著。

效果 膝蓋前後搖動，是針對骨盆與大腿的交接處所研發的動作。腹部和大腿順暢，胯卻沾黏，猶如挖井功虧一匱。因此常做這個動作有輔助之功效。可增強大腿與臀部內的韌帶，矯正脊椎側彎、改善腰背不適。

脊椎的日常生活照護

脊椎側彎的運動不像其他養生操會越做越舒服越順暢，相反的會越做越不舒服，不舒服的程度要跟脊柱的彎區度與經脈受傷的程度，腰脊受損的程度成正比。這是因為經年累月的肌肉和經脈僵硬、扭曲，最終甚至將脊柱骨頭拉彎曲，現在要將這僵硬的肌肉和經脈伸展、舒緩開來，甚至讓彎曲的骨頭也順應肌肉和經脈的改變而伸直，這個過程是一定會有不舒適的痠痛的。請務必為了身體健康及儀態端莊，有耐心有毅力的持之以恆堅持下去。

另外，可以請家人或朋友在痠痛處幫忙做背部的按摩或熱敷，或者常泡熱水浴也可以幫助肌肉的舒緩和疼痛的舒解，這是必須的步驟，因為脊椎側彎之根本在經脈與肌肉，肌肉和經脈舒展、柔軟後，脊椎側彎的現象也就會獲得

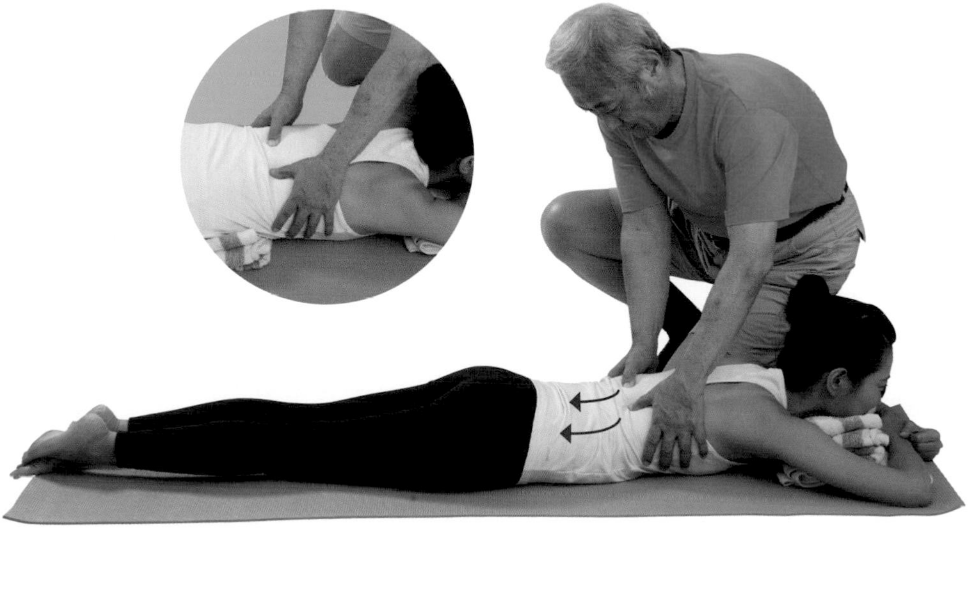

改善。

請傷者背向上平趴，用吹風機熱風在腰背處來回吹動，擦上助滑劑如乳液或嬰兒油等，然後在腰背來回推揉脊椎旁的兩條經脈。約5到10分鐘即可，希望能每日一個療程。

如果可以請鐵工在家裝一個簡易單槓，設定在當事人手高舉能碰到的高度，就能方便一日多次隨時拉單槓，慢慢地調整脊椎。

五、膝痠軟痛

1 案例分享

台南一位六十歲陳太太因為營養不均衡，造成氣血凝滯，在左腳關節腔有沾黏與筋脈鈣化的現象。我用按摩工具深入關節處慢慢按摩，將沾黏的組織鬆開，陳太太馬上就能正常行走了。我又交待她要注重營養、每日熱敷推揉痠痛的部位，並且多出門走走運動。節儉是美德，但是把錢省在吃飯上，是最差的思想，因為長期營養不良，身體會生病，生病就要花錢治病，將錢用在醫院，不如吃好喝好，將身體養壯。

2 膝部保養的關鍵提醒

關節軟骨扮演著讓關節活動自如、減少身體活動壓力與摩擦力、防止骨骼損傷的重要角色。身體隨著時間老化，痠痛及退化性關節病變就會悄悄的找上了自己。關節過度的使用及營養不良、或是創傷及一般老化，都是關節病變的主因，因此平常就要有保養關節的觀念與正確的保養方法。

膝與腰腹之間的關係是互為聯繫循環的，腿的後方有膀胱經，前方有胃經，外側有膽經，內側則有脾經、肝經、腎經。因此腿如果受傷，日積月累後就會影響到五臟之功能，如果五臟功能減退則又會影響到膝蓋的傳導血液、養分等功能，彼此互相影響惡性循環下去。

運動中不小心受傷，或是因年紀大而膝關節退化的，一旦感覺到膝蓋有痠麻脹痛時，就要馬上處理、醫治。因為這是會累積讓症狀越來越嚴重的一種病症。

平時維護膝關節或是修護已受傷的膝蓋，是避免退化性關節炎症狀加重的唯一方法。不論運動或工作，膝的負擔都是沉重的，應妥善照顧。

找出你的膝痛原因：

●【自我檢查】**症狀：走路或上下樓梯時，會感到雙腳、雙膝痠痛無力。**

○【問題說明】這類型屬於「軟骨軟化症」

症狀剛出現時，走路或上下樓梯時，會感到雙腳、雙膝痠痛無力。慢慢症狀加重，走路或上下樓梯會無預警的摔倒。此症狀常在女性身上發現，因為女性的骨盆腔比較圓，上下樓梯、走路、蹲坐站時，臏骨容易外翻，使得關節受力不平均摩擦所引起的症狀。尤其是20～30歲之間的年輕女性，常常因不當的減肥造成營養不均、運動量少肌耐力不足，或是常穿高跟鞋和長年處於冷氣房等原因，就容易有這種症狀。

●【自我檢查】**症狀：膝蓋骨正上方及正下方有壓力會疼痛，下樓梯或是蹲下時疼痛嚴重。**

○【問題說明】這類型屬於「運動者的膝痛」

長距離的跑步、上下坡來回的跑步、在路面不平的地方跑步等……所引起的症狀。股四頭肌和膝蓋肌腱炎的典型症狀是在膝蓋骨正上方及正下方有壓力會疼痛，下樓梯或是蹲下時疼痛嚴重，甚至不敢再挪移，只能僵在那裡，直到症狀稍輕才能繼續動作，這是因為股四頭肌及膝蓋肌腱收縮所致。

●【自我檢查】**症狀：膝蓋前方（髕骨處）疼痛，尤其在膝蓋彎曲或上下樓梯時，疼痛加劇。**

○【問題說明】這類型屬於「膝蓋骨軟化症」

是骨質中的軟骨膠硫化物流失引起。因膝蓋曾受外傷、大腿四頭肌無力或過緊、X型腿、骨盆較寬、髕骨位置過高等原因造成。膝蓋骨正後方與大腿骨之間，因過度摩擦或因先天角度不良所造成軟骨受傷退化的症狀。此症多發生在年輕人身上，尤其是慢跑者、自由車選手或滑雪選手。應避免走下斜坡、下樓梯等活動。

●【自我檢查】**症狀：關節處漸漸變形，而且邊緣腫脹，觸壓時會感到疼痛、關節有摩擦聲。**

○【問題說明】這類型屬於「退化性關節炎」。

關節軟骨隨著細胞老化，及過度使用後出現的一種退化現象。患者會出現又痠、又痛，及無力的症狀。退化性關節炎常發生在負重用力的關節上，但不單是指膝關節，它還包括下肢髖關節、踝關節，上肢則有手指關節。

3 膝部受傷的處理方式

膝蓋、腳踝出問題，絕大部分是因為受傷，如車禍、跌倒。處理這種傷，心裡要有長期做養生操與推揉的準備。首先要看患者能不能站立，活動上有無障礙，確定骨頭沒有受傷。確定是皮肉、經脈傷，再參考以下改善方式。

處理方式

1　在膝蓋正面畫十字，將中指放在十字的中心點，大拇指處是最容易受傷的地方。再來小指放置的位置是第二容易受傷的位置，第三處則是手掌下壓的地方。同時在雙大腿上根據上述確認受傷的範圍，把疼痛的部位找出來。

2　再從腹腿交接的地方，用雙手大拇指同時朝向膝蓋的方向推揉（可以塗抹些嬰兒油或乳液幫助潤滑）。

3　推揉一段時間後在膝蓋與大腿的交接處會有隱藏在深層的塊狀出現，那就是使膝蓋出問題的地方。多揉幾次、多揉幾天，藏在深層的條狀、塊狀阻塞物會浮出體表，之後再天天揉壓推，塊狀物很快就會消失。

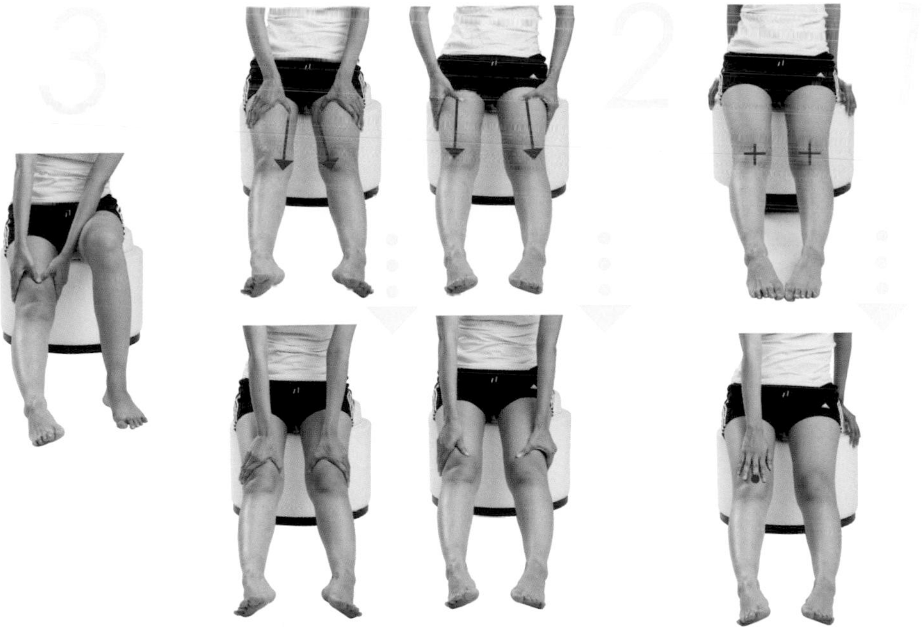

※　因為受傷後經脈會被撐大，要使經脈能回到原來的粗細並富有彈性，大概需要約半年的時間。因此半年內都要經常的揉一揉，免得因為循環的關係，又在受傷的經脈內堆積起來，到時所有的都要重頭來一次。

處理方式

膝蓋痠軟痛

膝蓋本身有傷時，要用拍打的方式，才能有效果出來。從正面看膝蓋有五個面，*1* 膝蓋本身、**2** 上面（與大腿交接處）、**3** 下面（與小腿交接處）、**4** 左側（靠外側）、**5** 右側（雙膝相對側）共五個面，膝蓋正後方即 **6** 委中穴處也是一個面。

在這六個面上都要用自己的手掌來做個拍打的動作。每天固定時間，五分鐘到十分鐘或是一個面各拍 50 至 100 下，照自己能承受的力道去拍打。

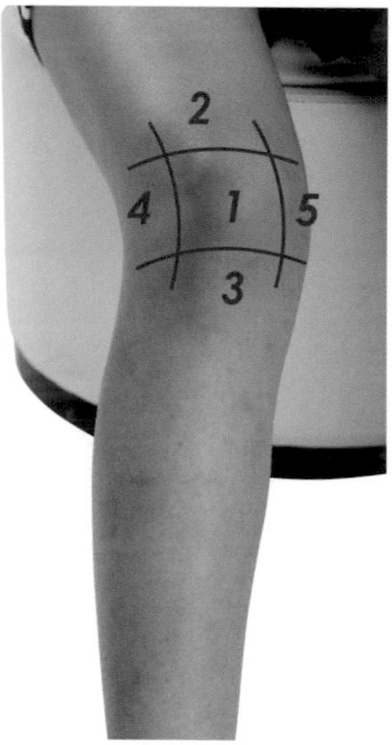

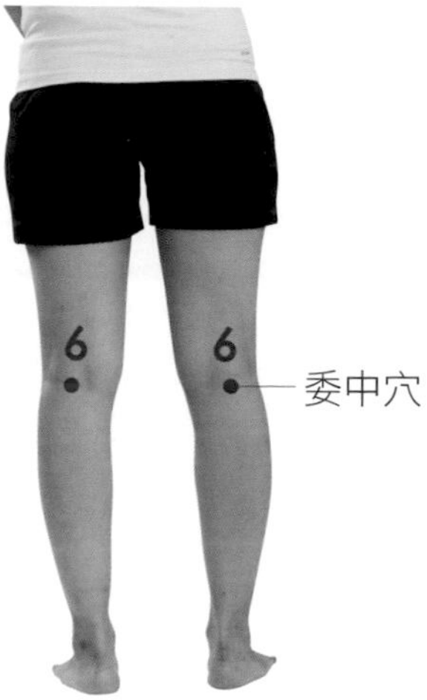

※ 拍得次數多、時間長、力道大，改善的情形就會快。拍打時一定會疼痛不舒服，但是要忍耐，把受傷處的阻塞拍順了，走路就會順暢了。

※ 拍打是第一步，用來處理外層傷。再來就是要靠走路和做養生操緩解中層傷。走路運動的方式：人體氣血循環一次要四十分鐘，因此走路必須要超過四十分鐘，體內較深層循環才會開始。

※ 要修補受損的膝蓋需要多補充膠質、鈣質，補充足夠的養分，受傷的筋骨才能慢慢修復。

※ 當中層傷恢復到停滯階段後，就要開始爬山，循序做一些較吃力的運動。在我經驗中如此循序漸進的自我療理才是恢復健康的最佳方法。

4 疾病自療法

專家這樣解除疼痛

腰膝合而為一是整體的，因為帶脈是周身上下經脈的樞紐，一旦開始做腰部的動作如轉腰、吸腹（見72、78頁）等就能帶動到帶脈，上半身與下半身的氣血立刻就開始對流，此時如果能連帶運動膝、踝、腳掌，將更助於氣血流動，因此腰與膝的養生操最好能每個步驟都做到。以下為幫助膝部的運動：

▶▶▶ 力挺雙膝 ▶▶▶

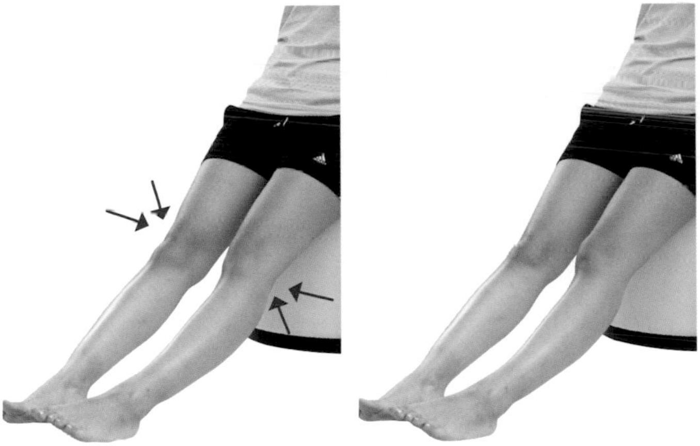

動作 坐姿，如溜滑梯狀，腳尖向上，同時用力收縮雙膝膝蓋，收縮時會帶動到大腿肌肉，但其他部位是不動的。

效果 活化膝關節腔。人老先從腳老起，腳老先從膝老起，這也是最容易受傷的部位。人的一生活動都要用到膝關節，平常除了多做這個動作之外，再加上雙膝畫圓（見 77 頁）和用雙手手掌同時拍打雙膝，就更完善了。

▶▶▶ 旋轉雙腳踝 ▶▶▶

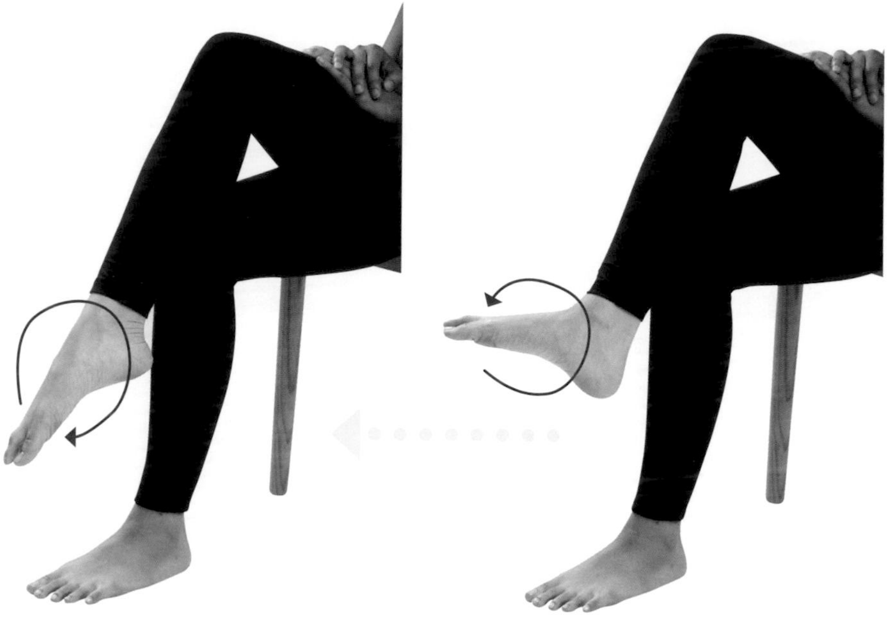

動作 坐姿，雙腳掌做順時針與逆時針的畫圓旋轉動作。

效果 此動作和腳踝左右甩動一樣都可鬆開踝關節內的沾黏、可強化韌帶肌肉的拉張力。

勾勒腳指

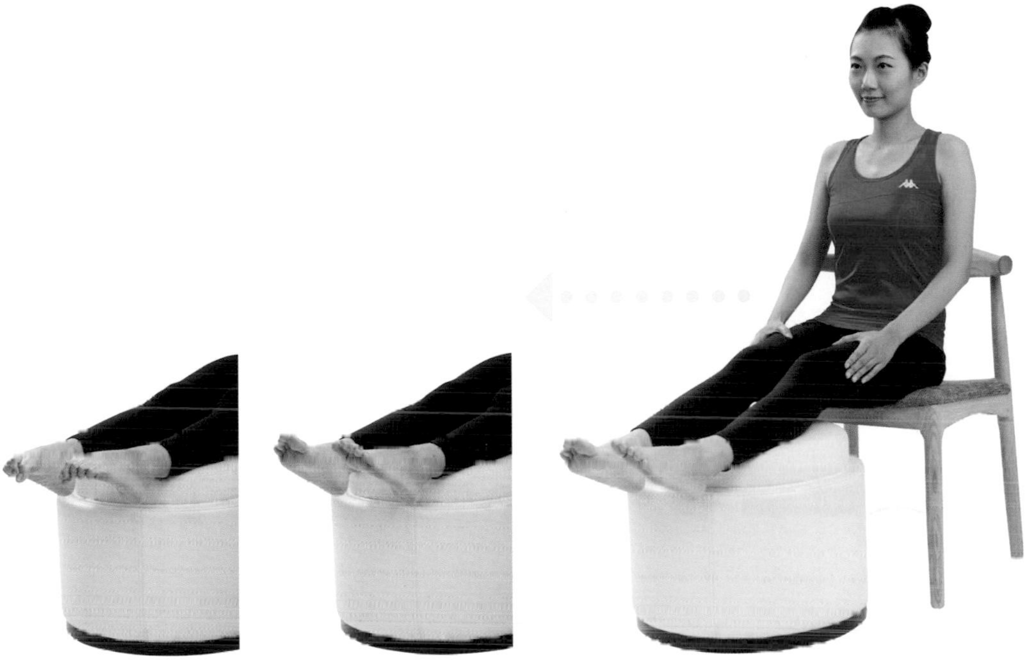

動作 坐姿或躺著時，腳尖上下勾動腳趾。站立時，腳平放，亦可活動腳趾。腳底中指後方處，有一穴道為湧泉穴。穴性是內吸，因此勾動腳趾即可達到啟動腎氣的功用。功夫深時，可感到一股熱氣沿著腎脈上行至腎臟處，這就是所謂的補腎氣。

效果 可活化新舊傷，促進末梢循環。將腳趾踢到東西的新舊傷帶動起來。可促進末梢神經、血管經脈活化。

這些運動要能融入日常生活中，使運動能成為平日的一部分，養成一種習慣，那就不會覺得沒有時間或忘記了，例如平常看電視時，可先站立轉腰 (見 72 頁)20 分鐘，等一個廣告後再坐下做吸腹 (見 78 頁) 的動作，下一個廣告再換一個動作，這樣利用零碎時間所累積下來的功夫，是非常有助健康的。

▶▶▶ 上下搖擺雙腳掌 ▶▶▶

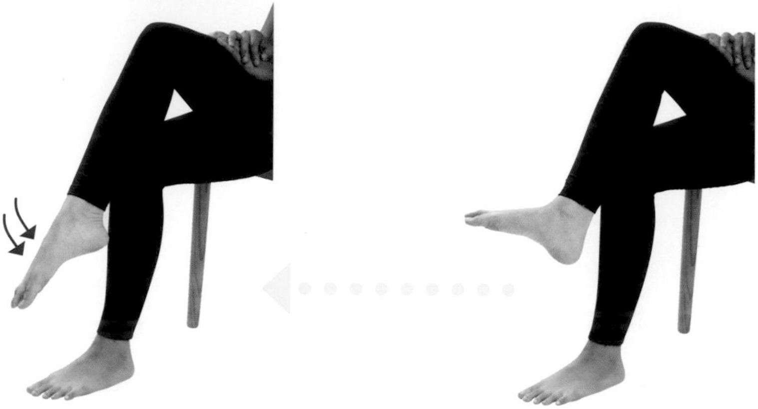

動作 坐姿，將腳墊高，雙腳掌懸空做上仰下壓的動作，如同自由式游泳般。此動作只有腳踝（或稱腳腕）在動。

效果 此動作和腳甩左右可活化踝關節內的粘黏、可強化韌帶肌肉的拉張力。如再加上腳掌畫圓（以腳踝為中心點，用腳趾、腳掌畫最大的圓）的動作，就更可以強化踝關節的功能。做這三個動作宜慢宜柔，並盡可能拉到極限，如此可以將小腿的傷痛化解開。

▶▶▶ 左右搖擺雙腳掌 ▶▶▶

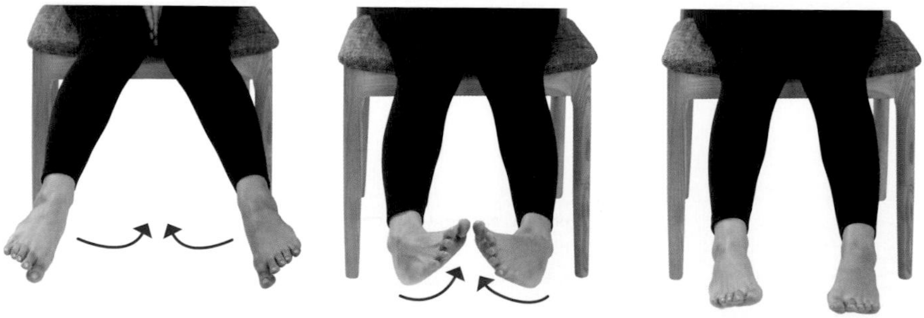

動作 坐姿，雙腳懸空，反向一左一右的來回甩動。此動作只有腳踝（俗稱腳腕）在動，即是以腳踝為支點，腳掌做左右甩動的動作。

效果 加強腳外側膽經，腳內側脾經、肝經、腎經脈的活化。

膝蓋前後連胯搖

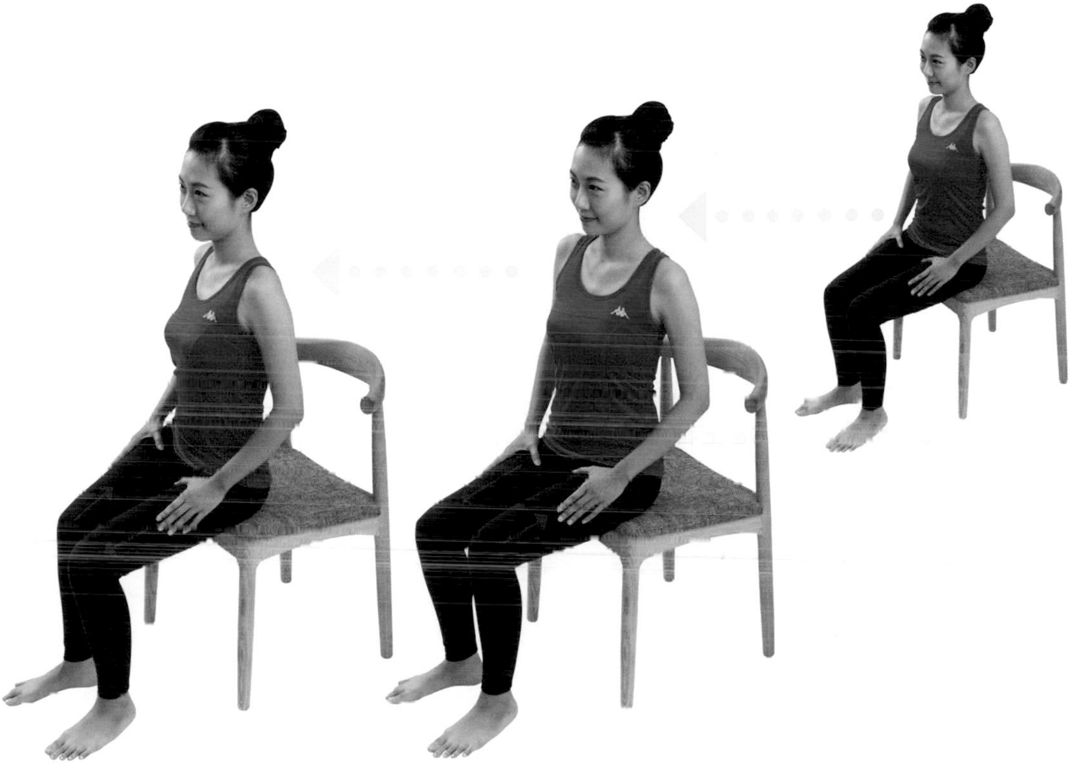

動作 坐姿。腳掌與小腿呈 90°、大腿與上身呈 90°，利用胯的力量，將單膝推向前，一前一後來回動作，像膝蓋走路。此動作是活動胯部，所以實際是只有胯在動作著。

效果 膝蓋前後搖動，是針對骨盆與大腿的交接處所研發的動作。腹部和大腿順暢，胯卻沾黏，猶如挖井功虧一匱。因此常做這個動作有輔助之功效。可增強大腿與臀部內的韌帶。

膝蓋的日常生活照護

膝蓋本身有傷時造成痠痛，用拍打的方式來緩解痠痛最有效果。膝蓋有六個面

1. 膝蓋本身
2. 上面與大腿交接
3. 下面與小腿交接廣處
4. 左側靠外側
5. 右側靠內側
6. 膝蓋正後方即委中穴，也是一個面。

在這六面上都要用手來拍打，如同拍痧（見152頁）。每天定時自行拍打。拍打時間可長可短，但功夫下深了，效果就好，走路順暢就是成果。

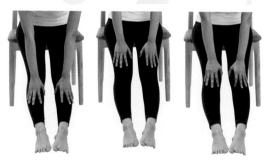

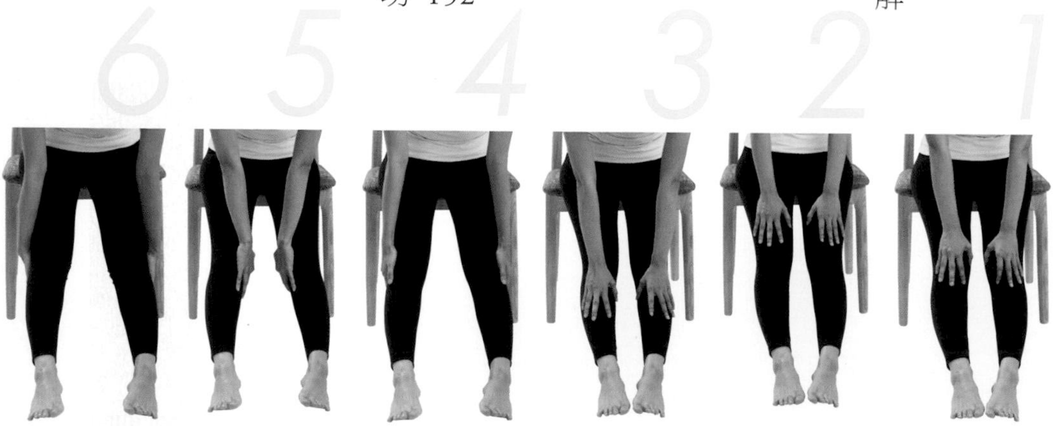

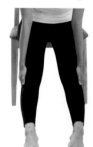

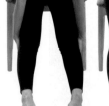

六、鼻、咽喉、口腔

鼻、咽喉、口腔↓分工合作，才能延續生命。

1 案例分享

腫瘤控制來自生活的改變

鳳山曾先生自述：「我在二〇一三年初在口腔做了三次切片，在上海還有高醫做的，最後確認是腫瘤，醫生說必須切除，再配合整形美容手術。那時我的老闆推薦我去做病理推拿，因為我那時很胖，體重約105公斤，腰圍42。當時沒有什麼想法，所以去試試。所以就一開始很密集的去推拿，開始真的很痛，那時老師要求我每天必須做轉腰吸腹，嘴巴外擴彎腰吸腹，每天至少要走45分鐘以上。我就開始努力的完全配合，還有飲食的改變。接著後續再加重一些臉部的運動，走路時間也加倍。這樣一直到現在，雖然腫瘤還在，但身體比以前更健康了，高血壓好了，也沒有感冒了，只要身體感覺不對，努力做個40分鐘的轉腰吸腹，就舒服多了。現在體重82公斤。人也舒服多了。目前持續的繼續做老師所建議的動作，每天約四至五個小時。包括快走。」

2 鼻子過敏

我年輕時常吃吐司、起司片、蛋和牛奶為早餐，看上去不論是質或量都算是營養豐富。同時我也一直被鼻子過敏的問題所困擾。如此過了很長一段時間，偶然看到新的醫學研究，才發現鼻子過敏的問題，竟是因為吃了不適合自己的食物，而使得胃氣上逆所產生的鼻子症狀。

現在空氣汙染嚴重，常使得人們呼吸系統超過負荷。各式加工食品中的食物添加物使得胃的機能降低。這許多的因素造成現代人很容易產生心下痞的症狀。還有再加上常吃寒涼食品，比如從冰箱把冷飲取出就直接喝下去的習慣，似乎是目前的通病，而那就是加重心下痞症狀的主要元兇。

食物錯誤的搭配、空氣汙染、食物添加物以及過食寒涼品，這四種是非常容易造成鼻子過敏的主要原因。這四種當中只有空氣污染很難處理，畢竟是大環境使然。然而，食物搭配上只要有心，其實並不難取得相關資訊，現在食品標示算是清楚的了，只要多加注意即可。吃喝寒涼食品需要養成良好的習慣，雖然台灣的夏天真的是炎熱難耐，但是只要在吃冰冷食物前先含在口中，等口腔與體溫適應寒涼物時再吞下去，那就可大大降低心下痞發生的機率。

▶▶▶ 嘴巴外擴彎腰吸腹 ▶▶▶

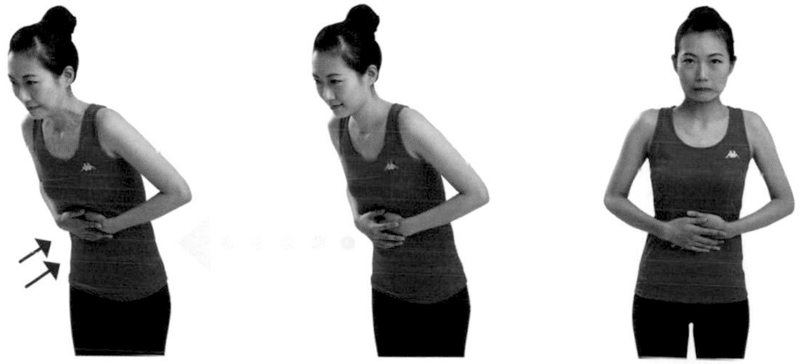

動作　以嘴帶動，將嘴巴向左右兩邊擴張可牽動到胸腔內的經脈。外擴的同步再加強彎腰吸腹的動作，更加強了經脈的活化。

效果　緩解胸悶、呼吸不順的症狀，活化胸腔內的經脈氣血。此動作如勤練習，會有咳嗽的症狀或想吐的感覺，會出痰，甚至會咳出血絲來，這些全是過程中的症狀，當症狀過了之後，胸腔豁然開朗，會非常舒服。這個動作有一定的難度，剛開始時做十幾二十下都可，隨著練習後再逐漸增加。

▶▶▶ 彎腰吸腹 ▶▶▶

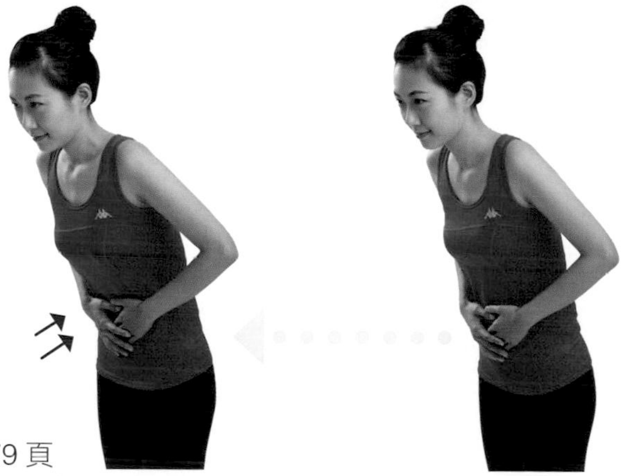

具體動作參考 79 頁

鼻子過敏的日常照護

已經有鼻子過敏的症狀時，如果希望症狀改善，可以試試看以下的方法。

一、先避免喝冰涼的茶飲及罐裝飲料。

二、每天早上將一個雞蛋打散放入杯中，再加些許冰糖並倒入滾燙的熱水，蓋上杯蓋約30秒左右，然後將蛋蜜汁攪勻。溫服，連服數月。（雞蛋最好選擇衛生安全不含抗生素的產品）。

三、做彎腰吸腹的動作，次數越多越好，如果能做到數千下最容易看到效果。

四、彎腰吸腹的加強動作是嘴巴外擴彎腰吸腹，也一樣是能做越多越好。

3 慢性咽喉炎

咽喉最常見的症狀是慢性咽喉炎，可分為三種型態：

1. 慢性單純性咽喉炎：咽喉部黏膜充血腫大，咽部有燒灼、發癢、疼痛感，分泌物變黏稠並且增多。

2. 慢性肥厚性咽喉炎：也稱為「慢性顆粒咽喉炎」。症見咽後壁常有顆粒狀突出物，甚者連成一片，是因黏膜淋巴組織增生的結果。常有異物刺激感與灼熱乾痛。

3. 萎縮性咽喉炎：又稱「慢性乾燥性咽喉炎」。症見咽喉部乾燥、黏膜變薄、咽管有黃褐色痂皮、有異味，吞嚥時有疼痛感，常伴有乾咳的現象。

有許多聲樂家、演員、演說家、名嘴、教師與政治家、歌星等等，都是靠聲音謀生，優美悅耳的聲音雖是天賜，後天的保養更為重要。

咽喉與五臟的盛衰息息相關

1. 當肺氣虛、虛火上升時，聲帶就易結節。
2. 肺腎陰虛時，則咽喉易成慢性發炎狀。
3. 肝氣上逆會生成黃膿痰而阻滯咽喉。
4. 脾胃失和時，會形成濕邪上結，聲帶易生息肉。

根據統計，有三分之一的慢性咽喉患者會有便祕、腸胃功能不良與混亂的現象。因此必須加強全身的循環系統，調整本身的酸鹼值，要固本培原，增加身體的代謝能力與免疫功能，方可有效的解決咽喉症狀。

3-1、疾病自療法

適當的飲食

1. 少吃有刺激性的食物：勿食太燙、太冰、太辣之食物。勿吸煙、勿過量飲酒、少喝咖啡與酸性飲料。
2. 多吃有幫助性的食物：蘋果、梨、藕、荸薺、西瓜、葡萄、蘿蔔、甘蔗汁等。

有效的食療

1. 海帶約半斤，用開水川燙過切絲，加白砂糖醃漬後食用。
2. 膨大海約三粒沖泡開水，溫涼後加蜂蜜服用。
3. 羅漢果適量加綠茶包一包，沖泡滾水服用。
4. 多服食絲瓜、芹菜，對急性咽喉腫痛有幫助。
5. 可服用蕃茄沾黑糖食用，量不拘。此為有效方。
6. 一包紅茶包、兩粒酸梅，幾粒桔子，加冰糖或黑糖，沖泡開水飲用，也有助益。

在第一章談到：鼻咽症狀多在右邊，口腔症狀多在左邊，即是因為經脈的走向。當人體受傷，會在某個部位留下節結，也就是阻塞點。日積月累下這個阻塞點會順著經脈走向而一路延伸，也許遇到更大的阻塞區或是較脆弱的部位，或是多條經脈的交會處，重此種下病根。經過數十年的累積扎根惡化，最後發病成為可辨識的病症。

一旦症狀明顯化時一定要審慎評估所有的療法，選擇對自己傷害最小幫助最大的療法。預防重於治療，為了避免疾病纏身。要在每天生活中多運動，多注重調理保養，健康是人生最大的財富。

4 鼻咽與口腔

以下提供一些可以在日常生活自我檢查的項目：

- ✓ 動口腔時會偶爾有卡卡的聲音。
- ✓ 刷牙時兩邊的感覺不一樣。
- ✓ 無原因的牙床痛，牙齒無法緊密咬合。
- ✓ 用舌頭試試看口腔的內部有無硬塊與條狀腫塊。
- ✓ 一邊眼睛是否有睜不開的感覺。

✓ 上下牙床是否有緊拉的感覺。

✓ 是否在口腔內皮出現白斑、紅斑，或是不規則黏膜產生。

✓ 任何時間若有不自主的口水自動流出，那就表是嘴唇閉合不全。

上述八點中，若有任何一項出現，就必須開始有所警惕，要開始加強養生操了。因為鼻咽症狀及口腔症狀，是一種累進式的阻塞。

若以數字來解釋，今天阻塞一分，明天就會是兩分，大後天阻塞則會是四分，再過一天就有八分。不適或疼痛症狀出現時，阻塞的時間有可能已經長達十年。這就是為什麼很多人拖到無法忍受時才檢查卻發現為時已晚，因此生活中這些微小症狀都要特別注意。

阻塞產生時，小小的腫塊即已產生，只是還太小，沒有感覺到異樣或疼痛。經過潛伏期、扎根期，再進入擴展期。腫塊逐漸長大，慢慢深入身體的深層組織或壓迫到神經，到了這個時候才會感覺到不舒服。從阻塞開始到感覺身體微恙大約二到三年，也可能潛伏長達十年之久。這麼漫長的時間裡變數很多，因此要養成體會身體給你的信息。當身體出現症狀時，是身體在告訴你出狀況了，需要立刻改善你對待身體的不良習慣。

我推拿了三十年，深深體會到變數很多，阻塞時間的長短、推拿部位的難易度等等，都是不可預知的狀況。只能幫助當事人確認阻塞部位或致病原因，衡量當事人認為最好的選擇，然後努力改善。平常就要多聽、多看各種醫療訊息，如此才能有多項選擇。

既然知道阻塞是引發所有症狀的原因時，用大禹治水的方式來處理這個阻塞點就會是有效的方式。「疏通」是非常重要有效的一種方式，也是一種基本概念。如同本書前面所述，如果貿然地採用切除的方式割除阻塞處，反而造成經脈的切斷損壞。循環變得更差更容易在此處阻塞，形成所謂的復發。因此由阻塞致病時可以用推揉阻塞處達到疏通的效果，也可以用運動來增加自身的循環力來達到效果。過程也許會比較慢比較久，但卻能有效地提升整體健康程度。

4-1、疾病自療法

鼻、咽、喉、口腔的部位都在頭部，因此頭部運動所有的動作都很重要，如**拉鼻竇**、**嘴巴運動**、**涮舌**、**叩齒**、**做鬼臉**、**搓面**，加上頭部所有的運動都是實際有用的。

▶▶▶ 嘴巴運動 ▶▶▶

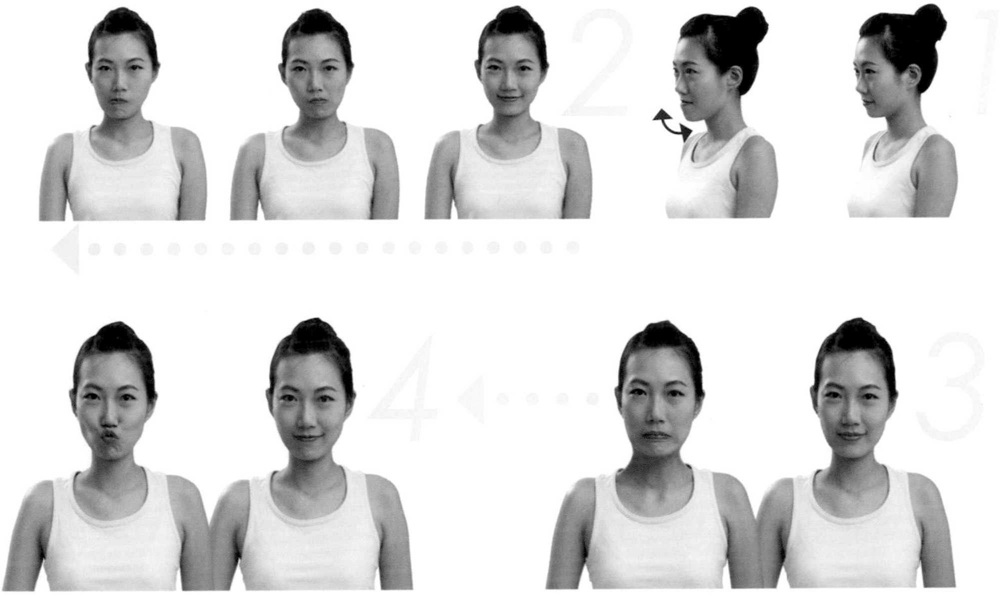

動作 1 下牙床向前伸出，其他部位完全沒有動到。下巴左右來回晃動，其他部位完全沒有動。

2 涮舌（見 170 頁），再將舌尖至於閉口的雙唇之間，然後再平行往喉嚨方向拉動，直到拉到極限為止，再靜止片刻。

3 嘴巴外擴嘴唇向左右分開成一條橫線，開口或閉口做此運動皆可。

4 嘟嘴功法，如同吸奶瓶，將嘴唇嘟起、放下、嘟起，再放下，不斷重覆的做。

效果 1 活動咬合肌。

2 刺激到腦部、頸部的血管、經脈及神經。

3 可舒緩下巴、頸部、胸腔內的經脈，即促進氣血流暢。

4 可活化唾液腺體。

▶▶▶ 拉鼻竇 ▶▶▶

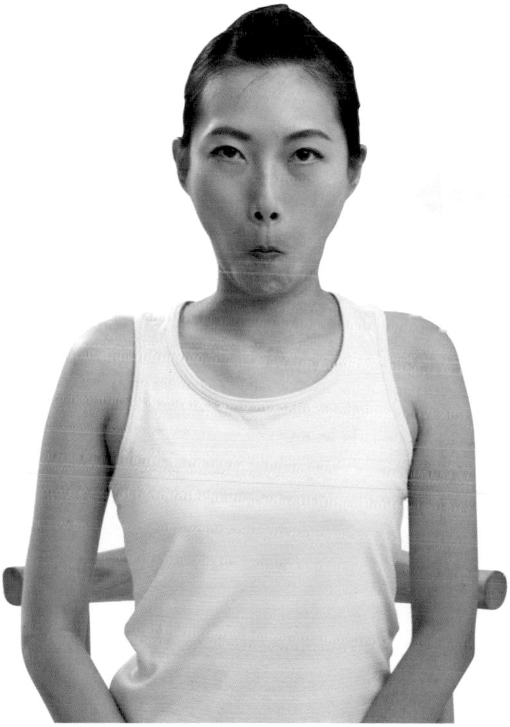

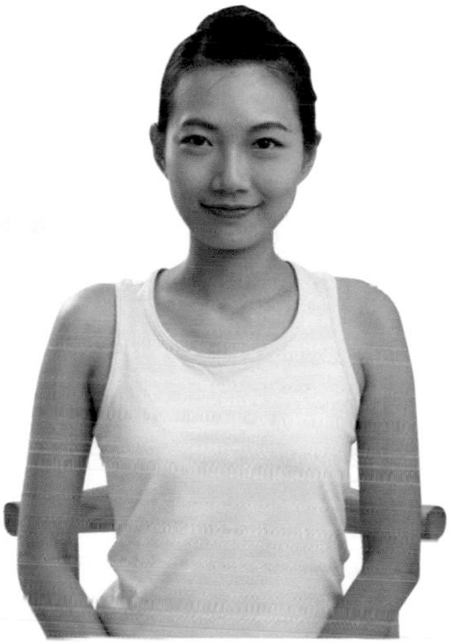

動作 口唇緊閉，人中往下壓，如此重複數次。

效果 利用口部往下拉動的動作，帶動到鼻腔、鼻竇，活化並清潔鼻腔的內部深層。 若再加上吸舌縮胃的動作可改善鼻過敏的症狀。鼻過敏絕大部分是因心下痞所引發的。

▶▶▶ 搓面 ▶▶▶

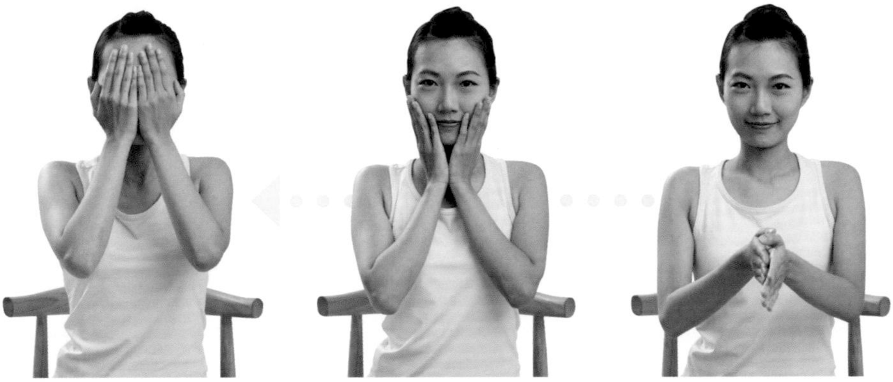

動作 將雙手相互搓熱再搓臉。

效果 可活化臉的肌膚，減少皺紋。

▶▶▶ 做鬼臉 ▶▶▶

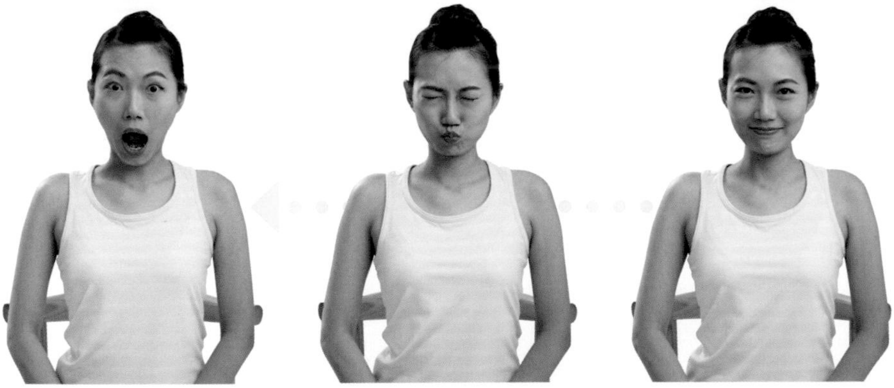

動作 盡量張大口，眨眼、拉鼻子，使臉部肌肉跟著動，此運動做一下，即有發熱感。經常開懷大笑也有相同的功效。

效果 按摩臉部肌肉，能夠減少皺紋。

▶▶▶ 涮舌 ▶▶▶

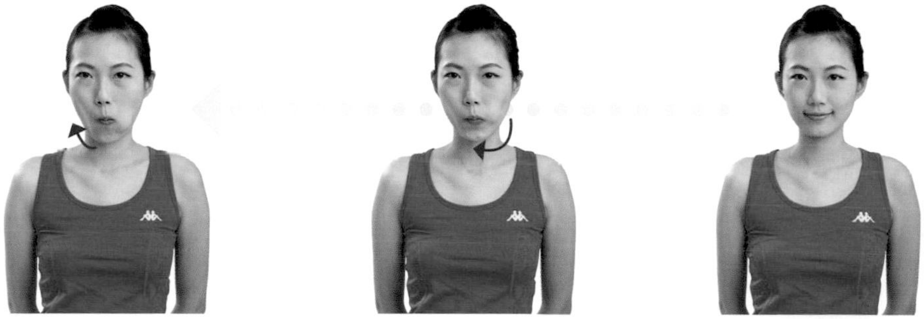

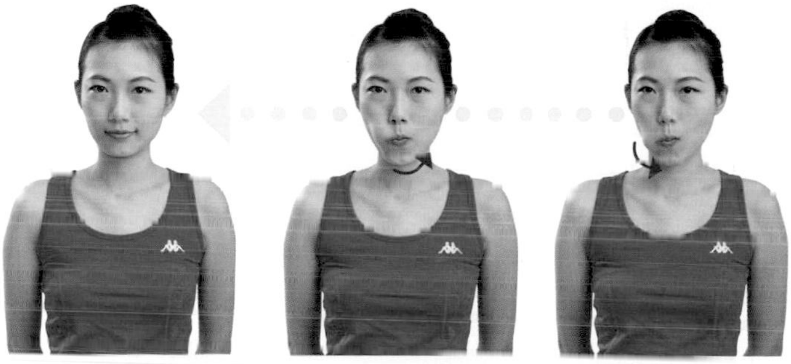

具體動作參考 64 頁

▶▶▶ 叩齒 ▶▶▶

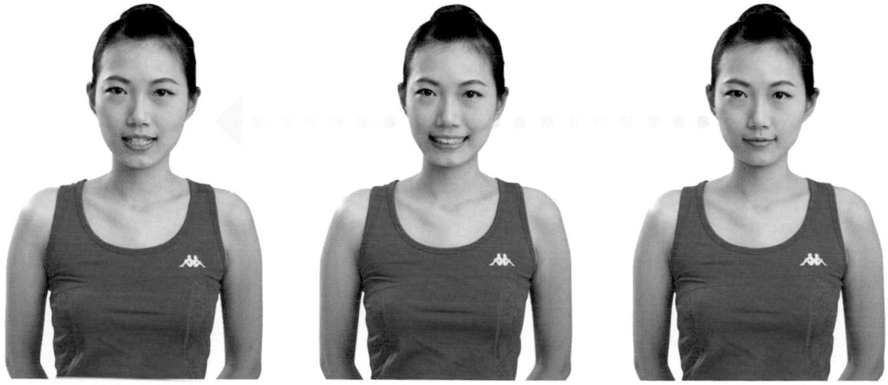

具體動作參考 62 頁

“百病起於心下痞篇”

「心下」是身體的一個部位，在胃部的上方，肝臟的左側，脾的右側，心與肺的下方，有一個空間。作為各臟腑的緩衝空間，可以避免胃、肝、脾、肺等各臟腑的擠壓，而「痞」則是「有脹感而不痛」的意思。症狀大都是因為脾胃機能不夠而產生的氣滯，在胃部會有腫塊突起，如同一個盤子倒放在肚子上，會感覺四肢無力、胸悶及胃有飽脹感。

在中醫學中，有所謂的「癥、瘕、積、聚、痃、癖、痞」，這些病名都指氣血不通、阻塞而致病的症狀。又因阻塞的位置不同、阻塞程度不同及出現的症狀不同而有不同的名稱。痞在初期時，阻塞的不嚴重所以會有脹感但不會痛，經過時日的累積阻塞越來越嚴重，最後從氣阻塞變成實體硬塊，成了中醫學中所謂的痞塊，也就是今日我們所說的腫瘤。當這個痞塊惡化，就是所謂的癌。

在我的經驗裡，罹患恐慌症、憂鬱症、婦女（或男性）更年期、氣喘等的人，都有一個共同阻塞的症狀，即是心下痞。只是阻塞的經脈、部位、深淺與時間的長短，而產生了不同預期的結果。

一、女性更年期

1 案例分享

消除更年期不適，找回健康

高市一位陳女士，五十多歲時，處於更年期階段，身體開始會突然發熱，多汗、高血壓，皮膚鬆弛，於是來這裡保養身體。經過三個月，每星期一次的推拿後改善了症狀。後來改為一個月一次。二年後，身體明顯的健康多了。特別交待，不要偏食，但都不要過量，多運動。如今她很珍惜又找回了健康。

2 健康者更年期沒有症狀

更年期的發生，是生理時鐘的正常現象，因為身體完成了它應盡的階段任務，而產生的一種生理上的反應。這反應就是黃體素、荷爾蒙分泌愈來愈少。

其實，在身體很健康的情形下，更年期是沒有什麼症狀的。但是當身體虛弱的時候，心下痞症狀嚴重時或是腹部有開過刀時，特別是腹部正中線上的手術：如胃的病變開刀、子宮病變開刀、剖腹生產及結紮手術，就會有許多症狀發生。

3 女性更年期症候群

主要是因卵巢退化、女性荷爾蒙減少所發生的一些症狀。一般症狀大致區分為：

1. **熱潮紅：**是更年期症中最普遍的症狀，約有四分之三的人有此經驗。發作時感到有股熱氣直衝臉部，造成滿面通紅，易發生於晚上時。
2. **盜汗：**在熱潮紅之後，接著有出汗及心跳加速的症狀，也易發生於晚間，因此常會造成失眠，進而疲倦不堪。
3. **心理與行為的改變：**因失眠與疲勞，以致情緒不穩定，精神焦慮不安、憂鬱煩躁、易動怒。
4. **骨質疏鬆：**生理期停止約三到五年之後，就有可能出現骨質疏鬆的現象。

5. **心血管症：**女性荷爾蒙能改善血液中膽固醇濃度，有保護心臟血管之功能。因更年期荷爾蒙的減少，造成低密度脂蛋白濃度上升，因濃度高，容易堆積在血管壁上，進而成為動脈硬化，血管疾病產生。

6. **泌尿生殖系統症：**因女性荷爾蒙濃度不夠，會使膀胱平滑肌和括約肌的自主神經系統之調節能力受損，同時陰道與尿道的上皮變薄及萎縮，易產生陰道炎或尿道炎。

7. **皮膚老化：**由於各種養分的缺乏，造成膠原纖維減少、彈性纖維減少，使得皮膚失去彈性，易生皺紋。

以上七點，可以區分為早期與晚期更年期症候群。當婦女年齡約五十歲、有前三點症狀出現時，就要注意保養了。因為前三項是屬早期更年期的症狀，任何症狀愈早開始保養效果愈好。

更年期的來到一則喜、一則憂。喜是不再有生理期障礙的痛苦與行動的束縛；憂的是因女性荷爾蒙大量的減少，可能帶來的一些惱人症狀。

4 疾病自療法

目前醫學能提供身體內所減少的黃體素或荷爾蒙的補充劑。但是補充劑多少有副作用；也有一些人有使用上的禁忌，如乳癌家族、血管栓塞病史者、有高血壓的人、肝臟有問題的患者，都是不適用補充劑的人。

所幸在中醫裡也有對更年期的論述和調養方法，中醫學裡認為更年期與五臟機能退化有密切關係：如腎氣虧虛、精氣神不足、精血虛不足，生理機能衰退，沖、任、督三脈交會於子宮，子宮機能退化導致陰陽不調和，其中又以腎氣不足為主要。

在我多年的經驗裡，有更年期障礙之人，其腹腔必定有嚴重的機能性失調，如腸胃蠕動不良、心口窩心悶、胸悶、腰痠背痛、腰膝痠軟等，這些症狀與「痞」証一樣，只要腹腔機能提升，那更年期症狀即可降低。

在平日生活中，若能配合一些食物的作用、瞭解食療的效果，對個人的一般症狀常常是有所助益的。女性更年期，有許多實驗證實豆類製品，如豆漿，納豆等與魚卵等可以改善許多症狀。因此，非到必須使用藥物之前，可以試試天然的食物，來改善因攝取不足而引起的一些症狀，避免身體還要背負著藥物的副作用。

以下養生操針對腸胃蠕動不良、心口窩心悶、胸悶、腰痠背痛、腰膝痠軟有幫助。

▸▸▸ 嘴巴外擴彎腰吸腹 ▸▸▸

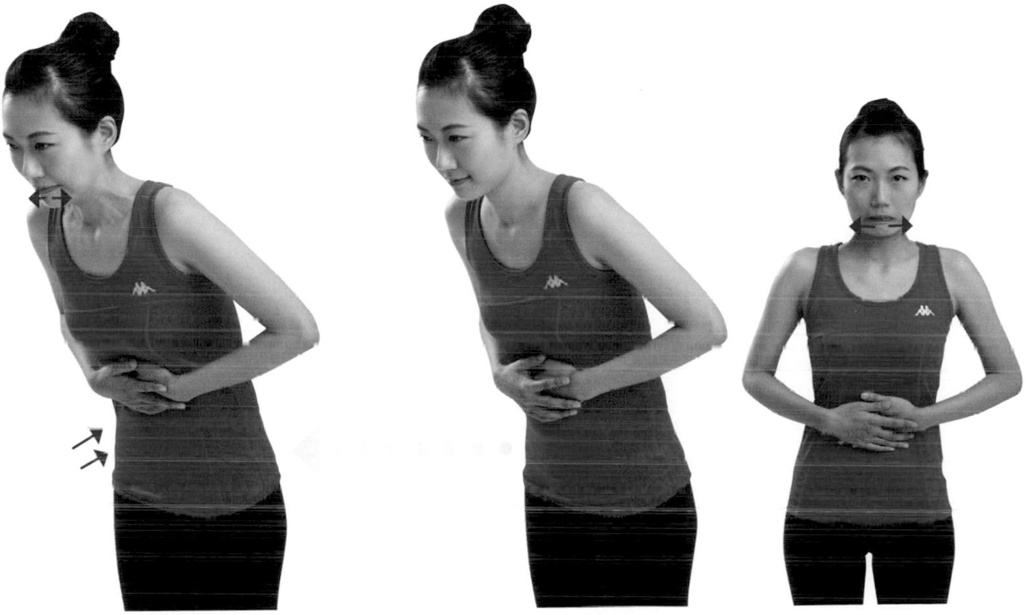

動作 以嘴帶動，將嘴巴向左右兩邊擴張可牽動到胸腔內的經脈。外擴的同步再加強彎腰吸腹的動作，更加強了經脈的活化。

效果 緩解胸悶、呼吸不順的症狀，活化胸腔內的經脈氣血。此動作如勤練習，會有咳嗽的症狀或想吐的感覺，會出痰，甚至會咳出血絲來，這些全是過程中的症狀，當症狀過了之後，胸腔豁然開朗，會非常舒服。這個動作有一定的難度，剛開始時做十幾二十下都可，隨著練習後再逐漸增加。

▶▶▶ 吸放大腿 ▶▶▶

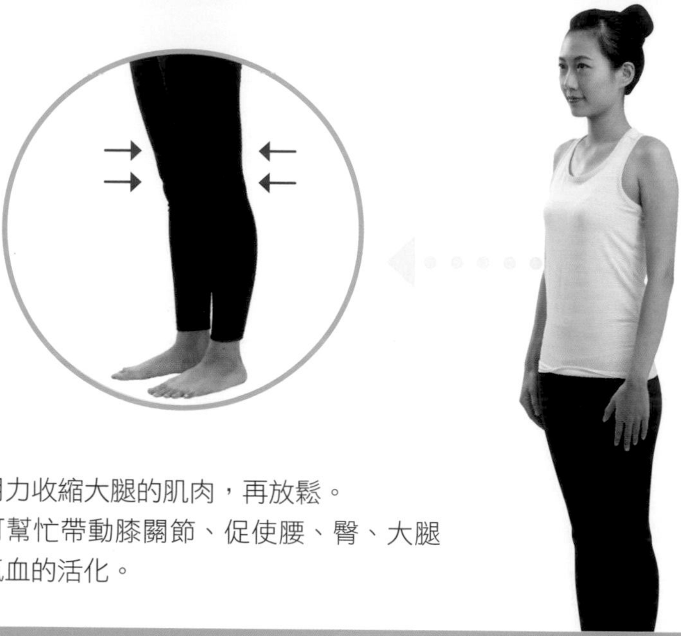

動作 用力收縮大腿的肌肉，再放鬆。

效果 可幫忙帶動膝關節、促使腰、臀、大腿氣血的活化。

▶▶▶ 轉腰 ▶▶▶

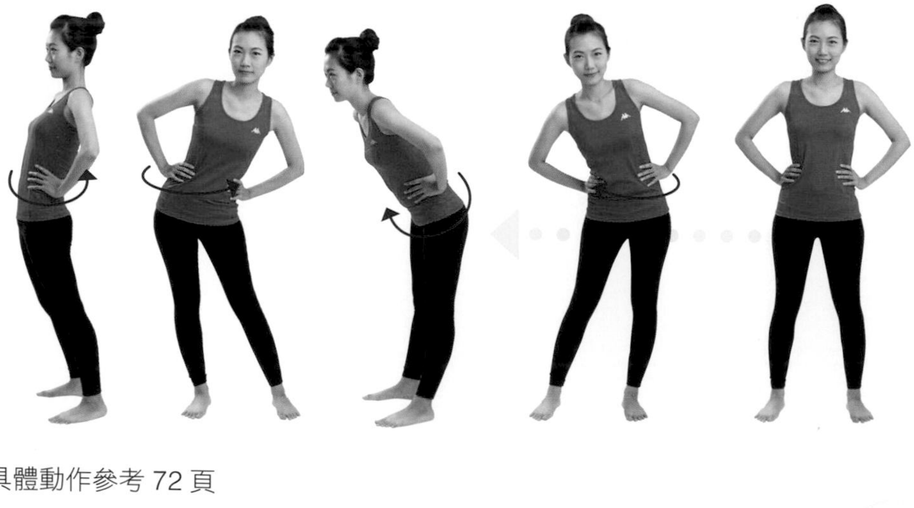

具體動作參考 72 頁

吸腹

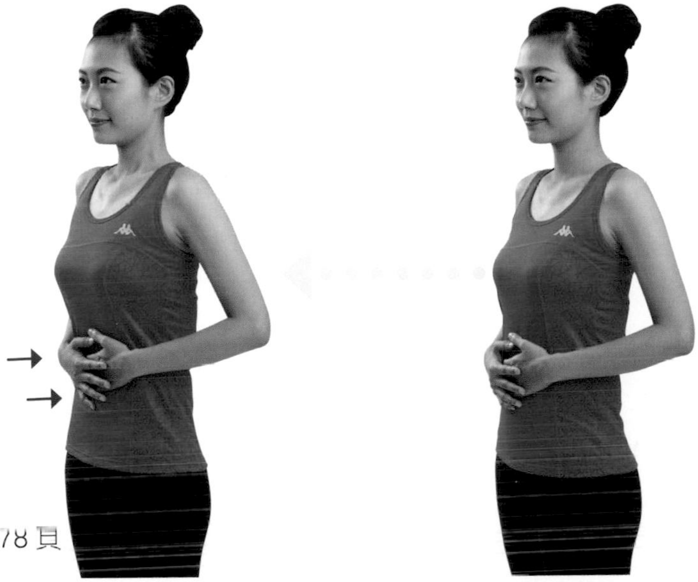

具體動作參考 78 頁

彎腰吸腹

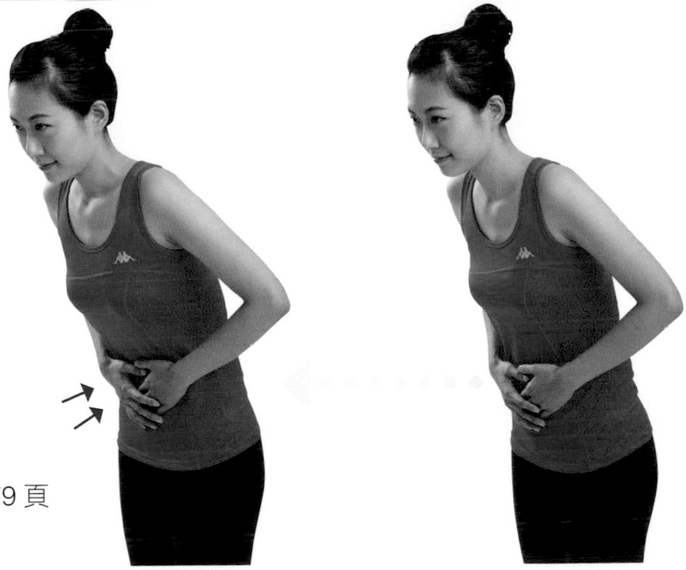

具體動作參考 79 頁

二、男性更年期

1 案例分享

搭配飲食控制和運動，健康自己來！

高雄市一位男性，五十七歲，因為工作受傷而左腿開刀、打鋼釘，好轉後保養了一段時間，那時就告知因手術而將經脈切斷，往後需要勤運動，才能夠彌補氣血流動減緩的情況。

兩三年前，工作中一個不注意從二樓摔下來，躺在醫院的病床上才知道到自己的身體狀況。在家調養時期哪裡都不想去，整天盯著電視看卻又看不清楚，因此將音量開得很大。平時常會大量流汗、發熱、心跳加速，感覺很不舒服。我告訴這位客人：三高就要用三少來化解。少油、少鹽、少肉，並且早晚都要運動，多吃蔬菜水果、多喝水，每天還要多喝一杯豆漿。

兩年後，這位客人的症狀好轉了很多，三高的現象也只剩下血壓還稍微高一些，回想起來身體的健康與否其實全是自己引起的。

2 男性更年期易被忽略

男性更年期主要是身體機能退化，身體產生了不舒適感，若能在年輕時，就養成良好的生活習慣，那就可以減少很多的生理上、身體上的症狀。身體的健康是終身事業，不能放鬆，想在晚年享有自在的生活，就要在健康亮紅燈之前，做好心理上的準備。

一般來說，男性更年期約比女性來得晚，平均約在五十至六十歲之間發生。男性更年期的發生，主要是因身體機能退化所產生出來的。所呈現的症狀有容易疲倦、耳朵重聽、視力花茫、注意力不易集中、抑鬱、焦慮、易失眠、盜汗、發熱、心跳快速、便祕、皮膚鬆弛、性功能減退等。這些症狀隨著心下痞的程度而起伏，身體越健康的人也就越能輕鬆面對更年期。

但男性更年期的症狀，常常會被家人忽略，因為泌尿功能障礙、泌尿系統腫瘤、性功能障礙、男性荷爾蒙不足，會讓當事人不知如何啟齒，等到越來越嚴重才就醫，也就延誤了治療先機。

3 男性更年期障礙

男性更年期障礙主要是：

1. **泌尿系統功能性障礙**：夜尿的次數增加，最大原因是膀胱老化，呈現出不穩的狀態。又或者是尿路結石，造成頻尿、尿急、排尿困難、排尿時產生疼痛、尿路感染、前列腺肥大，甚至膀胱癌。
2. **憂鬱症**：因機能退化產生了排尿障礙，如排尿困難、尿排不乾淨、會在褲子上遺尿漬；性功能減退、甚至不舉，認為男性雄風不再等等所引發出來的心理上的憾事，往往又不能向朋友、親人傾吐，事事壓在心裡，慢慢性情轉變為憂鬱。
3. **性功能障礙**
4. **男性荷爾蒙不全**

4 疾病自療法

年紀大了，事事都不可能如年輕時，消化功能退化導致胃口差；體力衰退難從事高運動量；這要從日常生活著手來改善，雖然不能返老還童，回到壯年期，但確實可以幫自己減緩老化的速度，並緩和更年期的種種不適。多吃一些適合老年人滋補的食物，以食療做到生活與保養的結合，不但可以避免服藥造成身體的負擔，更適合長期身體保健。男性更年期，食用洋蔥、大蒜、韭菜與牡蠣可以改善很多症狀。吃對了，身體就會健康。不要太餓，不要太飽，吃的食物種類愈多愈好。七分飽剛剛好。

因為更年期是全身機能的一種退化，一定要從平日改善起。因此，要按部就班地每天做20分鐘的疾病自癒養生操。（見60～84頁）

三、憂鬱症

1 案例分享

解除心下痞，心的情緒和不適都消失了

花蓮溫小姐在父親陪同下來到這裡，經常覺得胃不舒服，心情也一直很低落。做了全身的推拿檢查後，發現最嚴重的阻塞部位就是心口窩，也就是有嚴重的心下痞。因為往來路程太遠，一個月只能來這裡一次，於是溫小姐在家就很認真地做養生操。第二次來這裡推拿時，溫小姐覺得有一股氣直往上沖，瞬間覺得非常傷心，於是放聲哭出來，心情平穩後覺得胃部的不舒服好了許多。回家後更勤快地做養生操，之前許多不舒服的症狀都慢慢改善了，情緒低落、胃口差的問題也好轉很多。到現在她還一直沒有間斷過養生操，覺得身心都很健康。

2 女性比男性更容易得憂鬱症

台灣約有百分之三的人得到憂鬱症，女性約為男性的兩倍。有憂鬱症的人常表現出的症狀是：長時間的情緒低落期、不想參與日常生活中的活動、胃口差、集中力減退、反覆思考著死亡或自殺，甚至有自殺意願的衝動。

情緒的困擾透過自律神經系統、邊緣腦系統及單胺類神經傳導物質之間的作用的影響，引發了身體的不適，如頭悶痛、胸悶痛、心悸、胃悶但食慾不一定增大或減少，常會反胃、噁心、想吐，睡眠品質差、有頻尿現象、盜汗、手腳不靈光、自覺疲勞、沒有活力等。

憂鬱症會使人體內的新陳代謝紊亂，進而影響到自律神經的掌控。從研究得知，憂鬱症患者的體內血清素、正腎上腺素、多巴胺三種物質分泌太少。因此，只要知道有那些可補充的方法，就可有效的降低憂鬱的症狀。中醫在治療憂鬱症，是依病人體質而定。

目前對憂鬱症的描述大致上是：有感情上的障礙、對人生消極、顯出對事不在乎、沒興趣的態度，認為做人不快活，甚至有尋死的念頭。在中醫學中則認為這是七情所傷，中醫認為人的心情情緒會影響臟腑的運作，七情太過就會致病。《內經》有「怒傷肝，悲勝怒」、「喜傷心，恐勝喜」、「思傷脾，怒勝思」、「憂傷肺，喜勝憂」、「恐傷腎，思勝悲」等理論的記載。

從經驗中發現，憂鬱症的人都有自膻中到鳩尾兩穴間的阻塞，也就是所謂的心下痞。症狀有胸悶、心悸、喘息、呼吸困難等等；這種胸悶、呼吸困難的症狀，讓患者心情鬱悶、思慮憂愁，此時再加上平日因飲食不當而造成的症狀，就總歸納為「痞」，而痞証加上因七情所傷的症狀，就成了憂鬱症。若是在少陽經有氣滯阻塞，人也會因此變得膽小，遇危險、困難時很難適應，必須靠旁人輔助，這也是憂鬱症的人怕孤單的原因。

3 不同體質的憂鬱症症狀

憂鬱症依體質不同而會有不同的症狀：

1. 性情急躁易暴怒、兼有眼紅、煩躁不安頭痛、口乾、口苦等症。
2. 時常有情緒不寧、胸悶、經亂、易嘆氣等現象。
3. 自覺身體不適到處疼痛、喉頭不舒服、胸悶、脇痛、咳嗽、痰多等症。
4. 煩躁不安、精神不濟、精神恍惚、易哭鬧、心悸。
5. 失眠為其主要症狀，兼有健忘、經期不順、陽萎、腰痠背痛等症。

4 疾病自療法

一旦自覺或家人朋友指出有上述現象時，在初期其實可以試試用傳統的、天然的方法來改善。如利用大自然的芬多精、呼吸郊外新鮮的空氣、多運動、吃自然食物、做日光浴或食療，來補充體內的不足。藉著完全天然的東西來恢復健康，是最自然的方法，也是毫無後遺症的。以下是一些具體可行的建議，相信從這做起一定可以看到改善的。

1. 先從日常作息改變起：要早睡早起、曬太陽，因為早晨的日光能增加體內血清素。中午因日光直射，而有輻射線與紫外線的考量，不宜久曬。傍晚時黃昏的陽光有協調身體機能的功效。

2. 做有規律的運動：如有氧運動、打太極拳、誦經、禮佛、打毛線衣、打麻將等動作，都可提高大腦的血清素，增加身體的免疫功能。

3. 正確飲食的觀念與生活：當下的社會有很多不利於生活的問題，空氣污染、水的污染、居住品質差、噪音污染等。

現在醫學已經證實運動對於治療防禦憂鬱症有卓越的療效。原因就是大量規律的運動能夠開胸膈、增強心肺功能，對於由心下痞停滯阻塞造成的憂鬱症自然就能起療效。一旦確定為憂鬱症後，家人朋友的陪伴關懷最為重要，若能一起運動就近照應，對憂鬱症會有很好的效果。

因此，要按部就班地每天做二十分鐘的疾病自癒養生操。（見60～84頁）

四、恐慌症

1 案例分享

溫熱飲食、多做養生操改善恐慌症

住在台北的林小姐是在媽媽陪同下來到這裡，她說因為課業及升學的壓力大，無法放鬆，最近又常感覺胸悶與心悸，遇上一點小事也會受驚嚇或者很擔心。在經過全身推拿後，發現在心口窩的部位瘀積嚴重。交待林小姐回家後，所有的冰涼飲料都不要喝，即使在夏天也要喝溫熱的水，多做彎腰吸腹與深呼吸的動作。隔了二個月後再來到這裡，心下痞症狀已經緩解很多。交待她做嘴巴外擴彎腰吸腹的動作。一段時間之後，她覺得呼吸順暢多了，擔驚受怕的程度也少了。

2 恐慌症可能引起胸悶心悸

恐慌症像不定時炸彈一樣，來無形、去無蹤，有時一日發作數次，又有可能數週或數月才發生一次。發作之前毫無跡象可尋，說來就來，如看電視時、搭車時或休息時，只要症狀一來，就會感受到受驚害怕，而產生不好的心理症狀。

恐慌症是種極度焦慮緊張的病症，其最大的特點就是恐懼，再加上胸悶、心悸、呼吸困難等症狀。

恐慌症雖說是來去無蹤，但在日常生活中，只要仔細去體會，是有跡可尋的。常見心跳快速、呼吸急促、上氣不接下氣、胸口悶、呼吸不順暢、好像有東西壓在胸口上、又好像有東西塞在胸腔中、又似心臟要跳出來一樣、喘不過氣來，始終覺得胃脹氣、不能大口順暢的吸氣、有窒息感、頭暈想要吐、又吐不出來、全身冒冷汗、嚴重時會產生全身顫抖、發麻、刺痛等等症狀。若有這些不自主的症狀產生時，那就可能是發病的前兆。

目前研究得知，造成恐慌症的，是神經傳導物質出了問題。心肺疾病或內分泌障礙、化學促進物乳酸、神經傳導物質與其接受器、大腦血流量等生物因數及心理和認知因素，都有關係。

在中國醫學中也有對恐慌症的敘述：

1. **腎精不足：**腎氣不足則氣恐。症狀有腰膝痠軟、精神不濟、心慌善恐、遺精盜汗、虛煩失眠等。

2. **氣血虛弱：**血氣內卻，令人善恐，而多恐又易傷神。症狀如面色蒼白、身倦乏力、自汗氣短、心慌心悸、遇事易恐等。

3. **肝膽不足：**肝氣虛則恐、心肝虛則受風邪，膽氣又弱，為風所乘，恐如人捕之。症見脇肋不舒、遇事憂慮寡斷、膽小怕事、易驚恐等症狀。

3 恐慌症的起因

我在此想提出的是，神經傳導物質為什麼會出現問題？依我多年的臨床經驗，恐慌症的由來大部分是：

1. **意外傷害造成：**意外傷害包括了車禍傷害、運動中傷害、遊戲中傷害與其他意外在傷害中，傷到了肝腎經脈，造成循環上的減緩、減慢，終至於全部阻塞。受傷害後，不一定立即出現症狀，有可能在數年後逐漸發展出來。在臨床中，若是追根究底，幾乎每個人都有一些受傷史。

2. **過食生冷、吃過量造成：**運動中，身體發熱、口渴，大口灌下冰涼飲料或冷水，造成「煞」到，慢慢會感到胸悶、呼吸不順暢、胃口差、想喝更冰涼的東西來解熱。花少數金錢吃到飽，不吃白不吃，撐到自己再也裝不下、甚至想吐，這是能讓人生病的做法。無論是過食生冷或是吃撐了，所產生的症狀就是心下痞。心下痞一旦產生後，是非常難消除的。

3. **老化造成的：**人體隨著時間的流逝，臟腑逐漸老化，造成老人性的憂鬱症、恐慌症等。這時只有靠家人後生晚輩的照顧了。

4. **生氣大怒之後造成：**大怒之後的影響於下，七情六慾牽動肝氣之順暢或氣滯。

5. **肝膽為表裡、兄弟臟腑，因此大怒則會牽動膽氣之運作。**

6. **肝膽脾胃互相制約、互相幫忙**，因此大怒會使腸胃產生氣滯，胃酸會分泌過多，而增加潰瘍症狀。此時又容易形成心下痞症。

7. **脾胃氣滯，會使得腸蠕動減慢，易造成便祕或大腸激躁症。**一般來說，從排便的形狀、軟硬及次數中，就可以得知腸胃的健康是否有問題。腸胃蠕動失調，時間拖久了，是會造成心下痞，而心下痞正是造成恐慌症的主要原因。

4 疾病自療法

憂鬱症和恐慌症雖然症狀出現在神智上，但是病根在心下痞，當有症狀出現時，其心口窩即心下痞的地方會出現硬塊，一直往上延伸到胸腔中，因此多運動舒展四肢、轉腰、吸腹可將胸膈活化開、促進腸胃蠕動、除心下痞。彎腰吸腹可消滅胸悶感、除心下痞活化胸膈。嘴巴外擴彎腰吸腹緩解胸悶、呼吸不順的症狀。

轉腰

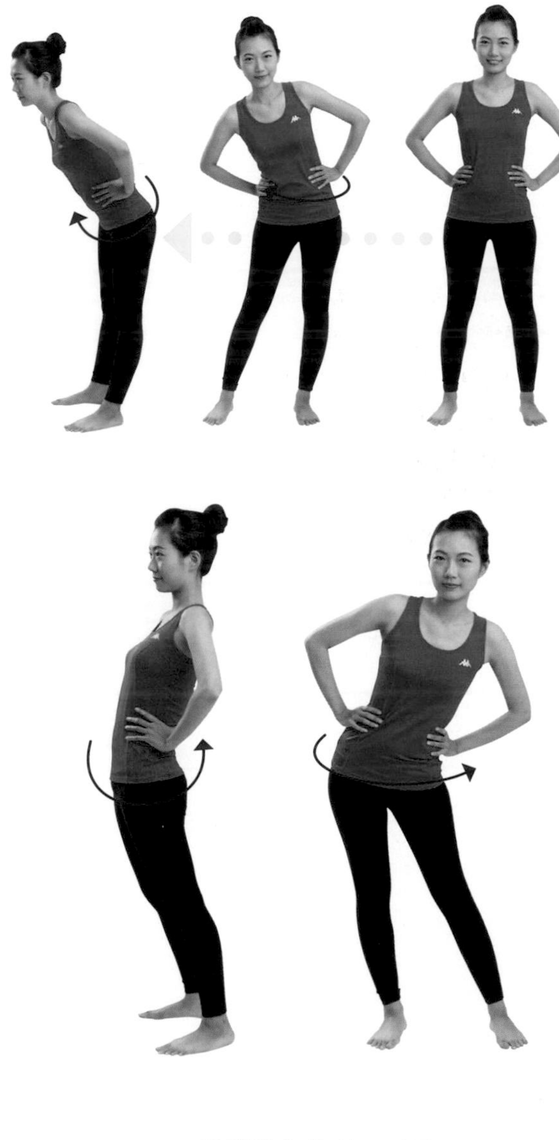

具體動作參考 72 頁

▶▶▶ 吸腹 ▶▶▶

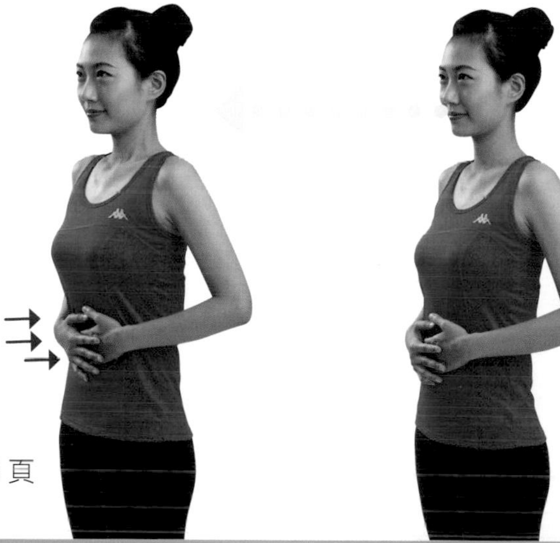

具體動作參考 78 頁

▶▶▶ 嘴巴外擴彎腰吸腹 ▶▶▶

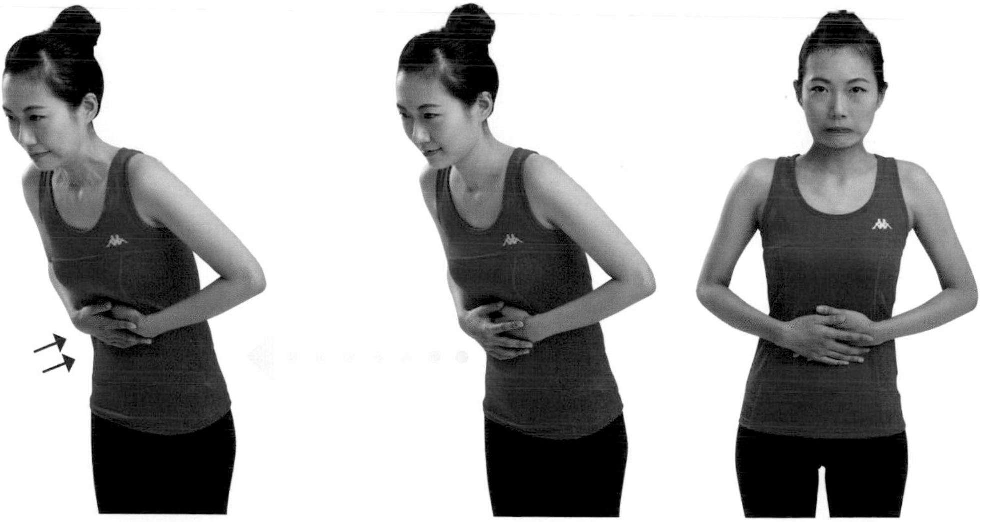

具體動作參考 80 頁

▸▸▸ 彎腰吸腹 ▸▸▸

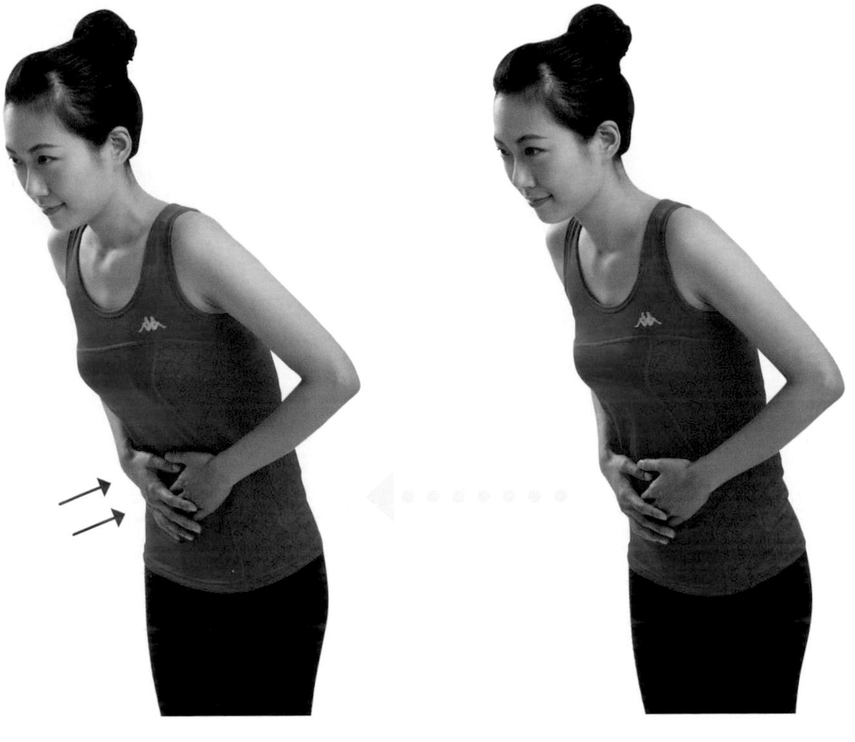

動作 以橫膈膜、心口窩為中心。不管呼吸，身體放鬆，略彎腰，前傾，使脊髓成弓形，將胃、腹部向內縮，如同吸腹動作做越多越好。

效果 可促進胃的蠕動，也可將胸膈活化開、可有效解除心下痞，可消減胸悶感。作一段時日後也許會出現胃悶想吐或打嗝很多的狀況，這是心下痞逐漸解除的徵兆。

※ 為什麼憂鬱症、恐慌症在此沒有加上頭頸的運動，這是因為憂鬱症、恐慌症、躁鬱症，病根都在胸腔中，症狀初期其病變尚未進入頭頸部，因此不需要加入頭頸部的運動。

五、氣喘

1 案例分享

疏通心下痞，連氣喘也痊癒了！

高市王先生的兒子氣喘多年了，一天聽同事介紹來這裡尋求協助。王小弟推拿完後，我告訴王先生他兒子心口窩有阻塞，市售罐裝飲料、路邊涼茶及冰水、冰水果都不要吃，要退冰了以後才吃。並且吃完東西後要休息一小時不要打電動看書，讓胃有充分的時間可以消化。一段時間後，王小弟的心下痞漸漸疏通了。到目前為止王小弟都沒有再發過氣喘，如今他已是健壯的大學生了。

2 氣喘是一種消耗體力的病

氣喘主要是由於呼吸道結構產生了機能性上的變化，如發炎、氣管壁上水氣凝結的水腫，進而阻礙了氣管的流通量，出現了喘不過氣、咳嗽、呼吸濁重、有哮喘聲、胸悶、喉中有痰咳不出、胃脹氣、胃氣逆想吐卻又吐不出來的各種症狀。

半夜三、四點時，只要出現咳聲、哈啾聲、呼吸咻咻的聲響時，家中有氣喘症的人，都會使得其他的人心驚慌。因為有氣喘的人不一定害怕氣喘的病，但症狀來時，會使家人不知所措、力不從心，費盡心思想使症狀緩和，讓患者能舒服一些，卻又不知如何是好。

台灣這二十年來，罹患氣喘的人數增加了八倍，其中以兒童的比例最高，青少年次之，成人是兒童的二分之一。但氣喘死亡率以六十五歲以上的老人為最多，佔死於氣喘人數的85％，因此報章雜誌常看到有關氣喘的資訊。

天氣轉變、溫差的大起大落，是氣喘主要發病的原因之一；另一方面就是環境上的接觸，如灰塵、塵蟎、貓、狗、蟑螂、化學噴劑或是感冒，均會使症狀出現或加重。還有就是激烈運動之後、或是情緒失控時，也會使症狀出現。

氣喘發作初期症狀，與大部分的病症幾乎都一樣，胸悶、經常打噴涕、咳嗽、呼吸不順暢、經常要深呼吸一下、胃脹、腸胃蠕動差、便祕等等，因此很容易忽略；等到症狀加重、呼吸困難、臉發白、冒冷汗時，才會知道病症而加以治療，氣喘久了，人體會虛脫，因為傷及了肺臟、脾臟、腎臟。

氣喘雖然易發於秋冬二季，但是氣喘是一種消耗體力的病，因此，並沒有時間或季節上的差異，不只秋冬要防範發病，連春夏也要注意不發病才是上策。

3 氣喘的三種類型

中醫將氣喘分為哮症、喘症與肺脹三種：

（1）哮症：

症狀：

1. 為發作性的痰鳴氣喘疾病。
2. 當發作時喉中有聲響、呼吸困難，重者不能平躺在床。
3. 無固定時間、隨時發作，但仍以夜間為主。

原因：

因痰在肺中積存的時間很長又很多，一旦受到外邪的侵入、加上飲食、情志、勞倦等因素，使痰阻塞在呼吸道上，加上肺氣上逆，自然發病。

哮症又可以分為發作期與未發作期。哮是反覆的發作，身體一定虛，所以未發作期就是補養期，從根本上來調治，根據當事人的體質與虛實來進行補養。

（2）喘症：

症狀：

1. 發作時則是呼吸困難，重者會張口抬肩喘息，不能平臥。
2. 喘也有虛實之分，因為感冒沒調養好，或是過食生冷造成體寒等，這是實喘，主要的問題在肺。而虛喘則是因為腎氣不足，肝火旺而有所謂的肝燒肺，又因腎氣虛腎水無法滅肝火，日積月累下造成身體虛，這種虛喘問題在肺和腎。

原因：

喘症的發生仍然與外感如風、寒、暑、溼、燥、火的六邪侵入有關。而內傷經由飲食、七情六欲與久病，也與喘症有著密切的關係。在《丹溪心法．喘》記載：「七情與六淫所感傷，飽食動作，臟氣不和，呼吸之息，不得宣暢而為喘急，亦有脾腎俱虛，體弱之人皆能發喘。」治則也與哮症同，需依據當事人的體質與虛實來進行。

（3）肺脹：

症狀：

1. 胸脹滿、脹悶、喘咳、痰多、氣上逆咳、動則加劇
2. 鼻翼煽動、呼吸短促、張口抬肩、煩躁不安；更甚者可見心慌、面色嘴唇紫黑、肢體浮腫。
3. 有吐血或便血、嗜睡、昏迷、厥脫等症狀。

原因：

肺脹是與哮症、喘症互相牽扯的一種症狀。肺脹也是集很多慢性病於一身所表現出來的症狀。是因肺脹反覆的發作，遷延難癒，以致肺氣腫脹的一種症狀。

氣喘的發生有外因、內因兩種，又以內因為主要原因。腎陽即人的基本活動力，腎陽的盛衰與哮喘症有密切關聯，因腎陽是生命的動力，在抗病上又是抗病之主力。腎主一身之陽，而命門〈穴道名，肚臍正後方〉則是生命之根本，而哮喘患者都出現腎陽虛、命門火不足之虛衰症候群，腎氣不攝、流失過甚，使得疾病纏身。

中國名醫張景嶽提出：「未發病時、以扶正為主，發病時以攻邪為主，氣喘病久、人體必虛。」因此治病，不治已病、治未病；不治已亂、治未亂。也就是當人未虛時、正氣未傷之時，就應及早透邪於外，方能事半功倍。在日常生活中，必須時刻的提醒自己，健康是一切的根本，凡是跟健康有所抵觸的事，請三思再行。

5 氣喘起於腸胃傷害

在經驗中，氣喘的人都與本篇主訴的「証」有關，是「心下痞」。在胃的區域中有硬塊，因此氣喘症患者在吃到寒涼的食物時（蘿蔔、橘子、梨、葡萄柚、柿子、瓜果類）、或吃到胃中易引發脹氣的食品（有發粉的饅頭、麵包或奶製品等），都有可能引發氣喘的發作。

一旦證實了是氣喘症，平日就須忌吃冰冷、辛辣、煙酒等有害食品。勤運功，可練深呼吸運動、加強肺活量，或是做游泳、騎單車、健走、體操等悠閒的運動，以改善體質。當體能加強、肺活量變大，氣喘症就可以逐漸改善了。

氣喘來自於：

1. 過食生冷，造成腸胃機能的退化。
2. 運動中口渴，喝冰水過多過急的「剎」到。
3. 習慣性吃太多，每餐都吃到非常飽才停止。
4. 意外傷害，損及帶脈，漸次影響到腸胃。

以上幾點常是氣喘的導火線。有些兒童與嬰幼兒也有氣喘症狀，大半也是腸胃受到傷害而產生出來的症狀。因此，當身體產生更年期障礙或氣喘時，其症狀的前置時間是長期隱於體內而不自覺的，所以當症狀明顯化時就已不是初期的輕症，運動的動作量、時間，自然要加多、加強才能看到功效。

6 疾病自療法

多做彎腰吸腹，做的時候要上半身略前傾，這個動作能除心下痞、活化胸膈，可消減胸悶感。彎腰吸腹是等腹部柔順後，將力道轉換部位的加強動作。

轉腰，這是任何症狀中的一個基本動作。可促使腸胃蠕動。使帶脈活化。帶脈是掌控周身上下氣流動的機關。轉腰可延續動力，使氣的循環直達腿部。胃氣如果順，就會下行排氣放屁。胃氣如果逆行，就會打嗝，這種情形下就容易胃氣停滯也就容易形成痞。做吸腹、吸臀、吸大腿，嘴巴外擴等動作也都有幫助。這六個動作做一段時間後，就可能把症狀緩解，緩解之後仍然保持每天做的習慣，有保健的作用。

▶▶▶ 吸腹、吸臀、吸大腿 ▶▶▶

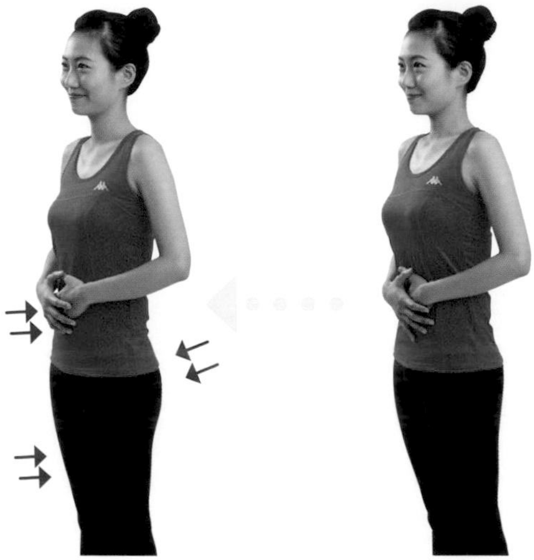

動作 將吸腹、吸臀、吸大腿三個動作化成一個動作，同時操作。此動作站立時或坐著時都可做。

效果 可延續轉腰的動力，使氣的循環直達腿部。為什麼要使氣下流，原因何在？胃氣順就會排氣放屁、胃氣逆則會打嗝、胃氣滯就容易形成痞，做這個動作就能有很好的化解。還可雕碩身材、調整體質。

▶▶▶ 嘴巴外擴彎腰吸腹 ▶▶▶

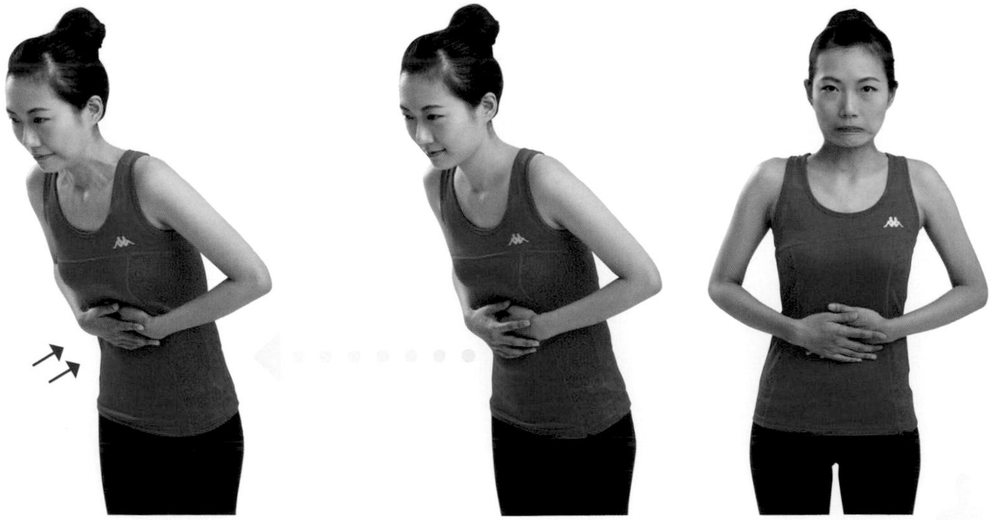

具體動作參考 80 頁

轉腰

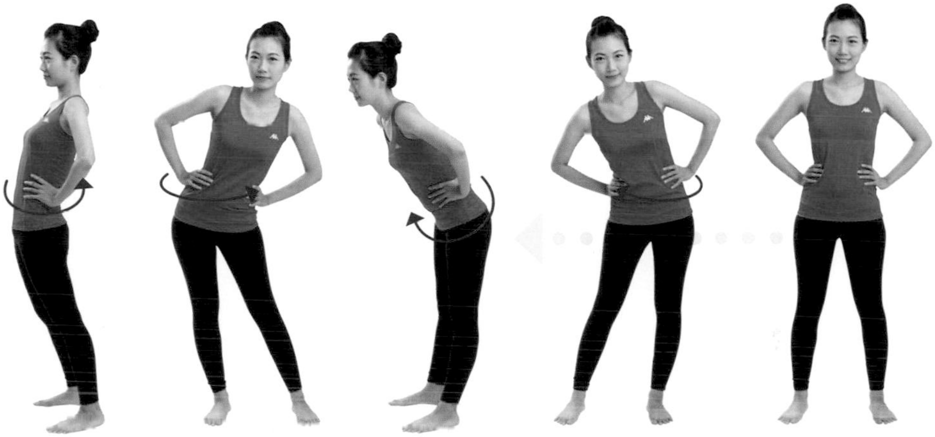

具體動作參考 72 頁

彎腰吸腹

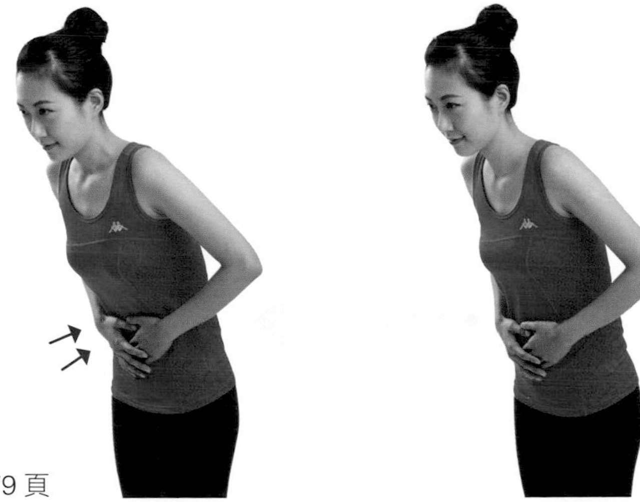

具體動作參考 79 頁

六、小結：痞是百病的源頭

《衛濟寶書》中記載：「癌：病名。其症腫塊凹凸不平、邊緣不齊、堅硬不移、形如岩石。潰後血水淋漓、臭穢難聞、不易收斂，甚則危及生命。即惡性腫瘤。本病發無定處，多以生長部位或症狀而命名。如乳岩、胃岩等。若癌生於體內者，多屬癥瘕積聚之範圍。」本章最後附錄了許多中醫中對於癥瘕積聚痃癖痞的名詞註釋，有興趣的朋友可以參考。

脾胃受傷導致氣機不順而阻塞於心下是心下痞的成因。大多脾胃受傷的原因是過食生冷。人體體溫有攝氏三十七度，飲食生冷就會使心下部位霧化，尤其以冰涼的飲料最容易致病。原理如同下雨天車內窗戶起霧，車裡溫暖加上冰冷的雨水，窗戶就起了霧。車窗起霧幾次後如果不擦洗，就會累積一層油垢。當油垢累積越來越厚就會越來越難清除，這個情形也發生在我們體內心下這個部位。當累積油垢越厚，這個部位就會硬化，導致通過此處的各器官功能減弱。因為影響的器官因人而異，所以引發的症狀非常多樣，但病因都是心下痞，也就是心下這個部位硬化。

心下痞的產生不外乎以下五個原因：

1. 過食生冷寒涼之物所引發的。
2. 運動、工作中受傷所引發的。
3. 意外（如車禍、上下樓梯摔倒）所引發的。
4. 器官老化所引發的。
5. 過餓或過飽所引發的。

暴飲暴食會使胃部撐大、下垂。經常飲食過量就容易使胃部越來越大進而壓縮心下這個部位，心下這個部位受到壓縮但為了支撐胃部，久而久之就會失去柔軟度變得越來越硬，進而影響其他臟腑的功能。

不論任何原因引發，只要在平時有胃脹氣、胸悶、早晨起床仍感到累、嘴巴感覺有異味或口苦，就要提高警覺。因為信號的出現，絕對是有原因的，不可掉以輕心。

因心下痞所在部位的不同、深淺不同、病程不同，帶來的症狀也會不同。深層阻塞、長期心下痞患者症狀多半出現在頭部，如失憶、恐慌症、憂鬱症等，病因可長達二十年。中層阻塞或中程時間者則表現為更年期症候或氣喘。淺層阻塞或時間短者則有喘氣、喉頭異物等症狀，阻塞時間可能數月至數年。

在我的經驗裡，罹患老人失憶症、阿茲海默症、恐慌症、過度換氣症候群、喉頭異物、憂鬱症、婦女（或男性）更年期、氣喘等的人，都有一個共同阻塞的症狀，即是心下痞。只是阻塞的經脈、部位、深淺與時間的長短，而產生了不同預期的結果。

一個人生病時，絕不是只有一個部位出問題，而是與本病有牽連的地方全都出問題。心下痞就是一個很好的、典型的例子。一般人都認為老人失智症、阿茲海默症是腦部出了問題。但是出問題的腦是病標，病之根本卻是在心口窩處。

老人失智症、阿茲海默症等患者，有可能體內症狀一直在十年、二十年之中持續惡化，只是外表看不出來。因此一旦發病時，想要把硬如石頭的阻塞物清移，是非常困難、也是非常耗時的。

二十多年來，每當能夠幫助朋友們舒緩症狀時，都會得到對方的一些誇獎，但我也會告訴他們，功勞是在自己：因你們不嫌舟車勞苦、不嫌養生操乏味、不嫌交待事項煩瑣，因為你們肯配合，才能使症狀消失、得回應有的健康。但是千萬不要以為有了養生操，就隨意的消耗自己的精氣神，讓身體總是處於及格邊緣的上下起伏著。因為養生操也有盲點，並非萬靈丹或保命金牌。如「老人失智症」、「阿茲海默症」等，當出現有不識親人、不知回家的路、胡言亂語、出言不遜、生活步調混亂無法自理時，這時已無法溝通，更惶論做養生操的動作或配合飲食了。所以在自己尚有自理能力時，就要開始保養自己，給自己盡可能的多儲存一些老本。

我經常詢問患者病史，大多都記不清說不詳。忍受痠麻病痛，從數月至長達數十年都有。其實許多的病根是從幼兒時、或青少年時就種下了。縱使說不清病根、不瞭解失去健康的原因，今逢有緣，再度獲得了使身體恢復健康的機會，就要努力，不辜負老天給的第二次機會。

我從事推拿三十多年，常見許多人在事業有成時，因不敵疾病就離開了。一位企業家告訴我，當他虛弱的躺在病床上時，看著機器上的小綠色光點，才體悟到這一輩子奮鬥要是沒有健康都是虛無的。如果能夠再有一次機會，一定會挪出時間，多多陪伴在家人與親朋好友。

痞是百病的源頭，因為過食生冷，飢飽無度，或是受傷所遺留下來的後遺症。痞一旦產生，不只是書上的九大症狀，在臨床上凡是腹腔，胸腔有問題時，多少都與痞有關係，不要小看這個症狀。痞剛產生時，不痛不癢，在生活上也不會有問題，這就是容易被忽略的原因，要在日常生活中多運動來保養自己。

身體健康的酬率是豐沛的，新朋友在一段時間的保養後，健康狀態慢慢地回到水平之上。有的就此停止不再來，有的則是隔一段時間來保養幾次。許多人持續不斷回來保養，有的長達數年，甚至有長達二十年不間斷的。

每每這些朋友依約前來，看著他們的神色都讓人欣慰，個個精神好，身體健康地生活著。這樣的人生不容易，這是要付出精神與時間的，在每日運動中所累積的能量，才是身體最大的本錢。老天很公平，想要健康的人生，就必需靠自己運動，別人無法幫你。每天做對的運動，就可以擁有健康。有心下痞的人，每天一定要做1吸腹（見78頁）2轉腰（見72頁）3下巴前後畫一（見65頁），等腹腔柔軟後再加上彎腰吸腹（見79頁），當橫膈膜舒服後，再改成嘴巴外擴彎腰吸腹（見80頁），上面五種動作都能做到，做標準了，那就是彩色的人生。

“人體臟器病症篇”

身體髮膚受之父母，珍惜保養在自己，不能有太多的藉口，老怪工作忙、事情多、累到沒有時間運動。如果無法定時定量補充營養的食物、適當休息，一旦生病了，就必須由自己或連累家人共同承擔。

人體臟器病症篇，針對腸胃、肝臟、子宮、卵巢、乳房、攝護腺、小便膀胱、高血壓等老化、婦科、慢性疾病來解說成因與對症療法。人體臟器的傷害無法從外表看出，平時要留心觀察不舒服的症狀，避免延誤早期治療。從日常的飲食和生活習慣改變起，才能真正根治疾病。

活到老動到老，每天抽出一點時間，全身動一動，將本書的養生操當作養生保健，搭配針對疾病的自癒動作，就能不受疾病的侵害。

一、胃症

1 案例分享

台南林小姐身體不舒服有十多年了，曾四處檢查都沒有發現異樣。有一天從朋友那聽到這裡推拿的事，於是決定試試看。

來到這裡做了全身的推拿，發現主要問題是胃壁肌肉中間有硬塊。因為林小姐是上班族，平常工作很忙，一、二個月才能來推拿一次。於是教她練習養生操，平時就在家努力多做運動。

每次推拿完腹部後，都必須讓林小姐休息一下才能繼續。因為一帶動到胃部她就會想打嗝或覺得反胃。大約一年後，雖然每次推拿還時仍有打嗝、反胃的現象，但症狀好轉許多，打嗝出來的氣味也不再那麼腥臭。三年後，林小姐的身體狀況越來越進步，體力也愈來愈好。她仍然每天做運動，日子過得非常的充實，很珍惜得來不易的健康。

2 好食物為養胃之本

一生的吃吃喝喝全靠胃辛勞的工作，要善待呵護它。胃是六腑之一，主要的功用是接受一切吃下肚的東西，經磨絞成泥狀，再排流放於腸中，所以胃氣以和降是為順。

胃的經脈絡於脾脈，與脾互為表裡，共同完成吃、喝食物消化與吸收的過程，因此脾胃合稱為後天之本。胃氣的生理功能是下降，脾氣主升。胃的機能弱，如吃下不適合的食物，則會有嘔吐、打嗝、腹瀉的症狀產生。

胃的症狀很平常，平常到會使人忽略它的警惕作用，如胃悶痛、食慾不好、脹氣、想嘔吐、噁心、胃酸，甚者會有燒灼感，有時候燒灼至咽喉處，有人有黑便、胃潰瘍等等的症狀。大部分的人就以藥物解決，胃不舒服的現象不斷出現，就不停地以藥物把症狀壓下去，直到藥物無法把症狀壓下去時，才會驚覺到。從胃有一點問題時，至現在可能拖了四、五年，甚者長達十年以上的人大有人在，不幸的人就可能轉成癌症。

腎為先天之本，脾胃為後天之本，舉凡吃的、喝的，不論它是否精製美味，或是冷是熱，在滿足了口慾之時，卻有時候苦了胃。

為何胃會出問題？因為常塞了一大堆對胃有害之物，例如：煙、酒、檳榔、硝酸鹽醃漬的食物、臘肉、火腿、醬菜、燻烤等。另外就是大量的吃，吃到過量，例如：化學藥品、脂肪類食品、太過油膩食品、罐裝飲料等等，而使胃機能受損。再者就是貪吃，看到東西就吃，整天吃不停，造成胃沒有休息的時間；要不就是花個幾百元吃到飽，撐到連自己都受不了，造成胃撐大到極限，而使胃下垂，以上都是自己要負完全的責任，因為症狀是自己造成的。

當胃有自主症狀、當你說得出胃的感覺、當你能形容出胃的狀況時，那通常已經不是胃單一的問題了，這個問題可能來自肝，來自膽，來自脾脈，或是來自於大腸、小腸的牽制，也有可能來自於胃本身經脈的氣滯或是阻塞。

不論出任何的問題，不找出問題的所在，只是一味的拖延，或是吃藥把症狀掩蓋住，就自己以為沒事了。殊不知，因此忽略了一件事，那就是阻塞久了，阻塞物一定要找出路，當有出路時就是轉移，如果沒有出路時，就穿孔造成大出血。小症小病就要趕快想方法治療，當病灶一旦轉移，那牽連的部位就很廣，如肝、胃、胰臟，當晚期時有可能肺、腎、骨骼及腦與卵巢都被感染，到了這一地步，那真的就為時已晚了。

食物是人生命之根本，但是過與不及都是不好的。吃是一種藝術，吃對了食物整日精神氣爽，如吃錯了，或是吃了不該吃的，那就是腸胃的負擔。因此吃並沒有絕對的好壞，只是有一定的規律。遇到精緻的、美味的、喜歡吃的，要少吃一些，碰到排斥的、味道苦澀的不一定是不好，所以也要盡量讓自己吃一些。因五味行五脈，五色入五臟，各種的食物有它特定的養分，身體的健康是需要各種食物互為搭配產生出的營養與礦物質。

另一種方式就是買當季的食物，此時蔬果中的養分是最充足的。不論是色澤、香氣或是甜度、新鮮度都是最佳的時刻。季節蔬果就多吃一些，不一定選購最美的，有時買一些醜醜的蔬果來吃，其養分與水果的有機酸反而充沛。吃是一種生命的必要步驟，也是一種需要相當技巧的藝術。

從把食物放入口腔中的那時間起，咬碎、吞嚥、入胃磨成泥狀物、再流入小腸大腸中吸收利用、食物殘渣排出體外，一般人認為這很正常、理應如此。殊不知，這一連串的生理運作，經過胃的經脈就有任脈、腎脈、三焦脈、帶脈，與胃關聯的臟腑有肝、膽、脾、大腸、小腸等，這只是明顯的關聯，還有深層經脈的聯繫、與各臟腑有輔助性的關係，因此胃的症狀多到不輸給肝的症狀。

3 傷胃的三大因素

一、**運動傷害：**從小到老的運動傷害，玩耍中扭到腳或摔倒而傷到胃的經脈。

二、**胃氣升降失衡：**吃撐了、餓過頭、吃重口味、過辣、過多的調味料、吃太多冰冷食品，這些都會傷害到胃，進而影響胃氣的升降。

三、**機能退化：**身體虛弱造成胃機能不足，或年齡老化造成機能的退化等。

4 胃不好的五大徵兆

一、部分的人會有滿臉紅腫、爛青春痘。

二、左右手大拇與手掌交接的厚肌肉「魚際」處，會有青藍色的筋、血管，嚴重時會有整片青藍色出現。這幾乎是胃不好的人都會出現的症狀。

三、後腦脖子之上的頭髮內，會有大量的痘痘出現，胃的症狀愈嚴重、痘痘就會愈大顆、數量也會增多；如有胃癌出現時，大痘痘會流出膿水。

四、始終都醫不好的胃疾如脹氣、胃酸、胃痛、腹瀉、便祕、牙齒痛，這時就要考慮是否胃的通路出問題；若是通路出問題，就不是藥物能治癒的，必須找到問題的癥結處，方能作有效的治療。

五、當腳趾上下勾動時，若發現有腳趾尖不能彎曲、或者角度不對，那就代表有臟腑的氣機不順暢、進一步影響了腳趾筋的柔軟度。

這些症狀只有做運動與治療，如此方可根治。

5 胃經經脈阻塞的症狀

足陽明胃經起於鼻兩旁迎香穴，上行入眼，從迎香穴直上對準眼角目內眥穴道、下行入齒中、最後在腳第一、第二趾間結束。一條經脈可以說是貫穿全身，再加上其他經脈的聯繫，難怪老祖先把脾胃稱作「後天之本」。

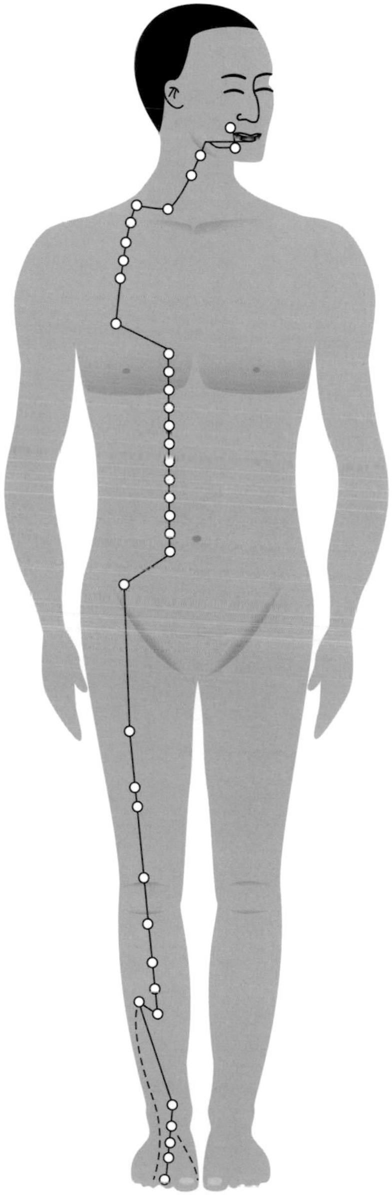

足陽明胃經

胃經經脈是左右對稱的，但在橫膈膜之上時，因影響的臟腑不同，因此會有不同的症狀出現：

（1）身體左邊的胃經經脈

一、如胃經有症狀時，首先會造成心臟的壓迫，因此會有心悸，跳動頻率會突然增加，產生狹心症的症狀。

二、如胃經與膻中帶脈糾結，易造成心血管阻塞與胸悶的症狀。

三、如胃經與中庭帶脈糾結，會有狹心的症狀出現。

四、如胃經與鳩尾帶脈糾結，會造成心肌方面的症狀，如心臟肌肉硬化、心肌尖脫垂等症。胃經脈與鳩尾帶脈的糾結是心下痞的主要原兇，心下痞一旦發生，橫著影響肝膽脾胃、上行影響呼吸、下行影響腸胃的蠕動。

（2）身體右邊的胃經經脈

右邊的胃經就在第三條肝脈的正下方，因此出問題時就會影響到肝肺的氣機。

6 養胃吃飯法

一、用餐不可緊張、生氣，否則胃液減少、抵抗力降低，胃就無法正常工作。
二、吃東西要小口，細嚼慢嚥，因為食物必須與口水充分混合後才能消化與吸收。
三、吃七分飽，胃才有蠕動的空間。
四、剛用完餐，不可工作、看書、打電腦或大量運動，因為吃東西後，氣血向胃集中以利消化。如做上述之工作就會將胃的氣血抽調出來，如此便不利胃的消化。最好能休息約四十分鐘，因為胃氣的工作時間約四十分鐘。
五、不可吃太撐或餓過頭，因肚子餓時，胃酸會刺激胃腔。養生原則：早餐吃得好（多樣化），中餐吃得飽，晚餐要清淡。
六、不可長期吃刺激物，如：藥物、辣椒、太酸、太鹹等。也不可過食生冷之食品。
七、合成速食、醃製品、罐裝品都比不上天然食物。
八、要改變吃東西的習性，一定要戒除吃冰冷的食品與重口味，不得吃太撐或太餓、因為這都是會傷胃的壞習慣。胃為後天之本，非常不容易照顧與保養，一定要從日常生活中處處用心才可。

7 疾病自療法

中醫學中說：脾胃主四肢，也就是說脾胃的職責除了消化吸收外，尚有掌管手腳運動的功能，因此肢體的功能與腸胃的機能是互為表裡的。在我推拿的經驗中，常遇到經過調養後腸胃功能逐漸恢復時，腳上的脾胃、肝膽經脈和腎脈都恢復彈性和輸送功能。

轉腰、吸腹與腳部的所有運動，最主要就是使腸胃機能可以達到標準。腸胃健康的人平常偶而慶祝或聚餐大吃大喝是不會有太大影響的，但如果是長時間處於緊張環境下、經常暴飲暴食、服用許多藥物、吃很多加工或刺激性食品，日積月累下腸胃機能就會降低，慢慢的，人就不想運動，手腳感覺很笨重。不動使得腸胃機能就更弱，如此惡性循環下去，肥胖、慢性病等一一上身。

例如我每天早上走路和轉腰運動至少一小時以上，長達十年之久，但總覺得步履沉重，走路腳部有沉重感。直到開始每天利用看電視等休閒時間做腳部運動，如轉腳、勾勒腳趾、大小腿部吸放，膝關節收放等動作。幾年下來腰、臀、腿部的循環都加強了，胃部消化吸收也有明顯的改善。

人的手腳使用率高因此意外受傷的機率也高，有時候雖不覺得疼痛，但還是有可能造成經脈的損傷或阻塞。腳部與腸胃機能的關係是直接的，因此如果只是轉腰、吸腹，對於提升腸胃的健康很有限，需要加上腳部的運動才能將腸胃功能一直提升。

提升胃功能的動作，以腹部及下半身為基準，要先做吸腹，轉腰，慢走，感覺有進步時，再加上彎腰吸腹，與腳的所有功法（見60～84頁）。

轉腳踝

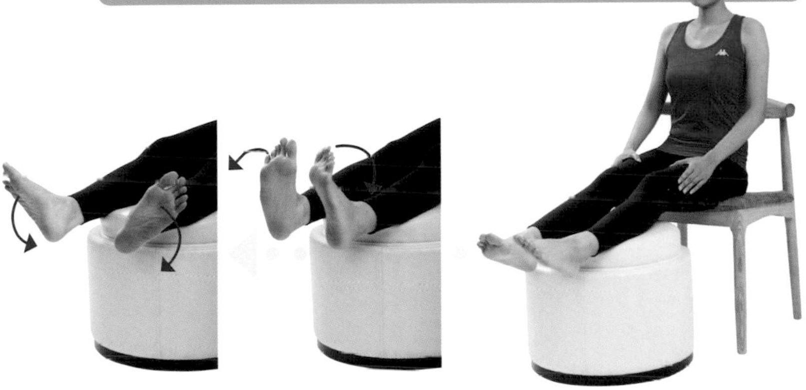

動作 雙腳掌旋空做畫圓的動作，盡量拉到最極限畫圓為佳。

效果 腳踝是個關節腔，轉動時可以活化內部的氣血，也能夠帶動到小腿與腳掌全部的經脈。

勾勒腳趾

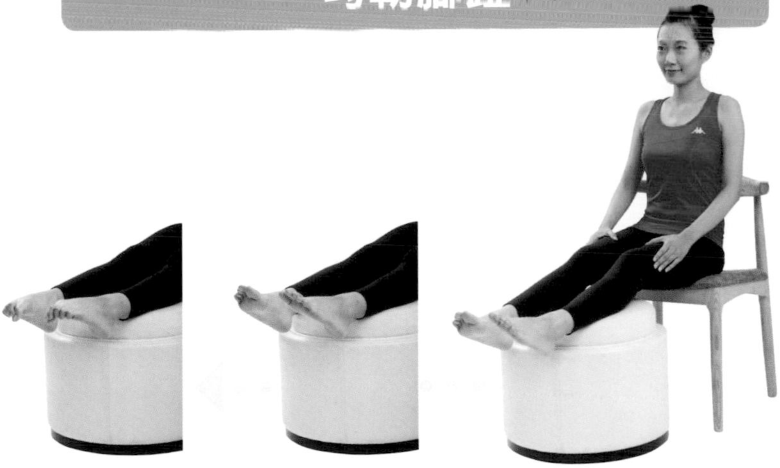

動作 腳尖上下來回勾動腳趾。

效果 促進末梢血液循環。

▶▶▶ 吸放大腿 ▶▶▶

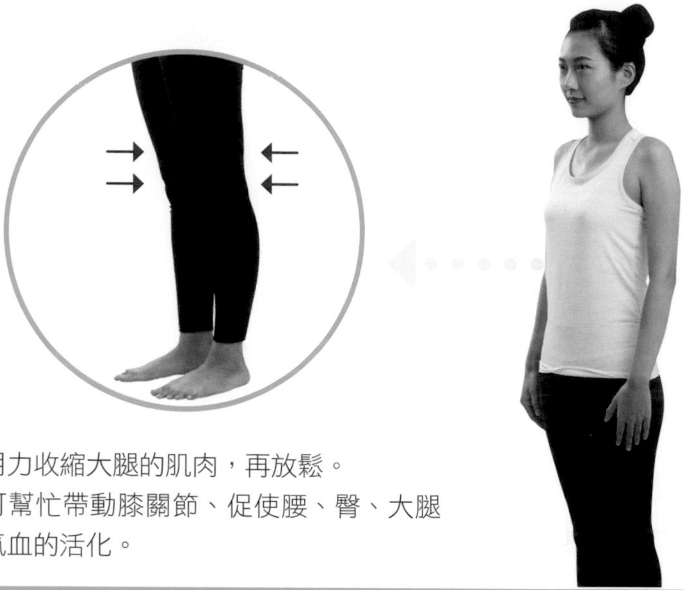

動作 用力收縮大腿的肌肉，再放鬆。

效果 可幫忙帶動膝關節、促使腰、臀、大腿氣血的活化。

▶▶▶ 膝關節收放 ▶▶▶

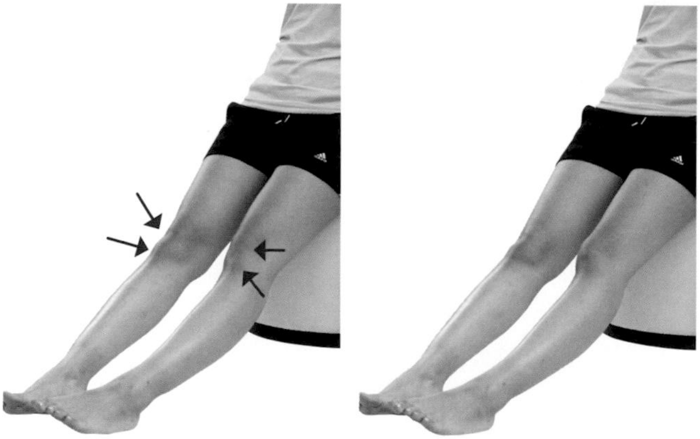

動作 坐姿，如溜滑梯狀，腳尖向上，同時用力收縮雙膝膝蓋，收縮時會帶動到大腿肌肉，但其他部位是不動的。

效果 活化膝關節腔。

▶▶▶ 轉腰 ▶▶▶

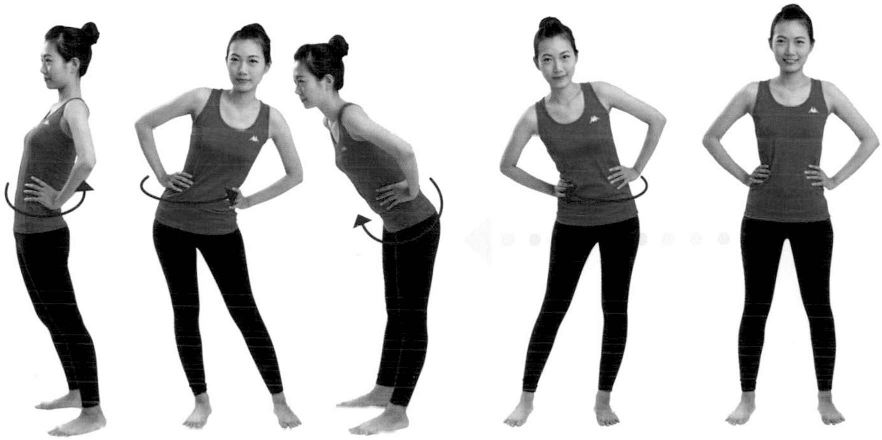

具體動作參考 72 頁

▶▶▶ 吸腹 ▶▶▶

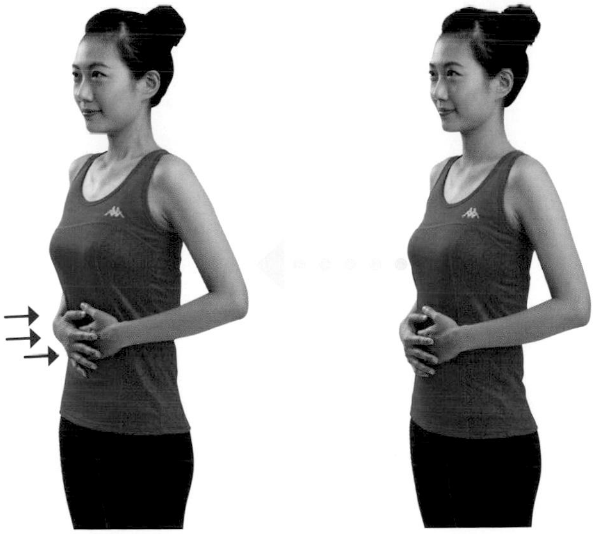

具體動作參考 78 頁

二、大腸

1 案例分享

雲林陳先生在二十年前，因為身體不舒服讓兒子帶他來這裏。當推揉到左腹時，陳先生疼痛難耐。我告訴他左邊腹部有腫塊，陳先生去醫院檢查後也證實了有二公分大小的腫瘤。陳先生自認年齡大了，經不起推拿的痛，也承受不起化療的辛苦。於是我建議他，每天一定要做轉腰、吸腹、走路，依照自己體力來決定運動量。每週二次，用紅糖與地瓜粉煮熟吃，要多吃洋蔥，大蒜，海帶，其它生活上的習慣不變即可。

如今陳先生九十多歲了，與腫瘤和平共處了二十年，對於能享有高壽非常感恩。

2 大腸與排便

大腸肩負著體內垃圾清除的角色，卻常無視它的存在。消化道是從口腔開始到肛門為止的一條食物通道。消化道約是身高的六點五倍，大約10公尺長。主要是負責食物消化、吸收與排泄廢物等功能。

大腸由盲腸、闌尾、結腸與直腸組成。約有一點五公尺。儲存於腸道內的是人體產生的毒素、與食物的殘渣。大腸內的細菌若受到過多的肉類、或是情緒壓力影響，就會改變細菌的成份，造成便祕或腹瀉，時間拖久後，就有可能產生癌變。

生活寬裕後，改善了飲食，除了食品皆走向精緻化外，各種肉類的攝取也增加了很多，如煎炸的食品、速食、各式的排餐、喜宴、生日宴、各種聚餐等，您曾否注意或警覺到在歡樂的時光中過食了多少的肉類？因此消化道的問題增多了，短短幾年內，大腸、直腸癌，從國內十大癌症的第五名攀升到第三名，僅次於肝癌與肺癌。

大腸生病，最常見的症狀是出血與排便習慣的改變。容易出現便祕或經常性的腹瀉；明明是剛排完大號，立刻又有便意，或是總覺得有糞便卡著，老是排不出來或排不乾淨；也有的是大便變細，那是因為阻塞物使得腸道變形所致。不論是大便習性的改變或是不正常的出血，這是大腸癌初期與中期的一種症狀。

只是，這些症狀很容易被忽略與判斷錯誤。等到阻塞物把整個腸道塞滿，造成腹脹、大便排不出時，才想到要處理，這時就可能已過了最好的治療時機了。

便祕的原因可能有：

一、水分不夠，大腸乾燥。

二、纖維質吃得不夠多。

三、喝酒，嗜辣、吃太鹹，均會使腸道乾澀。

四、人體老化。

五、長期服用藥物者。

六、腸道中長腫瘤。

這些原因都會影響排便，輕者二至三天排一次，重者十天排便一次，甚者不藉助滑腸劑就排不出來。

排便最大的意義是將體內的毒素與食物殘渣排出體外，以維持體內的新陳代謝。排便是人體代謝中非常重要的功能。如果食物的殘渣（糞便）停留在腸內超過二天，就會產生毒素，所以排便是非常重要的。

排便既是重要功能，能對糞便有基本瞭解就更好：

一、健康人的排泄物應含水量充足，會浮在水面上。呈近土黃色的軟條狀，不會很臭，而且擦便的紙張幾乎沒有糞便的存在，僅有一點水痕。

二、如果是紅色水狀或泥狀，有可能食物中毒，或是潰瘍、霍亂等。

三、如果是紅色、普通硬糞便，有可能是腸炎、大腸潰瘍或大腸癌。

四、如出現紅色硬糞，有可能是痔瘡或直腸癌。
五、出現灰白色糞便，可能是肝膽功能異常或脂肪吃多了造成的消化不良。
六、出現黑色糞便，可能是消化道有出血的現象。

排便後，能回頭觀察一下自己排泄物的顏色、形狀、軟硬、及氣味，是非常重要的一種保健習慣，因可從中找出問題，也可及早知道、如何提前解決問題的所在。

3 大腸病變的警訊

通過多年經驗，詢問許多人的症狀，總結出常見的警訊，以供參考：

一、體重突然明顯的減輕。
二、不明原因的貧血。
三、腹痛、腹脹、消化不好、沒有食慾。
四、二十歲至四十歲的壯年期，長期精神不振與緊張。
五、大便有血絲、排出黑糞便。

六、排便習性改變，次數增多或是長期腹瀉。
七、大便中有黏液或血便、或濃血。
八、腹瀉與便祕交替出現。
九、健檢時發現有多發性息肉或是乳頭狀腺瘤。
十、大便形狀改變，變細、變扁，或是有槽溝出現。

4 大腸病變的原因

大腸病變產生的原因有：
一、人體老化
二、運動量不足
三、太過肥胖
四、飲食不當

這些都是危險因數。像是喜好高脂肪、少蔬菜的飲食，有這些習性的人就容易得結腸與直腸的疾病。遇到這類病症的患者時，我會先問他有沒有抽煙、有沒有吃得很辣或喝酒喝很多。因為大腸症不是單一的症狀：大腸與肺相表裡，因而抽煙會影響腸的蠕動。

脾胃互相制約，又因為胃經脈經過心臟、小腸，所以也互補長短。大腸本身受三焦脈與帶脈等經脈牽制。三焦脈機能不足就會腸黏連。帶脈機能不足就會把腸綁住，使蠕動減慢。腸蠕動減緩，又會造成便祕。

一臟順應一臟、一腑順應一腑；但一臟又牽制一臟、一腑又制約一腑。人的經脈從頭到尾，名稱有十幾種，但卻是只有一條。因為經脈是頭尾接合，不論經脈的路線如何的複雜，經脈的啟點也是經脈的終點。

因此受傷阻塞、或是老化阻塞，都會使功能逐漸退化。但若是開刀型的阻斷，功能就有可能永遠的喪失了。健康的齒輪是環環相扣，互相順應互相制約的。所以一個部位出了問題，一定會影響到其他部位。

如何養成好的習性，創造出一個良好的腸道，是非常重要的。在日常生活中，若常感覺累、消化不良、皮膚粗糙乾燥、髮質不佳，那就是腸道出問題的訊號。

再自我省察，回想看看，是否有下列症狀：

一、賴床。

二、早晨匆忙倉卒，無暇吃早餐。

三、因趕時間，常憋便。

四、不想動，不運動，少吃蔬果。又過食速食、肉類、燒烤、甜點與罐裝飲料，因而造成排氣與排便都非常臭。

五、因工作不能固定時間吃飯；或減肥怕胖，故意減少吃喝；或因壓力、工作應酬，養成抽煙喝酒的習慣；周遭朋友經常會警告氣色差，自己也覺得臉上、皮膚上粉刺愈來愈多。

六、夜裡不能一覺到天亮。

凡此種種，易造成便祕，因新陳代謝的混亂，使得年紀三級跳，青春少女變中年、中年變老年，因為你看起來就是一臉累態、倦容與老態。

5 有益於大腸的食物

預防大腸病變不難，只要平常多運動，多吃天然食物，少吃或不吃加工食品，多吃蔬果，均衡攝取各種食物等就可減少發生率。

天然的鈣可從小魚乾、雞鴨脆骨中取得。另外蔬菜中的菜豆、毛豆、豌豆苗、茴香、香椿、菠菜、小白菜、蕃茄，稻米中均有鈣的成分，這些都是天然鈣，可以大量攝取，以存骨本。

根據日本的研究，地瓜是蔬果中抗癌最好的食物。可將紅糖和地瓜粉加水煮滾成黏稠狀，比例隨意，早上空腹喝一碗（約250毫升）。一週兩次，即能調整腸胃。還有蘆筍及花椰菜，也是預防大腸病變的好食物。

大蒜，有益身體，它能抑制腸息肉的生長，減低腸癌的發生率。

醋，有促進新陳代謝、幫助消化，使排便順暢的功能。並可開胃、滋補身體、減少疲勞感。又可養顏美容。是老祖宗留下的天然養生極品。

優酪乳，喝蔬果汁時加下去一起飲用，可保持腸道的通暢，排除體內的毒素。又可強肝固肺，帶動身體的健康。

高纖與高水分的水果，香蕉、木瓜、奇異果、蘋果、香瓜、檸檬、蕃茄、葡萄柚、柳橙、番薯等。

6 幫助排便的五大祕訣

如果你排便不順暢，或是大腸已有症狀出現時，可以試試看下列幾個有效的方法：

一、早晨比平時早半個鐘頭起床，喝一杯溫開水，再出門走走。可幫助排便。一日之計在於晨，早晨能把體內的廢棄物排出體外，當日的精神氣色一定好。

二、不論有沒有便意，找個固定時間上廁所。坐在馬桶上時，可以指壓肚臍周圍或者是吸腹。絕對不要看書報，要專心排便。

三、洗澡時，打上肥皂或沐浴乳，可推揉腹部，由上往下帶動腸胃，加強腸胃的蠕動。

四、用奇異果加蜂蜜打汁來喝，每日約七、八粒。奇異果對S結腸病變有奇效。

五、多吃各種種類的青菜、各種水果、多走路運動、多吸腹、多轉腰（見78、72頁）。

三、肝臟

1 案例分享

推拿解決因受傷或操勞引起的肝病

台南張先生是公司高階主管，經公司調派駐點上海。一早上班途中差點在結霜的路面上摔倒，還好及時穩住平衡才沒有直接跌倒在地。但事過一個月後，張先生總覺得非常疲倦，休息也不見好轉。到當地醫院檢查後，才發現患有丙肝及（肝硬化）的症狀，經朋友介紹來這裡調理。經過三次推拿，左腳受傷的部位慢慢舒緩後，張先生自己就覺得舒服多了。一個月後參加公司的例行員工健檢，發現肝功能恢復正常。五、六年後，張先生再度感覺到當初那種深層的疲倦感。到醫院檢查得知肝有一公分大小的陰影。經過兩三個月的推拿調理，肝的陰影才漸漸消失。如今張先生調回總公司上班，固定每個月來推拿保養，今年五十多歲了，健康狀況非常良好。

2 肝的四大功能

肝是五臟之一。肝的主要功能有：

1. **藏血：**有貯藏和調節血液的功能，故在《素問・五藏生成論》裡王冰注說「肝藏血、心行之，人動則血運於諸經、人靜則血歸於肝藏。何者？肝主血海故也。」肝主血海，血海是十二經脈之海，故有調節血量的功能。若肝病而失其藏血之職，就會出現多夢易驚、臥寐不寧等症。

2. **筋的運動：**全身的筋腱關節運動功能，需賴肝的精氣滋養，是筋腱伸曲的根本。《素問・五藏生成論》裡說「肝之合筋也，其榮爪也。」筋束骨、繫於關節。人維持正常的屈伸運動，需賴肝的精氣濡養。肝氣足，則筋力強勁、關節屈伸有力靈活；肝氣衰，則筋力疲憊、屈伸困難。

3. **疏泄：**疏泄即升發透泄之意。肝氣有升發透泄的作用，能舒暢全身氣機。精神抑鬱可使肝氣鬱結，肝氣鬱結則氣鬱易怒、不思飲食，嚴重則影響氣血流暢而發生疼痛；婦女月經和男性的排精均與肝的疏泄有關聯。肝又能助脾胃消食運化。

4. **謀慮：**肝與人類的精神活動有關。肝病患者多急躁善怒，一急則謀慮不周嚴、易出錯。膽附於肝、肝的餘氣聚於膽，對膽汁的貯藏與疏泄互為作用。《靈樞・

本輸》裡說「肝合膽，膽者中精之府。」肝氣熱則膽泄口苦；膽火旺盛或肝陽偏亢、都容易有急躁易怒的症狀。

3 養肝需疏導

肝臟氣的盛衰，所影響的範圍是整體性的、全面性的，常常檢查出肝有病的人，不一定是肝真的生病了，而是受到了其他臟腑的影響；同樣的，很多其他臟俯的症狀，主要是因肝機能衰退所引起的。因此肝有病，不能單醫「肝」，而應做整體的醫療。

治療肝病，不能採用會阻礙氣機舒暢的醫療法，而應用疏導的治療方式。肝必須用「養」的、腎必須用「補」的，在這大前提下，治肝需先查明肝的病因，是因病菌感染？或是因氣滯血瘀？或是來自撞跌損傷？查明了，才能決定該用何種方式治療。

不可否認時代是進步了，為了便利，人類所必須付出的代價也增加了：日常生活中，在無法避免的情況下，吸入過多的化學廢氣、吃下大量的農藥及合成加工品、甚至所使用的清潔用品、寢具衣物、飲水餐具也無毒不在，這些已經使我們的身體超出負荷，再加上暴飲暴食、日夜顛倒、運動量不足等等，使得人體中最強壯、最耐操的解毒器官

4 肝功能衰退的早期徵兆

「肝」慢慢衰退了。

肝的衰退有初期症狀，但大多數的人會忽略掉，這些症狀有：

1. 經過一夜休息後，次晨仍感疲倦、不想起床，勉強起來，一天又是在疲憊中渡過。
2. 睡不安寧，睡不香甜，徹夜腦子胡思亂想。
3. 平常容易口乾舌燥、口苦、便祕，也容易感冒，並且病程拉長、不易痊癒。
4. 臉上逐漸失去光澤，代之而起的是一片片黑斑。
5. 眼睛周圍有了黑眼圈。
6. 漸漸對酸味食物產生厭惡感。
7. 酒量突然的增加或減少，飲後臉色的改變，例如原本喝酒臉會泛紅、如今變成慘白等。
8. 脾氣大、性情出現不耐煩、容易為小事情而暴怒。

這些信號在日常生活中是很容易汼意到的，但是大家習以為常，或是推託工作太忙沒有時間，一日復一日的拖延下去。與其後悔，不如現在努力去維護自己的身體健康，並要盡一切力量去做，正如聖經記載：「人若賺得全世界，賠上自己的生命，有什麼益處呢？人還能拿什麼換生命呢？」

想要預防任何疾病的發生，一定要對此病的前因後果有所暸解，方可預防或是治療。以下就針對一些常見的肝臟問題來深入一些探討。

5 脂肪肝

（1）飲酒為脂肪肝的起因

肝臟的工作繁多，其中一項是脂肪代謝的功能。即是肝可將脂肪轉化成身體各臟器生命活動時容易利用的「能量」。

但是肝在努力分解酒精時，其分解轉化脂肪的功能即隨之降低或停止，因此，中性脂肪型態的脂肪，就會不斷的累積，造成肝臟腫大，因此形成脂肪肝。

脂肪肝可說是無自覺症狀，其形成之快速令人咋舌。只要每天一杯啤酒的量，經過一週時間，大部分的肝會產生此狀態；但是只要停止喝酒，輕微的脂肝症狀，大約在二星期內會自動分解掉。因此酒不宜天天喝、不宜過量，更不宜長時間的飲用。如果一定要喝，每五天最少停喝一天，讓肝有喘息的時間，如此不但可預防脂肪肝、更可預防肝炎及肝硬化。已有脂肪肝的人，戒酒是必須的，酒齡愈長、戒的時間要愈久，再加上保肝的藥物，脂肪肝就能稍有緩解。

（2）心下痞也會造成脂肪肝

有人會問，我平日滴酒不沾，但檢查時卻有脂肝的症狀，又是如何解釋呢？不喝酒之脂肝，其實不應稱為脂肪肝。但是到目前為止，現代醫學中沒有人談論這種病變是如何產生的，或是根本不知道除了脂肝以外、尚有與脂肪肝完全相同症狀的肝疾，因此到目前沒有正確的醫學名稱，在中醫中則早有所記載並稱之為「肝膜退化症」。

肝膜退化症多由心下痞而來。而心下痞是由過食生冷、飲食不節制造成。其心下痞的位置在胸肋的交點之下、即鳩尾穴處；此處的氣滯時間久了，上會影響橫膈膜、下則影響胃的蠕動量。症狀有：平常總覺得胸悶、有東西堵在心口窩處，症狀輕微時摸不到東西，嚴重時可觸摸到一團硬硬的東西。

胃的蠕動受到限制之後，會慢慢使腸的蠕動也受到限制，因為腸胃是一體的。腸胃出問題時，橫膈膜即受到相當的傷害，在橫膈膜之上有心、肝、肺各臟：肺會出現呼吸不足，或喘或胸悶，這也是許多人有喘症的原因之一。心則出現心包油或夾心的症狀。在照X光時，肝外會出現一層霧狀之物，而被稱為脂肪肝。此霧狀物在中醫稱之為三焦。（註：三焦在正常無病狀態下是透明的，與其他經脈完全相同。）

各臟腑外圍之三焦，其形狀如同豬網油一般，是在臟腑外圍負責輸送傳導。肝之三焦一旦開始霧化，即表示肝疏泄出入的機能受到了限制，此時也會造成肝炎或肝硬化發生。

（3）養肝要徹底改變不良習慣

只靠手術治療，這些病症仍有復發的可能，應該要徹底改變不良的生活習慣：首先作息正常、不吃生冷、不酗酒、控制飲食，正確的運動（每天做20分鐘養生操，見60～84頁），繼而把病的根源治好。

心下痞的醫治過程是需要一段時間才能見效，一點一滴的把日積月累下來的廢物清除乾淨，清除後，胸部呼吸即見順暢、心臟也沒有了壓迫感，這種感覺只有親身經歷之人方能體會出來的。

6 肝炎或肝癌

（1）肝炎、肝癌病起於背部

A型、B型、C型、D型、E型是細菌性肝疾；脂肪肝是酒精性肝疾；那肝炎或肝癌又為何呢？

人受周圍環境的影響、受居住空間的限制、受工作調配上的不便、更因社會時代的發展，使人身體與精神一直處在緊張、繁忙或受氣的處境裡。加上工業進步所產生的廢氣廢水太多、農藥及生長劑的超用、抗生素的濫用，使得大多數的人身體不是很健康；再加上工作時間過長、或日夜顛倒的三班制、或交際應酬的頻繁，吃喝又多、膽固醇過高、脂肪、糖類一大堆，相對的運動與休息的時間不足，縱使是一部再好的機器，也無法在不保養的狀況下、不停的使用著，更何況是人。

根據多年經驗的觀察得知，肝炎或肝癌的患者，其肩與背部均有很嚴重的氣血阻塞問題。氣血不順是會蔓延開來的，日積月累逐漸影響到全身。當全身氣滯時，人易疲勞，若疲勞不適時的解除，造成疲倦，疲勞加疲倦形成肝炎，即是肝鬱氣。

氣不順時，人的脾氣容易變得很暴躁，常聽人評論：這人脾氣很壞、動不動就生氣，很難溝通、難以理喻；這就是一種症狀，一股難以自我控制的無名火說來就來，有時連自己都莫名其妙為何會如此火大。這也是一種信號，在告訴你某部位出問題了。

肝機能性退化的表現有多種，如飲食的改變、睡眠的改變、排泄的改變、指甲皮膚的改變，視覺聽覺的改變等。醫院檢查指數的數字僅供參考即此道理，因為個人的內在反應與自我感覺是最準確的。

（2）疲勞是肝病的徵兆

往往肝已經極度疲勞了，而其指數卻無異常，這並不能代表沒有病，難道非要等到腫塊成形或肝硬化的指數能查出來才算生病嗎？如果檢查無異狀即為無病，那猛暴性肝炎是如何發生的？肝癌末期是如何來的？難道真有一種病，一來就非常猛烈迅速到不可醫的地步嗎？

病都是日積月累來的，如感冒，一定是身體的抵抗力低弱時才會感冒；別人感冒一、二天即好，自己感冒卻要十天、半個月才略微好轉，這並不是自己感染到較強的病菌，而是自身已出問題才會如此。同樣的，病會嚴重，也是人們小病不看、不懂得保養照顧自己，才使病情惡化到難以醫治的程度。

7 肝的經脈

當一個人的脾氣暴躁時，很可能是受了當時的情況刺激、或者是傷於七情六慾之中，並不是所謂的遺傳。之所以有遺傳之說，乃是因父母有某病時，子女通常也會有此症狀發生，但這並非遺傳，乃是大家生活在一起，環境相同、物品相同、飲食相同、習慣相同所造成的。譬如長輩有偏食的習性，孩子們對此類食物就沒有接觸的機會，久而久之，體內缺乏某種營養時，與長輩相同的症狀就逐漸顯示出來，這不是遺傳，而是不好的習性造成的。因此，不論暴怒傷肝也好、酗酒傷肝也好、外力傷肝瘀血也好，其肝之經脈受到了外在與內因的因素，就會有相當程度的傷害。

在經脈學中，肝脈是相對稱的，一左一右、有進有出，一左一右構成了一個循環。

當肝腫大時，是輸送出養分與廢物的通道阻塞了。因出去的通路閉塞了，送進來的營養與廢物卻源源進來，只進不出、肝必定腫大。當肝萎縮時，必定是輸入的管道因故不通了。養分與身體上的廢物進不去肝臟，但肝必需將儲存的養分與廢物送出去，送出去的多了，肝成真空狀態，因而慢慢的縮小，此時此刻若不即時把通路修復，終必走上肝硬化之途。

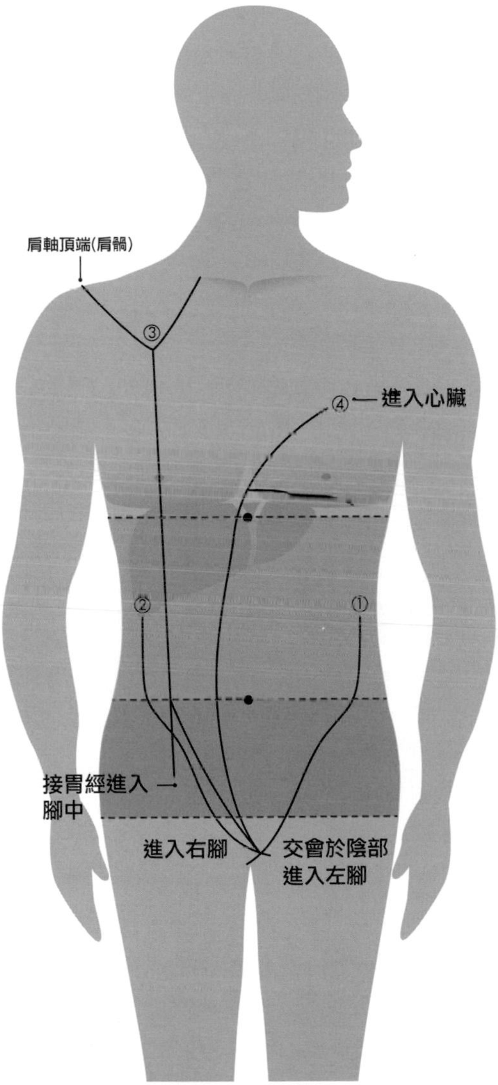

▲ **肝經脈全圖（胸腔、腹腔）**

1.2 條如同一般書上的圖線。第 3 條、第 4 條則是在臨床上體驗出來的。

前面說肝脈左右對稱，一般的中醫書或經脈書都可以找到資料，但肝脈的循行路線除了一般市面上看得到的十二經分布圖外，還有在身體內深層的路線，這些經脈貫穿體內，非常複雜。同時，根據我多年的經驗，在一些經脈學中找不到的路線上，也似乎有著對肝直接的影響，這些路線也許是肝的深層經脈或者是因為穿過肝臟，在我的經驗裡，這些路線與肝息息相關。如果讀者曾經搜尋過肝脈，其實也可以發現各家對肝脈的巡行路線也並非一致，只能說人體的奧秘我們都尚未能完全理解，也許有朝一日科技的發展和經驗的累積能讓經脈學更完備。為了讓讀者容易了解，我將這些路線暫稱為第三條、第四條的肝脈。

（1）第三條肝脈

第三條肝經脈，從膽的部位分上行與下行，上行直上乳房正中、乳頭的正下方，從乳頭穿出。因此從乳頭的大小、顏色與形狀也可看出肝氣的盛衰，若發現乳頭有凹陷，那就是肝經脈有損傷。若乳頭呈現一條線型的凹陷或中間小洞型的凹陷，表示肝的氣機虛弱不暢、人容易疲勞；若是乳頭全部凹陷入體內，完全看不見乳頭，則是肝經脈整個的閉鎖，此時人反而不累，但會出現肩頸痠痛，不管如何的動，不多時即會出現相同的症狀。

第三條肝脈在乳頭又大分為三：

1. 一條上接大腸經肩髃穴，經脈在手臂中竄上竄下、忽深忽淺至中指與無名指。最明顯的症狀即是右手中指與無名指的僵硬與疼痛感，此種疼痛與僵硬看骨科醫生也沒用，一定要把肝功能加強，等氣能沖貫通過後、才可緩解。

2. 另一支線至肩膀膽經的肩井穴處，再行至進入頸內身體側邊正中線上深入約一公分處，從頸部中間部位一分為二，一支線則斜行進入咽喉，在喉結處結束，因此胃火或肝火氣大時，喉嚨會有疼痛、緊繃不舒服感甚至聲音沙啞。另一支線進入牙床前進至眼睛後方，更上行則入頭內與別條經脈交會，構成一個循環網。這條分枝肝脈如有問題時，會覺得脖子處有一條拉緊、繃緊的經脈，很不舒服，拼命想動又好像不能徹底動到的那條脈。當肝氣滯時，很容易落枕，即是這條經脈拉緊的原故。

由於這條肝脈進入牙床，因此牙痛與肝的關係非常密切，有此症時即使牙齒沒問題也無法消除疼痛，因為根本的病因並沒有消失。再上行至眼球底部，肝脈拉緊時就會形成大小眼，右眼會感覺到有一條線一直往下拉、眼睛張不開，肝脈拉緊時只有右眼會變小或是睜不開，如果是左眼則屬於胃的症狀。

3. 此路線下行貫穿膽、控制著膽的運作，這也就是肝膽同病同治的關鍵點所在。再往下行至十二指腸，也就是神闕帶脈處，開始成小拋物線斜著進入睪丸。如此條肝脈出問題時，則陰部有時會抽痛、腫大，男女性都有可能罹患此症，一般俗稱為「疝氣」，雖疝氣可能來自各臟腑，但最後卻在厥陰肝經，以肝主筋又主痛也。因此，一般手術疝氣後，往往把肝經脈切斷，造成日後的肝機能比正常人來的差。

（2）第四條肝經脈

肝臟在身體的右邊，分為左小肝與右大肝兩塊，第四條肝脈即是從左小肝中貫穿，也就是在鳩尾穴向自身左邊約一寸的地方、也就是大姆指長的寬度，對準左乳頭斜行而上。在深處接沖脈，沖脈受傷易造成老人失智症、阿茲海默症。稍淺處接腎脈，如此處受損，易造成憂鬱症、嚴重者會有恐慌症、躁鬱症、心悸和難入眠的症狀產生。再上行與胃經銜接，這就是肝胃病同源同治的原理。上行至乳頭正下方，此時即與左邊經脈形同對稱的關係，也同樣有條支脈從乳頭穿出。

第四條肝脈在左小肝中是控制身體微量元素的作用，因此當第四條肝脈出差錯時，身體微量元素就會供需失調，造成身體出現不適的症狀。

第四條肝脈從左小肝中貫穿後，直下神闕帶脈十二指腸處，離肚臍約1、2寸處；再下行直至子宮，絕大部分的子宮肌瘤即是第四條肝脈與任脈惹的禍。

第三、四條肝脈在下行時，會聯接到石門帶脈、關元帶脈、中極帶脈、曲骨帶脈，在這些帶脈中，對子宮、卵巢、S結腸、膀胱等會有決定性的主導權，例如中極帶脈如受牽制，就有可能尿失禁或頻尿、大便量少或便祕。

再下行進入陰部，此時與第二條肝脈、第三條肝脈結合為一條肝脈，順著大腿內側、走在脾臟經脈與腎臟經脈之間，直至大姆腳趾內側指角旁。

短短幾百字的形容，看似容易，但肝的問題是非常複雜的，許多人經機器測定沒有異常，但當事人卻感覺有異樣，問題出在那裡呢？問題就出在當事人的肝疾不是在肝臟臟器本身，是在肝臟所屬的通路上；當肝的通路有問題時，就已經代表肝在出問題了，因為肝臟與經脈是構成肝的整個循環系統。

在三十年經驗中，在推拿後背時，就已經可以推斷出五臟六腑大約六成的症狀。以肝為例：當推到左肝俞穴，有突出的感覺或是有硬點、或是有隆起時，那就代表肝的氣機是不順暢、有氣滯，俗稱「肝鬱氣」。當推到右邊肝俞穴時，有突出的感覺、硬點或隆起，那就代表著肝臟本身受傷，是比左邊嚴重的反應。推拿中當雙手同時下滑、感覺到左右肝俞穴有一線連在一起時，那就代表有脂肪肝。若右邊肝俞穴有一顆米粒大小的硬點，那就是代表肝有硬化的現象了。

這些雙手推拿的種種觸感，實在很難用文字完全表達出來。當背部有初步的判斷後，在推拿前身時，就必須針對有問題的所在詳加診斷，從脖子、從橫膈膜、從肝臟本身、從肝經脈作一個統籌，這時就要看患者的信心與信任度了。

舉個例子，一位朋友開車送貨時意外翻車，事後感到疼痛，到醫院檢查時被告知是肝腫瘤末期，已無法醫治、約剩六個月生命。後經人介紹來找我，我告訴他、他的肝症應是曾被重擊而造成大量瘀血，非肝腫瘤，他才訴說翻車之事。各位讀者猜猜看這位朋友的肝問題在那裡？幾個月的推拿疏通後，最後的阻塞點居然在左腳內側的肝脈上；當把阻塞點疏通後，肝的問題即解決了。

由以上例子讀者可認知到，肝的病變並非只在肝臟上面，而是可能在肝經脈所循經的所有路線任何的一個點上或段落上。治療肝的疾病，應把肝疾真正的問題點找出來，把真正的致病原因找出來，才是最佳的醫療方式。

8 有益肝臟的食物

肝臟的功能是運送和儲存養分、解毒。又因肝膽脾胃本是兄弟臟腑，因此腸胃機能的好壞與肝膽是關係密切的。

蛋白質：受損的肝臟需要營養，最重要的是蛋白質。可幫助肝細胞再生，也可避免肝功能退化。蛋白質主要可從蛋類、奶類、魚類、肉類、豆類中容易的取得。

五穀根莖類：五穀根莖類的食物可幫助提供充足的熱量，以節省蛋白質的消耗。

維生素A、B群、C、E：多攝取維生素群，可促進肝的代謝、減輕肝功能不良所引起的疲勞、腸胃差等症狀。酵母、蔬菜、水果都是很好的養分來源。

大蒜：含硫化物，可清除血液及肝臟中的毒素。

強化肝臟功能、預防脂肪肝：啤酒酵母（含B群）、紅甜菜、大豆卵磷脂（非基改）是好的選擇。

9 疾病自療法

因為肝脈幾乎貫通全身，因此整體全身的運動都有益處的。雖然是整體功法，但第三條肝脈通行於頭頸部，因此頭頸部運動很重要，如拉鼻竇、嘴巴運動、涮舌、叩齒、做鬼臉、搓面（見168～171頁），加上頸部所有的運動都有實質的效果的。

肝的動作是整體的，但是仍然是有先後順序，證實肝有症狀時，首先必需改善生活做息，戒煙戒酒，戒一切的加工食品，在早晨出門慢走四十分鐘，然後再轉腰、吸腹、

▸▸▸ 嘴巴外擴彎腰吸腹 ▸▸▸

彎腰吸腹、嘴巴外擴彎腰吸腹、向左右十五度彎腰吸腹，這五個功法是每日必需要做的，而且要做得愈多愈好。

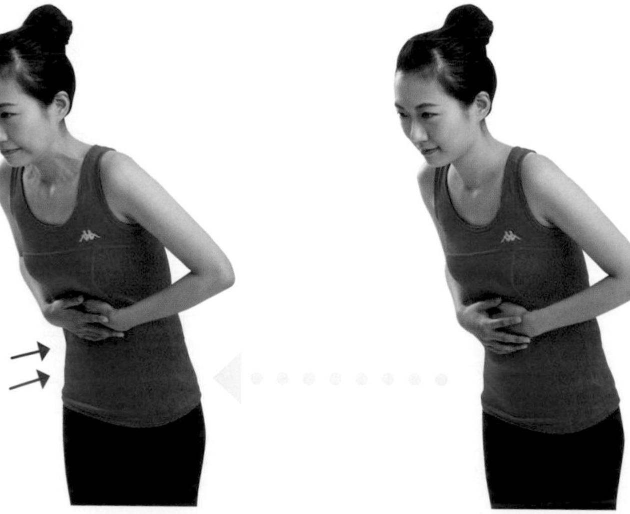

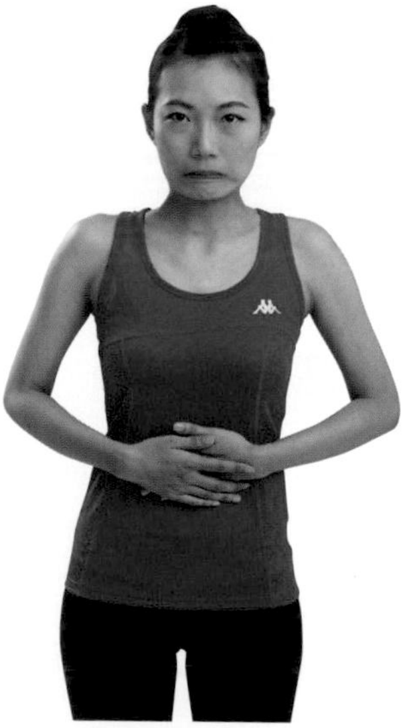

動作 以嘴帶動，將嘴巴向左右兩邊擴張可牽動到胸腔內的經脈。外擴的同步再加上彎腰吸腹的動作，更加強了經脈的活化。

效果 緩解胸悶、呼吸不順的症狀，活化胸腔內的經脈氣血。此動作如勤練習，會有咳嗽的症狀或想吐的感覺，會出痰，甚至會咳出血絲來，這些全是過程中的症狀，當症狀過了之後，胸腔豁然開朗，會非常舒服。這個動作有一定的難度，剛開始時做十幾二十下都可，隨著練習後再逐漸增加。

向左右十五度彎腰吸腹

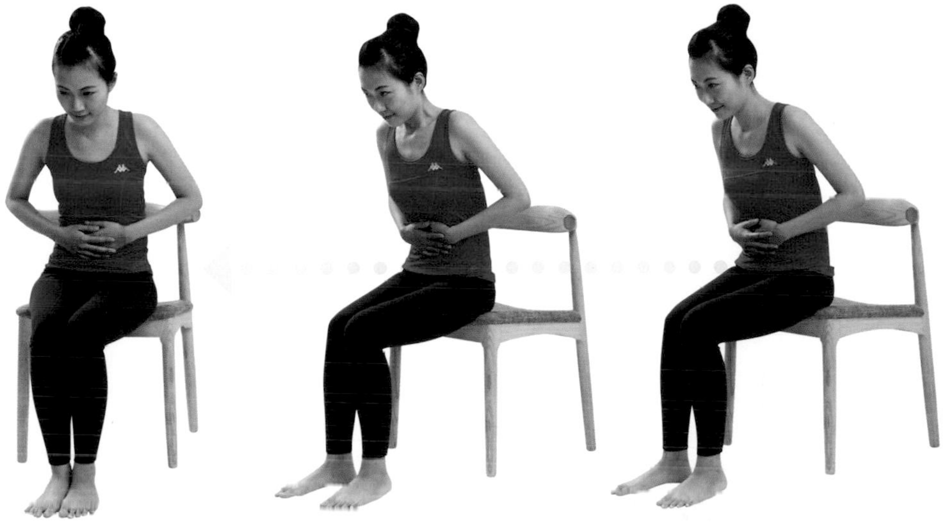

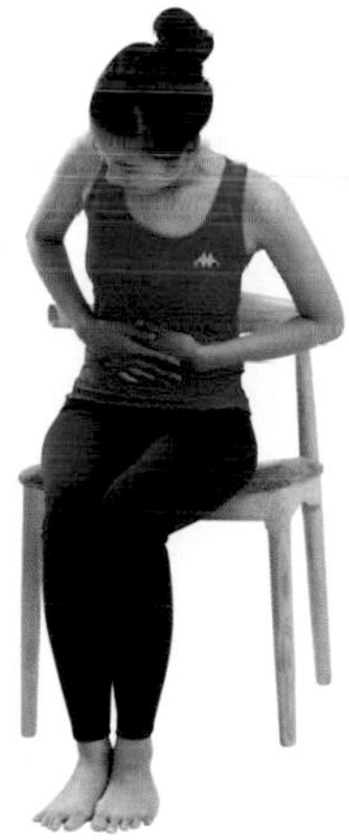

向右15°彎腰吸腹

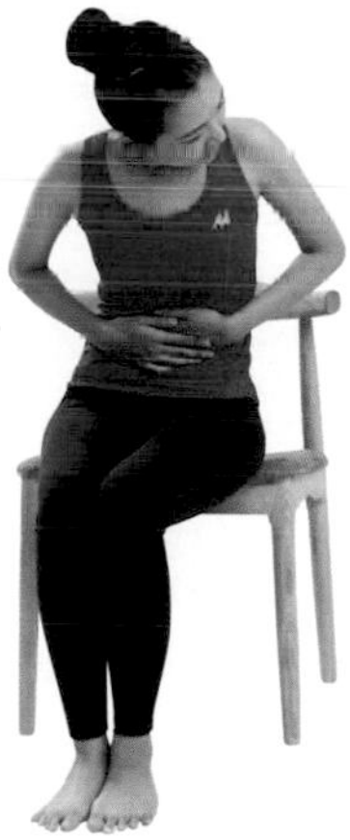

向左15°彎腰吸腹

動作 以橫膈膜、心口窩為中心，不管呼吸，身體放鬆，略向右 15 度彎腰，前傾，使脊髓成弓形，腹部收縮，做越多越好。向左亦同。

效果 除心下痞、活化胸膈，可消減胸悶感。右為肝臟，向右十五度時，更可加強肝臟按摩。

▶▶▶ 彎腰吸腹 ▶▶▶

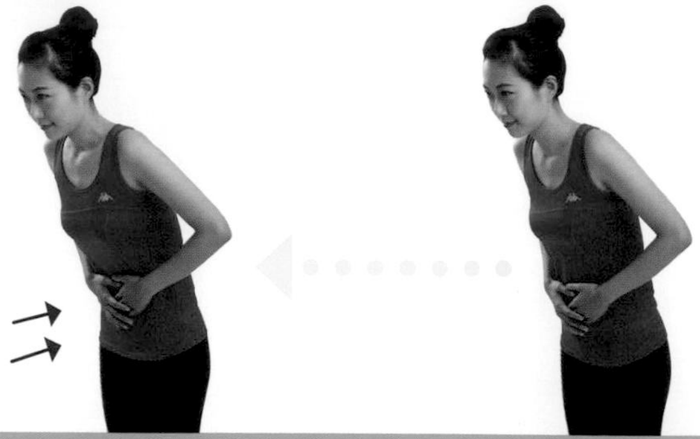

具體動作參考 79 頁

▶▶▶ 轉腰 ▶▶▶

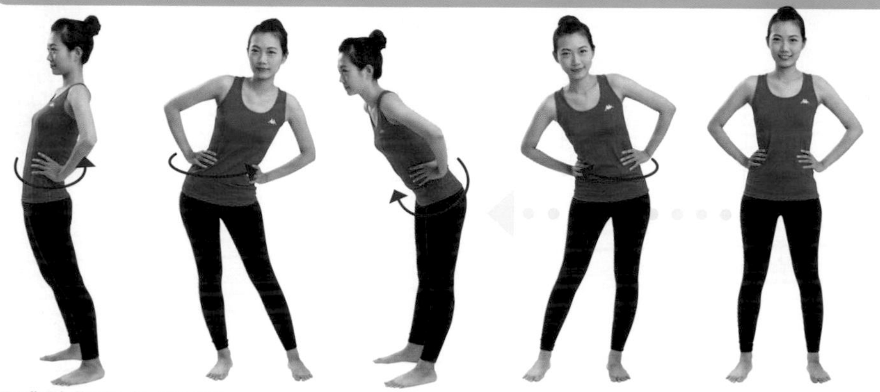

具體動作參考 72 頁

▶▶▶ 吸腹 ▶▶▶

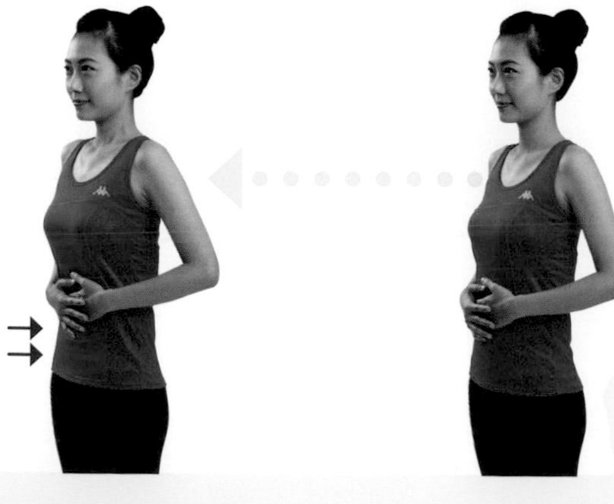

具體動作參考 78 頁

四、子宮病變

1 案例分享

子宮瘀血排除，消除燥熱體質

台中一位蔡小姐生產完後的二個月，覺得體內很熱，想吃大量的冰涼食物。看醫生做檢查也都沒有發現異常。但蔡小姐每天都覺得體內愈來愈熱，天天喝十多杯冰涼飲料也無法緩解這樣的體熱。

蔡小姐的先生經朋友介紹後與蔡小姐來我這裡求助，推拿後發現子宮內有瘀血，建議蔡小姐每隔一天就來一次。第二次推拿時，疼痛的感覺好像刀割一樣，蔡小姐想放棄，但家人一直勸解才勉強忍住疼痛繼續前來。經過數次推拿後，某日在家，蔡小姐肚子不舒服，想上廁所卻排不出來。她自己推揉肚子一陣子後排出許多瘀血塊，瞬間就舒暢多了，體熱也慢慢散掉。我交待她多吃韭菜，海帶，每日吃一碗紅豆湯，戒冰冷食物，並且每天都要自己推揉腹部。如今蔡小姐已有三個寶寶了，生活忙碌之餘還是每天做吸腹，轉腰等運動。

用推拿、養生操根除子宮肌瘤

台南張小姐剛被檢查出有八公分大的子宮肌瘤時，驚慌得不知如何是好。因為尚未結婚，實在不想開刀摘除子宮。經朋友介紹到我這裡求助，儘管推拿時有些部位非常痛，張小姐都堅強的忍著，非常努力的配合。經過了二個月的推拿，肌瘤消除了。但半年多後症狀又出現了，我告訴她身體的症狀都是反應自己的習慣，生活中的種種習性是因，產生症狀是果。雖然借助推拿保養增加身體的循環，進而能讓症狀消除，但如果又回到過去一模一樣的生活習慣，同樣的症狀當然會再次上身。於是張小姐除了每週一次的固定推拿保養外，平常也會多做養生操，並且注重飲食和休息。後來張小姐遠嫁異地，接著懷孕生子，十年過去了，她一直保持著運動習慣，身體健康也維持的不錯。

2 子宮病變自我檢查

子宮病變的種類有很多，子宮肌瘤、子宮血管瘤、子宮腫瘤、子宮內膜異位與子宮肌腺症。根據統計三十歲以上的婦女，有五分之一的人患有子宮肌瘤的症狀，在中醫的立場來看，子宮肌瘤應歸屬在中醫所謂的「癥瘕」之上。

以下列出一些相關的症狀，供大家參考注意，有這些症狀出現時，應該提高警覺，千萬不要忽視而錯過最加醫療時機。

1. **急性尿路感染：**頻尿、尿急、排尿疼痛、排尿有灼熱感。如腎臟也有感染時，會有發燒、怕冷、背部疼痛等症狀。
2. **行房後有陰道出血的現象：**有可能是子宮頸病變。
3. **陰道炎：**分泌物有臭味、血腥味，並伴有陰道或外陰部搔癢症。外陰搔癢並伴有潰瘍或有外陰腫塊，要注意是否為腫瘤或是癌症。
4. **子宮肌瘤、子宮腺瘤（肌腺症）：**經量多有血塊，時有貧血現象，經痛愈來愈痛，有頻尿或是便祕等症狀。
5. **下腹有腫脹感，觸摸有硬塊：**有可能是子宮腫瘤，或是卵巢腫瘤。
6. **停經後陰道出血：**是子宮頸或子宮內膜有異樣。

3 子宮肌瘤

中醫認為子宮肌瘤的發生，主要是臟腑的氣血衰弱、瘀血的停滯，或因外力的碰撞受傷而引發的一種症狀。

子宮肌瘤在剛開始形成的時候，絕大多數是沒有什麼症狀的。隨著肌瘤的長大，可能會出現有腹痛、腹悶脹、小腹下墜感，甚至有排尿困難或頻尿的現象。也會出現不規則性出血及經血量過多的症狀。如長期經期出血量大，容易造成貧血，以及心跳加速、體重逐漸減輕與疲倦，甚至於體力衰弱等症狀。

如果子宮肌瘤不斷增大，就可能會壓迫到子宮前方的膀胱，引起頻尿。或是壓迫子宮後方的直腸則造成排便困難或便祕。也有些肌瘤長在輸卵管附近的子宮側面，就有可能造成不孕。

子宮處有肝脈、腎脈和帶脈通過，所以經脈阻塞或是子宮本體病變，就會產生子宮肌瘤。這種症狀大多是在子宮本體外側，很少發生在子宮壁肌肉層中。因為子宮外有一層薄膜狀物，稱之為三焦脈，三焦脈在各臟腑的外層都有，有傳導和保護的作用。當運動量不足、受傷阻塞或氣血不足時，三焦脈容易硬化而阻塞，累積成子宮肌瘤。當人體虛弱時，膜會有硬化現象，其保護功能隨即降低，這就是腸黏連及子宮肌瘤發生的主要原因；其次是外力的介入，如開刀或激烈的運動等等，使其受到傷害，因而產生肌瘤的症狀。

在多年的病理推拿經驗中，發現到子宮肌瘤是因身體虛弱所引發的一種症狀。當肝臟、腎臟的機能退化時，就可能會有肌瘤的產生。因為當肝腎機能退化時，不僅通常在體力上和精神專注上會比較差，其所屬的經脈也會拉緊僵硬造成循環差。又因肝脈、腎脈的經脈線穿過子宮本體，於是有了子宮肌瘤的症狀。腎脈在身體上是左右對稱的，而肝脈則是左邊有一條，右邊卻有三條，且複雜多了，有分支進入身體深處並且上行頭部，因此子宮肌瘤大部分是長在子宮的右側。在推拿的過程中，子宮肌瘤會隨著身體健康狀況忽隱忽現，這是因為推拿後帶動經脈的活化暢通，讓淤塞的肌瘤縮小或消失，之後因為運動不足或氣血不足，身體的循環再度減弱，子宮肌瘤又再度出現，要根治子宮肌瘤必須要肝、腎機能提升後，肌瘤即可消失。

當發現下腹部隆起，或是有腫脹、脹痛的感覺時，就要有警覺，而不是只因為腫塊、硬塊目前沒有任何感覺，就不去理會它，那極有可能會失去最好的治療時機。

子宮肌瘤是爭議性很大的一個症狀。一位在加拿大的朋友，有小腹脹痛與生理痛的問題，檢查後，醫生告知，子宮周圍有腫塊，但不是子宮肌瘤，腫塊之原因不明，建議再觀察。在我遇到過的案例中，約有三分之二其實不是子宮肌瘤，而是第三條肝脈、第四條肝脈與腎脈阻塞，或是帶脈阻塞而成的腫塊，因腫塊剛好在子宮的部位，所以看似子宮肌瘤，實際上卻不是。

每種疾病都有跡可尋，肝脈貫穿子宮，帶脈牽引到子宮，因此有子宮、卵巢症的人，平常就容易疲勞。因肝經脈就是肝的通路，通路一受損，功能必然減退。腎脈如有障礙，甲狀腺就容易腫大。因此在看病時，不能只看到知道的症狀，就斷定是某病。更要把那不明顯的，但卻是病根的病兆找出加以治療，如此才能根治。

4 子宮內膜炎

多由於經期中或產後不注意而產生。經期中不禁房事，感染不潔之物所引發。大多數的人是由急性內膜炎沒有完全治療好，而轉成慢性內膜炎。炎症在子宮內不擴散，也沒有消失，膜上呈現出發炎狀態，造成氣血不暢、內膜增生增厚。

5 子宮內膜異位症

子宮內膜異位是婦科常見的一種症狀。一般症狀有陰道流血並有暗紅或黑色血塊，斷斷續續，中間夾有白帶、腥臭味。腹部悶痛，長時期的痠痛不舒服。口渴想喝冷飲。兼有腰痠、頭昏、無力、胃口差。如果在局部推揉則有壓痛感、會有子宮壁增厚感。

在中醫學中，並沒有此症狀的名稱，但在痛經、不孕、癥瘕積聚等章節中，有類似相關的論述。子宮內膜通常緊密貼實在子宮內壁的肌肉層上；有時因身體虛弱或受到外力的傷害，會集中在一個地方，形成一團，稱之為內膜異位症。

其根本是因身體虛弱、邪氣乘虛而入，造成氣滯與瘀血所引發，不是阻塞在一個點上，而是在一個面上。因此積存到某個程度後，進而影響卵子的著床與子宮壁的剝落，造成不孕和經期的混亂。

所以想要治療子宮內膜異位症，一定要先疏通其經脈血管，使其通路暢通無阻之後，加強自身的健康，子宮內膜異位的症狀才可迎刃而解。

在我的經驗中，子宮肌腺症、子宮肌瘤、子宮內膜異位症，可以說是同一病因，只是因症狀不同、所在的地點不同，而有不同的名稱。如果在子宮肌肉層內側，就稱為子宮內膜異位症；若是在肌肉層中，則稱為子宮肌腺症，若是在子宮肌肉外側，則多為子宮肌瘤，子宮肌瘤有一層莢膜包在外圍，這層莢膜即為原本包覆於子宮外壁但退化後的三焦脈。

6 疾病自療法

腹部、臀部、大腿同時吸放

動作 腹部、臀部、大腿同時用力緊縮，然後放鬆。此動作站立時或坐著時都可做。

效果 腹部、臀部、大腿同時收縮，可延續轉腰的動力，使氣的循環直達腿部。這幾個動作，經長時間的累積證明，確實可有效的減緩諸症狀。不斷做吸腹的運動，最少一百下。若能做數百次、數千次，效果會更快速。

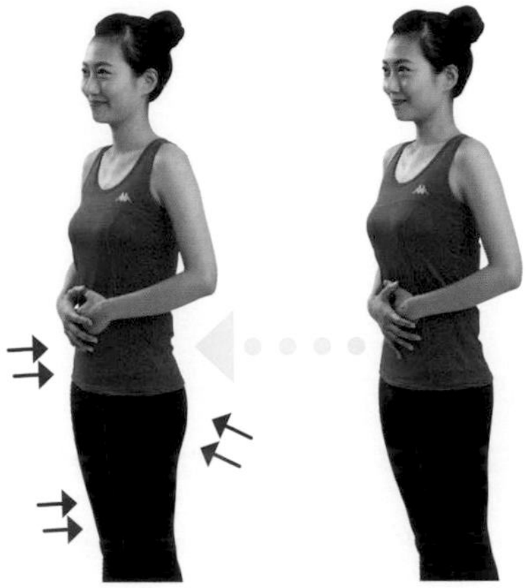

推揉腹部

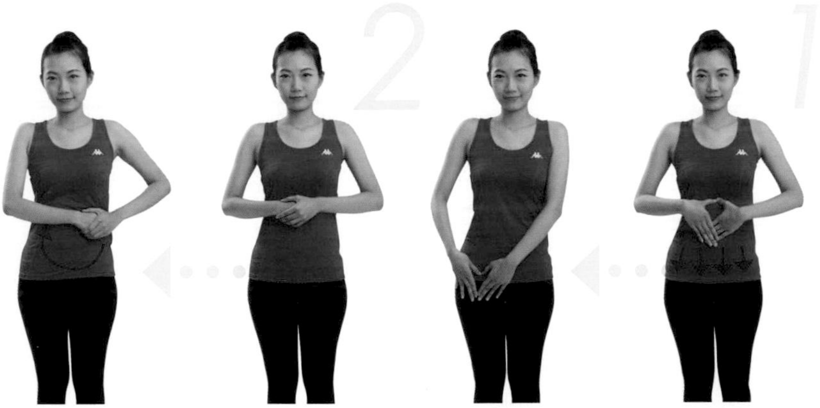

動作 *1* 每天洗澡的時候，要養成推揉腹部的好習慣。由肋骨下方往下推揉，略加力量、一直推揉到小腹與大腿的交接處，尤其以肚臍之下為重點，因子宮即在此部位。要在有硬塊及摸下去會感到不舒服、或痠或痛的部位加強推揉，來回多推幾次。

2 雙手掌以順時針方向推揉腹部。

效果 消除子宮不適

半躺吸腹

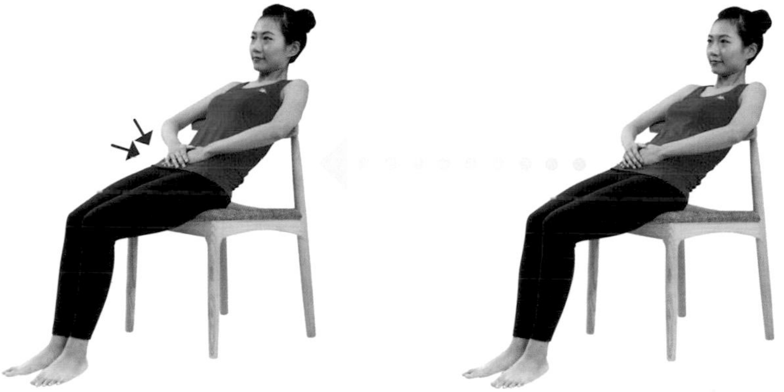

動作 如同躺在椅子上的姿勢，將力量集中，做肚臍以下小腹吸放的動作，不管呼吸，越多越好。

效果 這動作牽動到子宮，可以有效的促進腸胃及子宮的蠕動力。蠕動力增強，氣血的流通速度就會加速，其子宮病變的症狀即可有效的減少或消除。

磨蹭腳跟

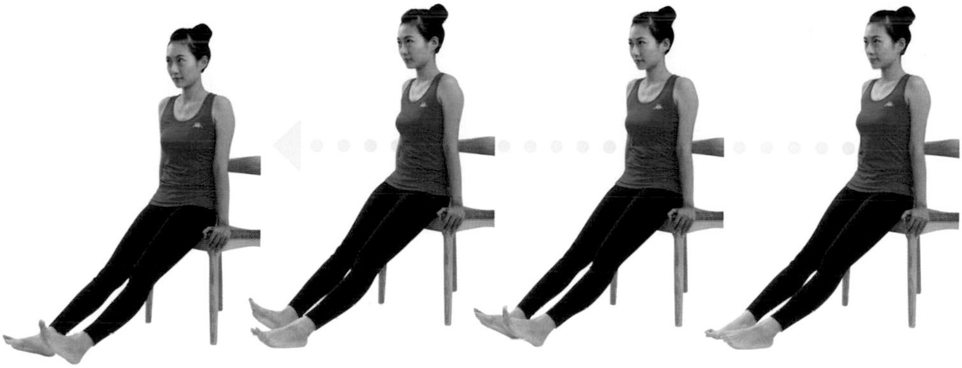

動作 坐姿，呈溜滑梯狀，腳尖向上，腳跟著地，在地板上雙腳一前一後來回磨動。

效果 腳跟是子宮的反射區，因此來回不斷的刺激腳跟，就可牽動子宮的刺激。

▶▶▶ 轉腰 ▶▶▶

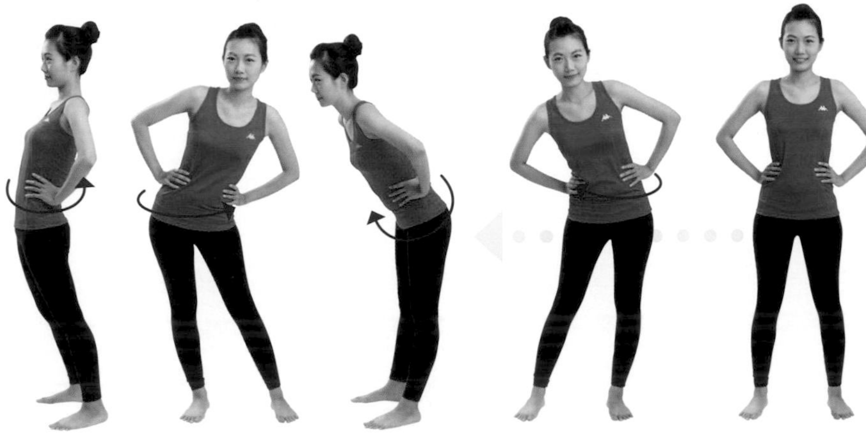

具體動作參考 72 頁

▶▶▶ 吸腹 ▶▶▶

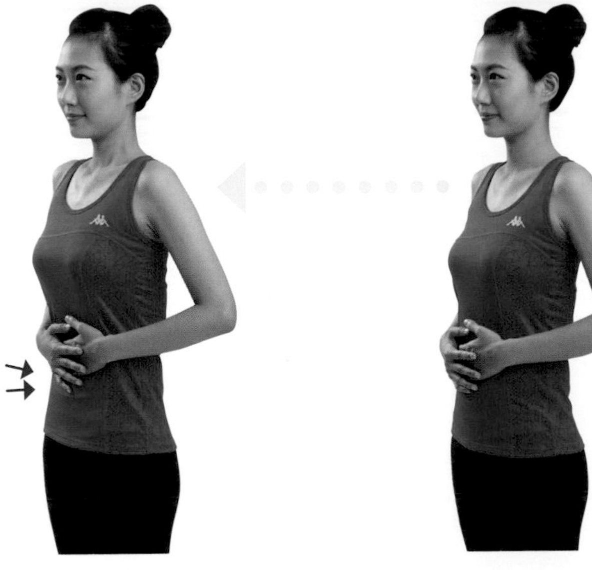

具體動作參考 78 頁

在運動中或揉按中，如有痠麻感覺或痛感，都屬於正常的反應，持續不斷地做下去，做到痠麻脹痛及不舒服的感覺消失了，做到腹部的柔軟度明顯的增加時，那各種的症狀必可得到緩解，甚至於治癒。

日常生活中，隨時隨地都可做呼吸吐納運動，加上洗澡時的推揉和磨蹭腳跟，相輔相成，可增加子宮免疫功能。子宮不僅是孕育生命也製造告種賀爾蒙，不可輕易棄去。

運動又以長時間的走路最有效果，因為脾經脈、肝經脈、腎經脈都在大腿內側，而走路時即有牽拉運動的效果。這三條經脈一旦柔軟度有了，再加上腹部、臀部同時吸放的動作，那不論子宮的症狀、排便的症狀、尿失禁的症狀或是卵巢的症狀均可有效明顯地改善。

當發現有子宮肌瘤、子宮血水瘤、子宮腫瘤、子宮內膜異位症、子宮肌腺症時，活血化瘀的中藥（請至中醫診所看診開藥方）有非常不錯的功效。飲食上少吃寒涼生冷的食品，可多吃韭菜、海帶、洋蔥、大蒜，這四種食品對以上症狀均有療效。

五、卵巢

1 案例分享

推拿半年，卵巢硬塊消除了！

台南姜太太是在姊姊的陪同下，半扶半架的上了二樓，上氣不接下氣的喘息著。在全身推拿時，推到右腹時，可以感覺到腹內一顆很大的硬塊，姜太太描述疼痛像肌膚撕裂一樣，好不容易推拿結束，告知姜太太是右卵巢有問題。

剛開始是每週二次的推拿，一個多月後然後改為每週一次，大約半年左右症狀就消除了。姜太太自己也覺得身體輕鬆多了。姜太太說，年輕時生理期就不太順，那時候如果有認真面對問題，身體應該就能保養得更好。

2 生理期肚子痛的警訊

卵巢藏在人體的深處，卻有著傳承的重責大任。

卵巢是成對的腺體，其形狀與大小如同去了殼的杏仁，位於骨盆腔的上方，在子宮的兩側各有一個，以卵巢韌帶固定在子宮的上外側方。卵巢的主要功能是排卵和分泌各種的激素，如女性荷爾蒙、黃體素與鬆弛素。並有維持女性特徵的功能。

就卵巢病變來分析，根據資料顯示，卵巢良性腫瘤是婦科常見的症狀之一。大約有三分之二的良性腫瘤是發生在二十至四十四歲年齡層的婦女身上。根據組織病理學的報告，卵巢的惡性腫瘤多由其良性腫瘤轉變而來。當有不良的質變產生時，為何病患本身卻一點症狀都沒有？其實不是沒有任何症狀，只是自己不知道是症狀而忽略了。

許多女性都承認自覺有偶爾的發脹與壓迫感、瞬間的抽痛、生理期與經量的不規則等，但是女性因有生理痛的毛病，多半以止痛藥舒解，所以經常忽略了其他身體的警訊。

中醫認為卵巢病變屬「癥」、「癥痕」、「月經不調」等範圍內。由於脾腎陽虛、痰濕瘀阻或氣血兩虛、濕邪久困於經脈的氣滯血瘀症，日久成積，造成陰虛內熱、毒氣蘊結所成的疾病。

在我的經驗中，我把卵巢病變分為兩類：

1. 受傷導致氣滯血瘀所引發的阻塞病變症狀。
2. 因年齡而形成的機能性不足的病變症狀。

在推拿經驗上的初期症狀，推到卵巢部位時，會有氣滯阻礙感，嚴重一點的有硬塊阻礙感，更嚴重的話，推到卵巢部位時是虛空的、沒有任何阻礙的。整個部位均沈入腹部的深層中，要深層的往下推，才能發現到更深層的異樣，有的如同一個乒乓球或小釋迦，嚴重時有的就像個成熟的荔枝，又硬又刺手。

卵巢如果因身體虛弱而產生氣滯血瘀的症狀、或因年齡大所發生的機能性不足，如前所述，帶脈功能減退沉入腹腔深處，連帶將卵巢壓入而影響功能。必須保養身體到一定程度時，卵巢才會上浮至定位，帶來新的生機。

3 疾病自療法

其他因生理期引起的發脹感、微痛感、或經血量多、量少、不順等，可以在平時隨時隨地做腹部的推揉，以加強腹部的活動量，運動則與子宮功法相同，但因卵巢的部位比子宮要深，因此運動在時間上必須要加長，要經過一段長時間才可看出功效。請有耐心的多做運動，症狀即可減緩，平常若能養成多吸腹、多轉腰的習慣，持之以恆，卵巢諸症狀能有顯著的改善。功效的快慢，完全在於運動的勤快與否。

▶▶▶ 推揉腹部 ▶▶▶

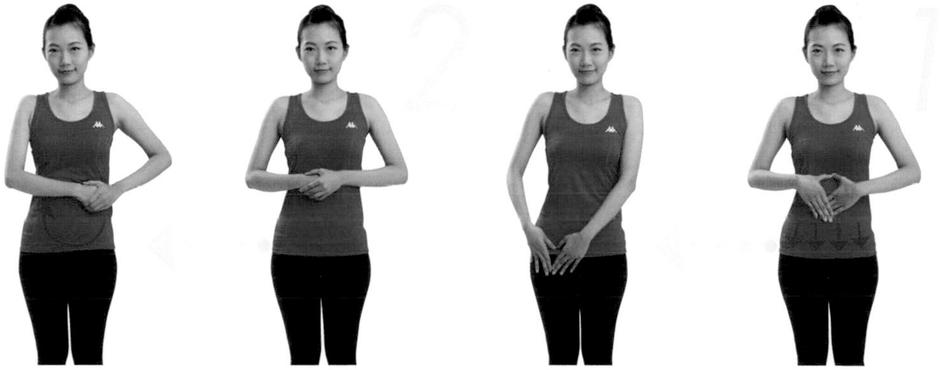

動作 1 每天洗澡的時候，要養成推揉腹部的好習慣。由肋骨下方往下推揉，略加力量、一直推揉到小腹與大腿的交接處，尤其以肚臍之下為重點，因子宮即在此部位。要在有硬塊及摸下去會感到不舒服、或痠或痛的部位加強推揉，來回多推幾次。

2 雙手掌以順時針方向推揉腹部。

效果 消除子宮不適

▶▶▶ 磨蹭腳跟 ▶▶▶

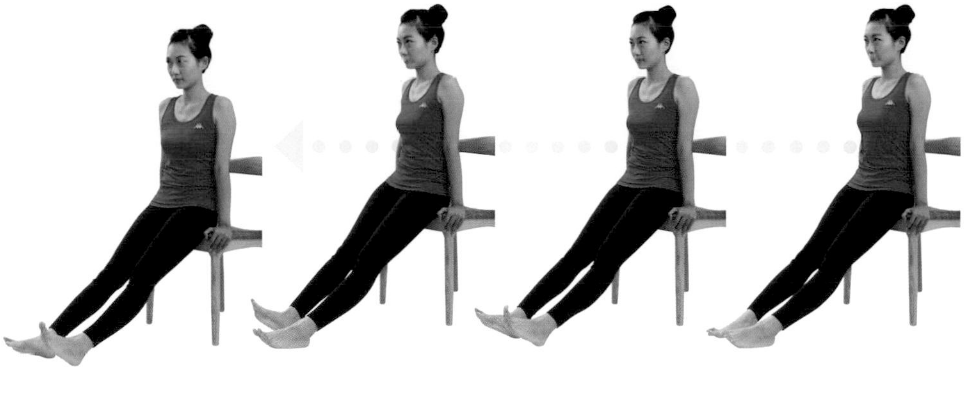

動作 坐姿，呈溜滑梯狀，腳尖向上，腳跟著地，在地板上雙腳一前一後來回磨動。

效果 腳跟是子宮的反射區，因此來回不斷的刺激腳跟，就可牽動子宮的刺激。

▶▶▶ 吸腹 ▶▶▶

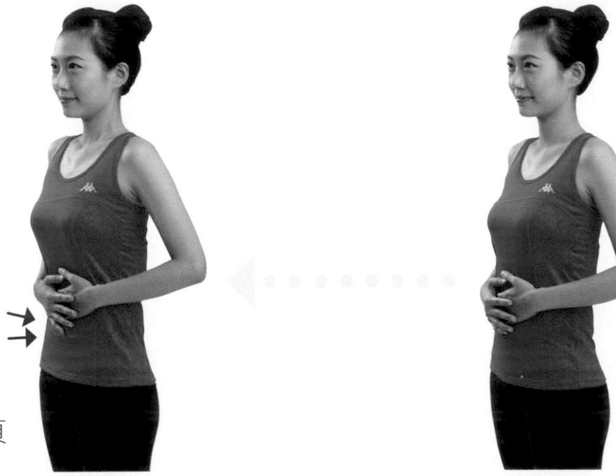

具體動作參考 78 頁

▶▶▶ 半躺吸腹 ▶▶▶

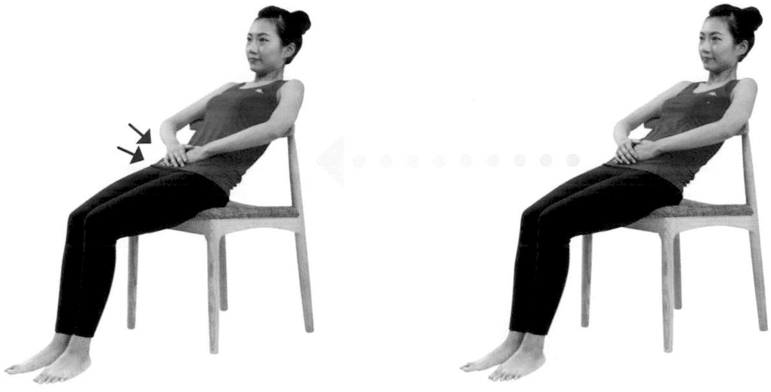

動作 如同躺在椅子上的姿勢，將力量集中，做肚臍以下小腹吸放的動作，不管呼吸，越多越好。

效果 這動作牽動到子宮，可以有效的促進腸胃及子宮的蠕動力。蠕動力增強，氣血的流通速度就會加速，其子宮病變的症狀即可有效的減少或消除。

▶▶▶ 吸臀 ▶▶▶

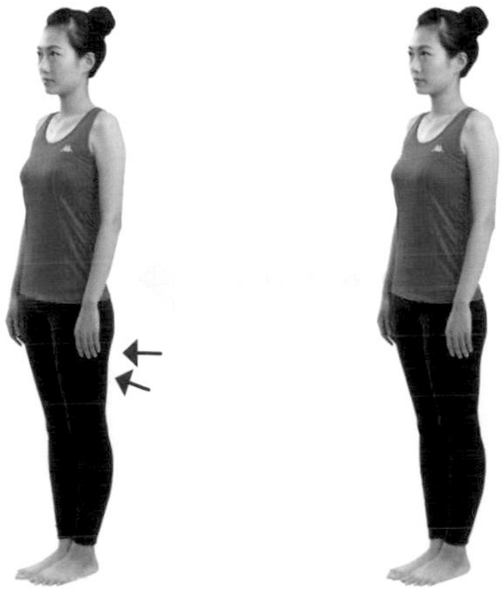

動作 臀部的肌肉用力緊縮，然後放鬆，注意不要用力在肛門，以免便祕。

效果 可改善排便、尿失禁、腰痠及生理期症狀。

▶▶▶ 吸放大腿 ▶▶▶

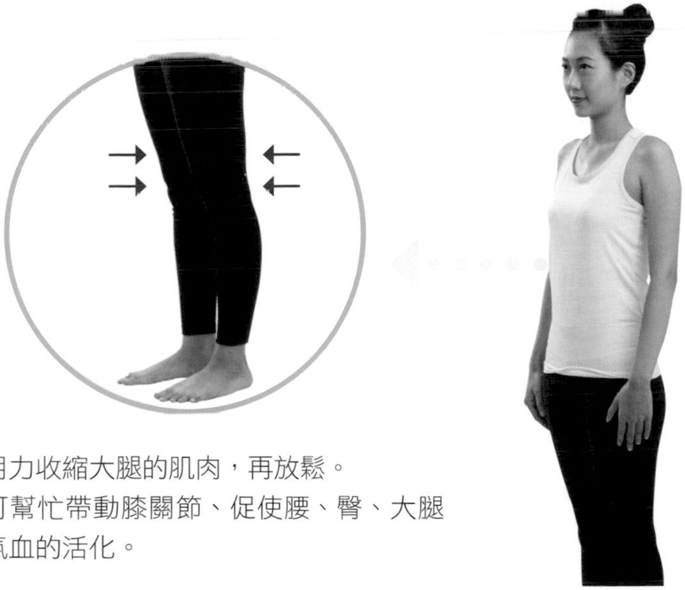

動作 用力收縮大腿的肌肉，再放鬆。

效果 可幫忙帶動膝關節、促使腰、臀、大腿氣血的活化。

▸▸▸ 腹部、臀部、大腿同時吸放 ▸▸▸

動作 腹部、臀部、大腿同時用力緊縮，然後放鬆。此動作站立時或坐著時都可做。

效果 腹部、臀部、大腿同時吸放，可延續轉腰的動力，使氣的循環直達腿部。這幾個動作，經長時間的累積證明，確實可有效的減緩諸症狀。不斷做吸腹的運動，最少一百下。若能做數百次、數千次，效果會更快速。

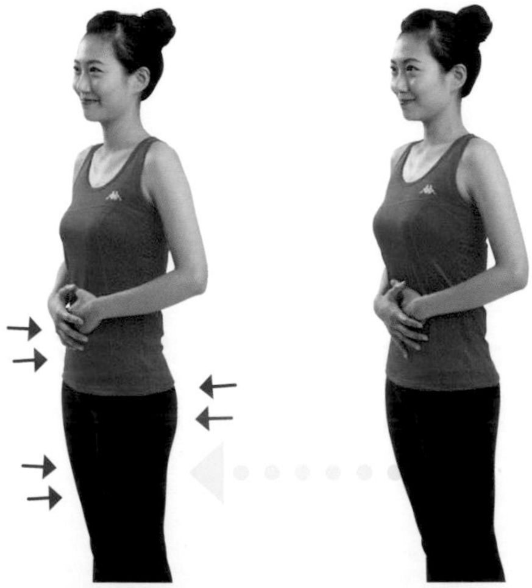

▸▸▸ 轉腰 ▸▸▸

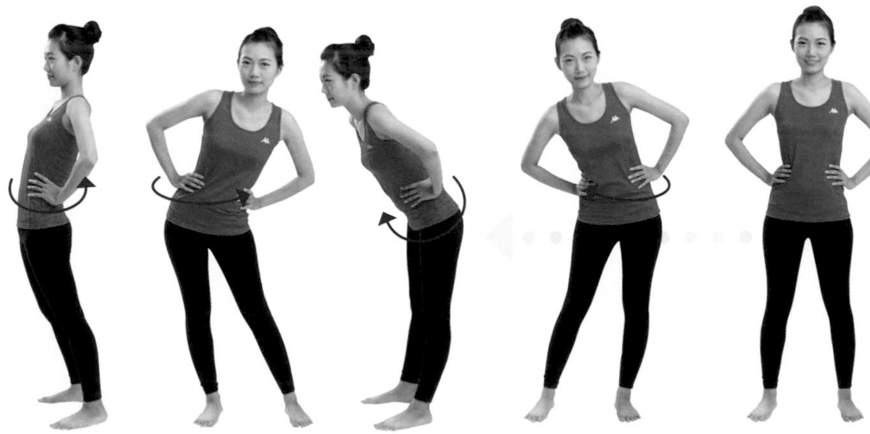

具體動作參考 72 頁

六、乳房

1 案例分享

高雄一位張太太在生產完一年後，洗澡時發現到左胸乳房似乎有硬塊，檢查後被告知是乳房纖維囊腫症，因為不想接受侵入式治療，經朋友介紹後來這裡尋求協助。約兩個月的時間裡，每週一次進行以推拿疏通腹部經絡的方式，加上張太太每天自己推揉、運動，再次檢查時乳腺腫的症狀已經不見了，如今張太太已經57歲了，此症狀沒有復發過。

讀者可能會有所懷疑，怎麼可能乳房病變的源頭在腹腔內。作者從事病理推拿三十多年，從臨床經驗得知，每個人有每個人的生病源頭，只要把源頭找到，加以推揉，使氣血順暢，在通則不病，不通則病的原則下，把症狀消除掉。

2 每六位婦女就有一位乳房病變

乳房常見的症狀約有：乳房纖維囊腫，乳房纖維腺瘤，乳房水泡腫，乳脂房壞死，乳房缺陷瘤，乳腺炎……等。根據統計，在三十五歲至五十歲的未停經婦女中，每六位就有一位有乳房纖維囊腫症，大部分為良性腫瘤，因此發現後醫生多半會建議要注意追蹤。乳房纖維囊腫的發現多半是感到胸部疼痛，或是摸到硬塊才發現，有可能一側，也有可能兩側都有，通常在月經前疼痛加重。而疼痛的方式有悶痛、脹痛、接觸即痛等，並且腫塊會逐漸增大，但生理期結束後症狀隨即減緩。

在古中醫學中就有乳房病變的記載，遠在西元六百一十年，隋朝就開始有了研究，過了一百年後對乳房的研究已進入一個全方位的時代。從中醫觀點來看乳房病變，可區分成由肝胃濕熱結成，由七情傷肝脾所引發，由乳房症狀所展現出的不外有，肝火大，脾胃消化不良，太過憂傷等，使得身體機能混亂，失去調和的功能，那就會使身體的循環減弱，循環差就會氣滯血瘀。

3

預防乳房病變的關鍵

於是當乳房如有問題，先應探討幾個方向：一、情緒上的：個人的七情六慾是否太過憂慮、驚恐、易生氣等。二、生理上的：如：出汗、排尿、排便、生理期等代謝產物是否能正常排出體外。三、病理上的：代謝物如果長期停滯在組織器官上，會導致氣滯血瘀，日積月累下來，終至凝聚成塊，此塊即為目前人人談而色變的腫瘤。腫瘤一產生即阻礙正常的生理功能，終至會產生不良的病變。

從推拿經驗中發現，絕大部分的乳房病變只是一個症狀，是標不是本，因此才會有切除以後又復發的現象產生；有時又有切除一個腫塊後不久又再復發成二個或三個腫塊的怪現象。或是很多人乳房有積塊時，大部分均長在同一部位同一角度上。

在中醫醫學中認為主導人體的循環是經脈，而人體的經脈是縱橫交錯非常綿密的。當經脈或血管有了氣滯血瘀的情況產生時，在經脈最脆弱的地方就容易堆積體內的廢物，時日久了就成長成為有形之體。此有形之體就應探討從何而來，該如何去化解它。

乳房病變雖說症狀出現在乳房上，其源頭卻往往是在腹腔內，因此在腹部推拿順暢以後，乳房上的硬塊會逐漸消失掉。在我從事推拿多年的經驗裡發現，當乳房有病變時，很多人有胃脹氣，或食慾不佳，自覺口乾舌燥想喝冷飲。或腹部某一定點常感微痛及脹滿，有時生理時鐘會忽前忽後亂了日期等等，這也能解釋為什麼乳腺囊腫在生理期時會更嚴重，在推拿中往往把上述症狀處理好時，因為經脈順暢了，循環良好，那胸部的腫塊也會同時的不見了。

4 右手痠麻小心是肝滯乳房病變

在經驗中發現許多乳房有病變的人，往往病灶出在肝脈阻塞上，因此特別在此提出來討論。在多年的經驗裡發現當一個人健康的時候，身體沒有任何不適的症狀，如果這個時候發現右手有痠、麻、痛的現象，往往沒有放在心上；比較小心的人，會尋求吃藥、徵詢醫生的建議，症狀會暫時緩解，但是一旦停止吃藥看醫生後，沒有多久同樣的症狀又會出現，如此反覆時好時壞一段時日後，許多人會放棄病任由不適的症狀發展下去，一直到右手舉不起來時，才會警覺到事態嚴重。

如果有症狀又醫療一段長時間後都沒有效果時，就要想想症狀不一定就是病灶之地。這種情形下，很有可能症狀之根本在肝脈的第三條肝脈，或是第三條肝脈延伸下去在腹腔中，這兩個部位因故氣滯阻塞了，造成氣血的不順暢，一段時日後其表現出來的症狀卻是乳房深層中，也就是第三條肝脈的部位，在乳頭的正下方（請參考肝脈篇第三條肝經脈）。

因為第三條肝脈在乳頭正下方分岔為三條經脈，一條上接大腸經的肩髃穴處，一條斜行至膽經的肩井穴處，又一條就是垂直的直達乳頭正中央（請參閱第六章肝症狀詳敘），因此在此交會點上，也就是容易成為病之根本所在。

在我的經驗裡詢問多人，初期也就是右手臂與肩背交接的上方處，有或痠或痲或痛，手上舉時會有痠痲電感，其他方面卻沒有明顯的症狀出現，等感覺到乳頭正下方、胸腔深層中有不舒服時，那有可能是在手有症狀多年之後的事了。

5 三部位檢查是否乳房病變？

症狀如出現，一定找出讓症狀出現的原因，肝滯乳房病變他的病因即是第三條肝脈出了問題，在推拿經驗中肚臍右邊的腹腔中會有阻塞部位，往往占了很大的比例，再來就是順著經脈走向，到了左大腿內側，至膝蓋處是第二個容易致病處，第三就是膝蓋下小腿肚處也很容易阻塞。當肝滯乳房病變症狀讓人感覺到胸腔深處有異樣時，慢慢體會上述三個部位是否有異樣的感覺，如有那就自己推揉，順著第三條肝脈的走向推揉，找到運動方式能夠拉到那條經脈的動作，經過牽拉，經脈的循環流動量會增大，因此也就可以減輕症狀，甚至可消除症狀。

在第三條肝脈過了神闕帶脈時，又一分為二，一條走第三條肝脈的原線路，另一支線直下下行約三吋後，與胃經結合，因此當有胸腔深處異樣的感覺時，那右大腿的胃經也是很重要的一個參考點，同樣的需要自己的推揉拍打，直到腿內的結塊消失為止。

6 腹部經脈阻塞觸發乳房病變

由於大部分的乳房問題大部分根源於腹部的經脈阻塞，因此推揉腹部使氣血順暢會對乳房問題有很大的改善。坐或站皆可，雙手掌心向自己，左右手四指皆朝下，利用兩手的大拇指交疊點壓揉動。從肚臍兩側約一到兩指寬處開始，用拇指下壓後慢慢揉，然後挪動約一兩指寬處在點壓揉。

除肚臍外整個腹腔都要涵蓋到。某處會感覺有痛感、或者覺得有硬塊，在有痛感或硬塊的部位稍稍用力加強揉壓。利用看電視或其他零碎時間進行都可以，最好每日進行，慢慢可以感覺到本來某些痛點的痛感減少或消失。洗澡時也是個很不錯的時機，利用肥皂的潤滑，將點壓改成由上到下的整條線推動，從胃繞肚臍兩側、以肚臍為圓心的方式畫半圓止於肚臍下方，左右輪替。或者洗完澡後擦上乳液等護膚時進行推揉也是可以的。

從我三十多年來經驗得知，除了乳癰的紅、腫、熱、痛、脹是乳房本身出了問題，其他症狀的產生與乳房本身關係不大。乳房產生的症狀只是標，真正的病根在小腹的經脈阻塞。經脈的阻塞導致了氣血的不順暢，不通則「病」，因此大部分乳房的問題要以疏通腹部為主。

7 疾病自療法

肝滯乳房病變的基本養生操有：吸腹、轉腰、彎腰吸腹、嘴巴外擴彎腰吸腹、畫大車輪即可牽引到胸腔中的阻塞點上。所以一旦確認為乳房病變之前，吸腹、轉腰與彎腰吸腹反而變成了重要的功法，這是因為經脈走向及相互牽制的關係。

▶▶▶ 嘴巴外擴彎腰吸腹 ▶▶▶

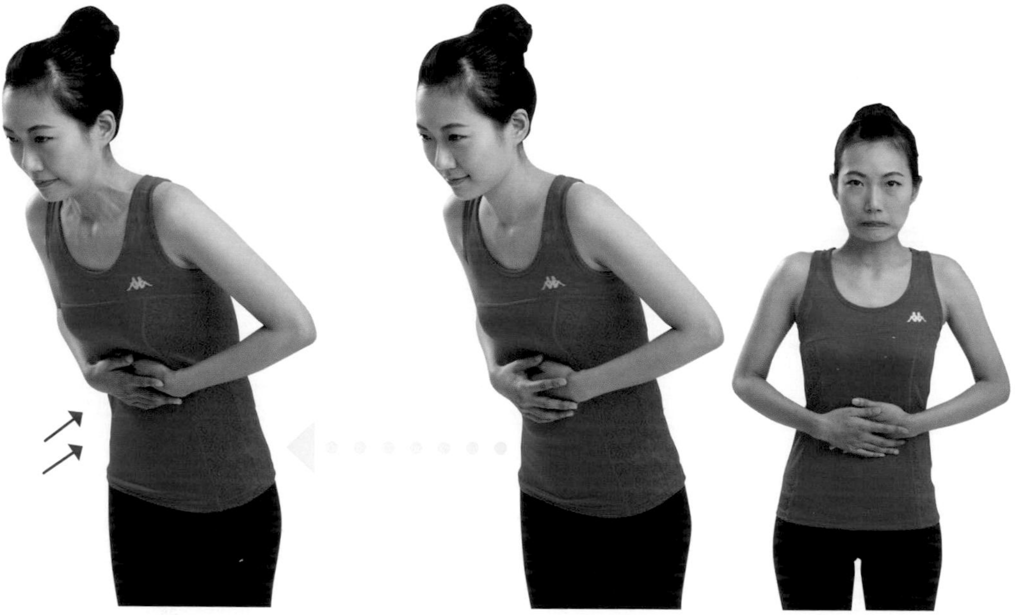

動作 以嘴帶動，將嘴巴向左右兩邊擴張可牽動到胸腔內的經脈。外擴的同步再加上彎腰吸腹的動作，更加強了經脈的活化。

效果 緩解胸悶、呼吸不順的症狀，活化胸腔內的經脈氣血。此動作如勤練習，會有咳嗽的症狀或想吐的感覺，會出痰，甚至會咳出血絲來，這些全是過程中的症狀，當症狀過了之後，胸腔豁然開朗，會非常舒服。這個動作有一定的難度，剛開始時做十幾二十下都可，隨著練習後再逐漸增加。

畫大車輪

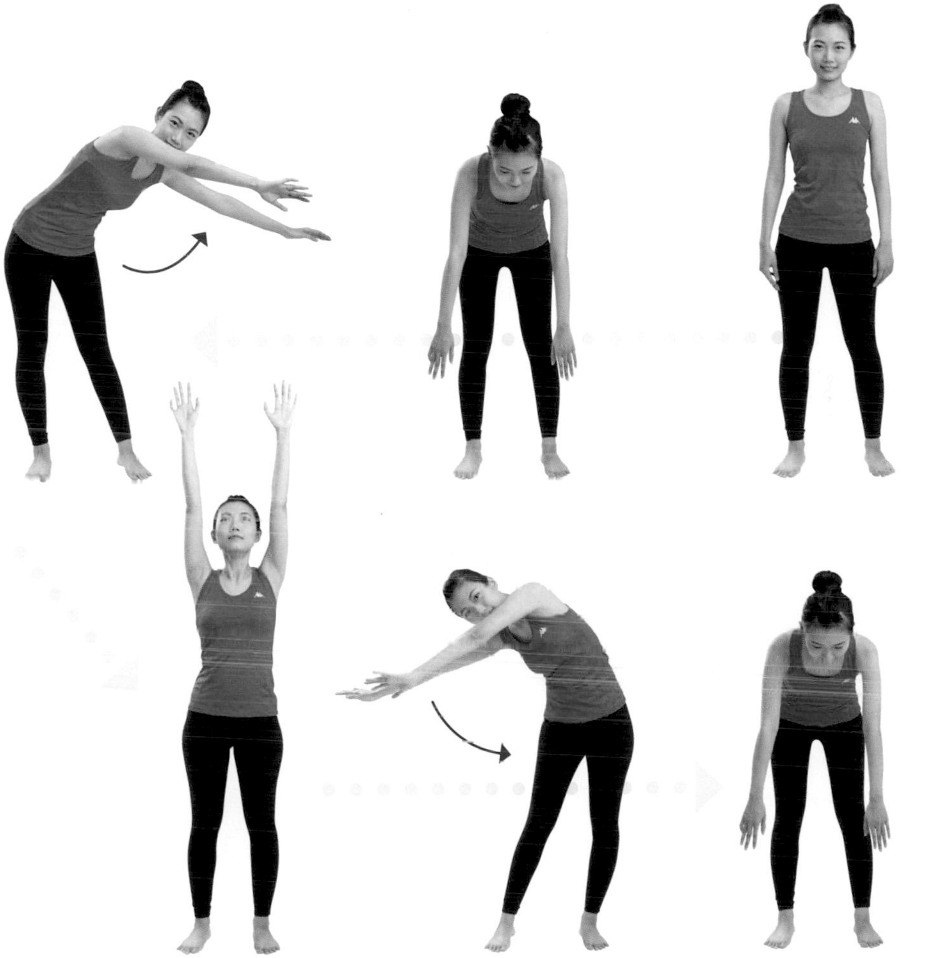

動作 以整條手臂做畫圓的動作，盡力拉到極限。左右兩邊做完向前畫、向後畫之後，再在前面做向左畫、向右畫。因為此動作很大，所以要以慢為準，外拉時盡量拉到極限。

效果 此動作可活化整個肩部的關節。

▸▸▸ 牽引拉筋 ▸▸▸

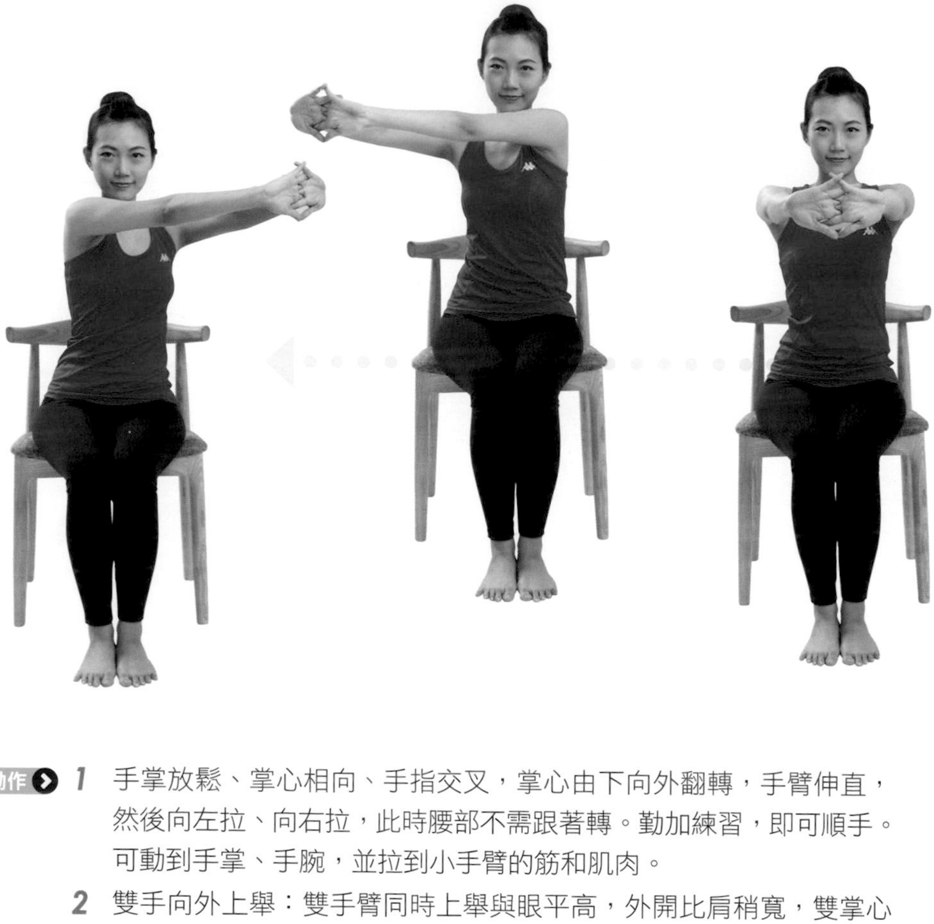

動作 1 手掌放鬆、掌心相向、手指交叉，掌心由下向外翻轉，手臂伸直，然後向左拉、向右拉，此時腰部不需跟著轉。勤加練習，即可順手。可動到手掌、手腕，並拉到小手臂的筋和肌肉。

2 雙手向外上舉：雙手臂同時上舉與眼平高，外開比肩稍寬，雙掌心向上並微向內，做大臂肌與胸大肌一收一放的動作。（見 283 頁）

3 雙手環抱胸前：雙手交叉胸前，左手握著右大臂右手握著左大臂，如同在胸前畫叉，雙手不可鬆開，做雙手推和拉大臂的動作。可運動到雙大臂肌與胸大肌。（見 283 頁）

效果 上面的三個動作可促使胸腺活化、降低乳房病變之風險。同時此動作與轉揉手指和旋轉手腕動作配合，可使手前臂內的新傷、老傷、隱藏的傷緩和或甚而化解。

彎腰吸腹

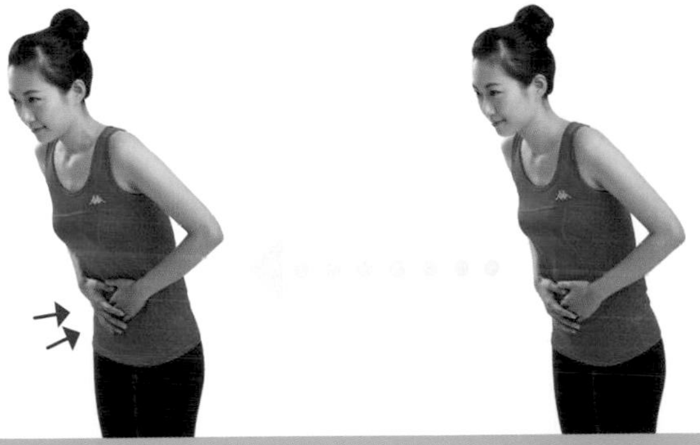

具體動作參考 79 頁

轉腰

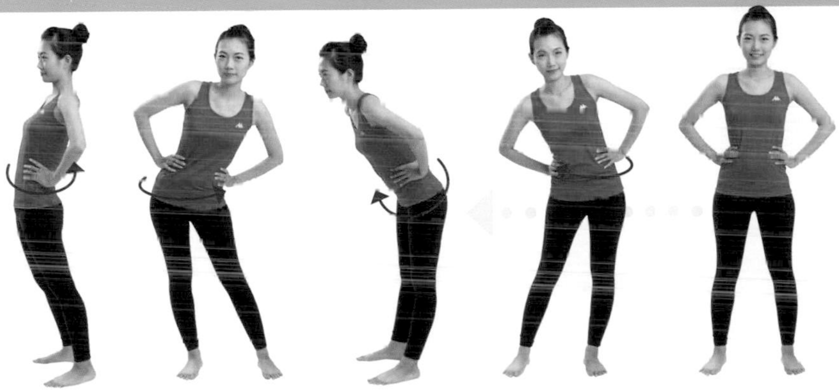

具體動作參考 72 頁

吸腹

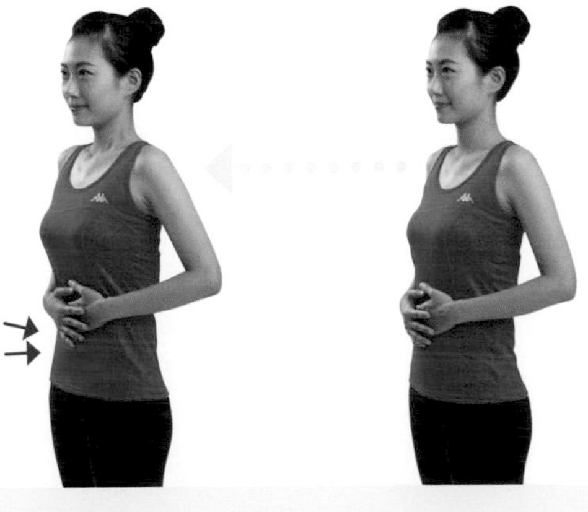

具體動作參考 78 頁

乳房保健基礎版

一、左手托住右邊乳根處，上下搖晃。接著換手，右手托住左邊乳根處上下搖晃。

最好能每日做，短短一兩分鐘即可。

1

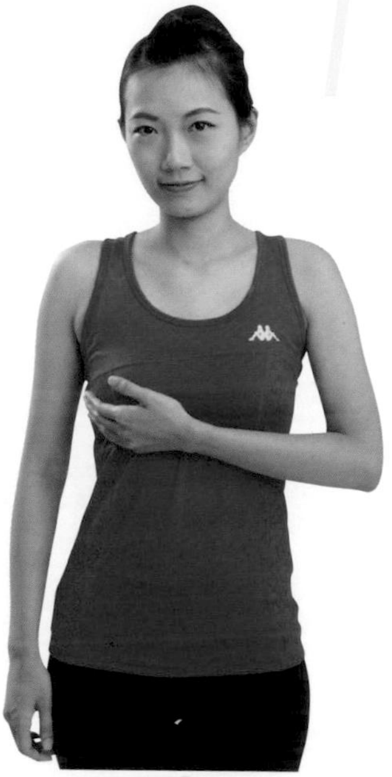

2

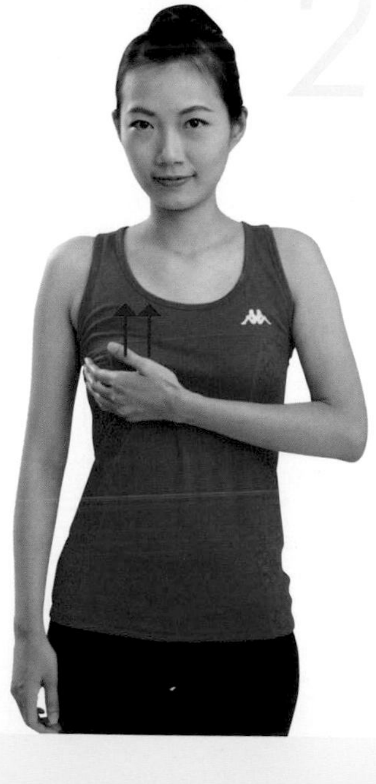

二、由下往上，手掌密貼胸部滑過整個乳房，左右胸皆要如此按摩。

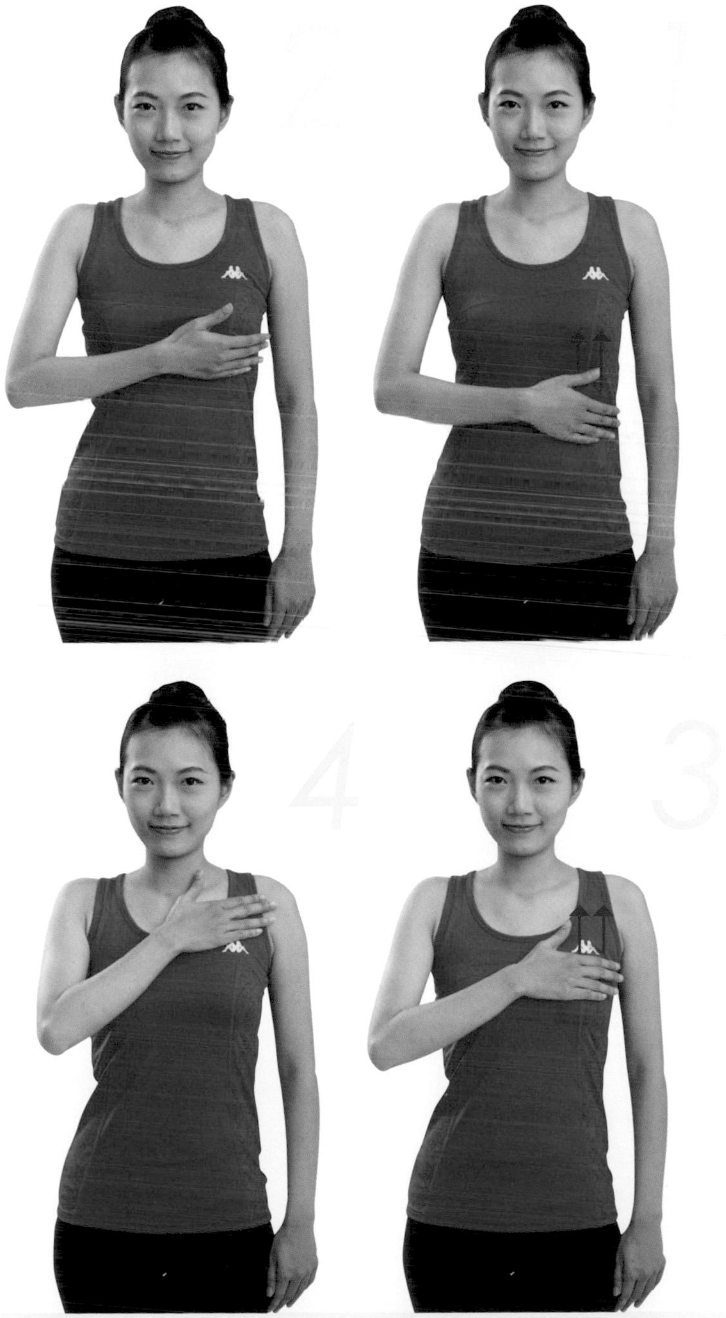

三、左手包住右邊乳房，從腋窩起，四指向乳頭方向滑動按摩，然後換手。

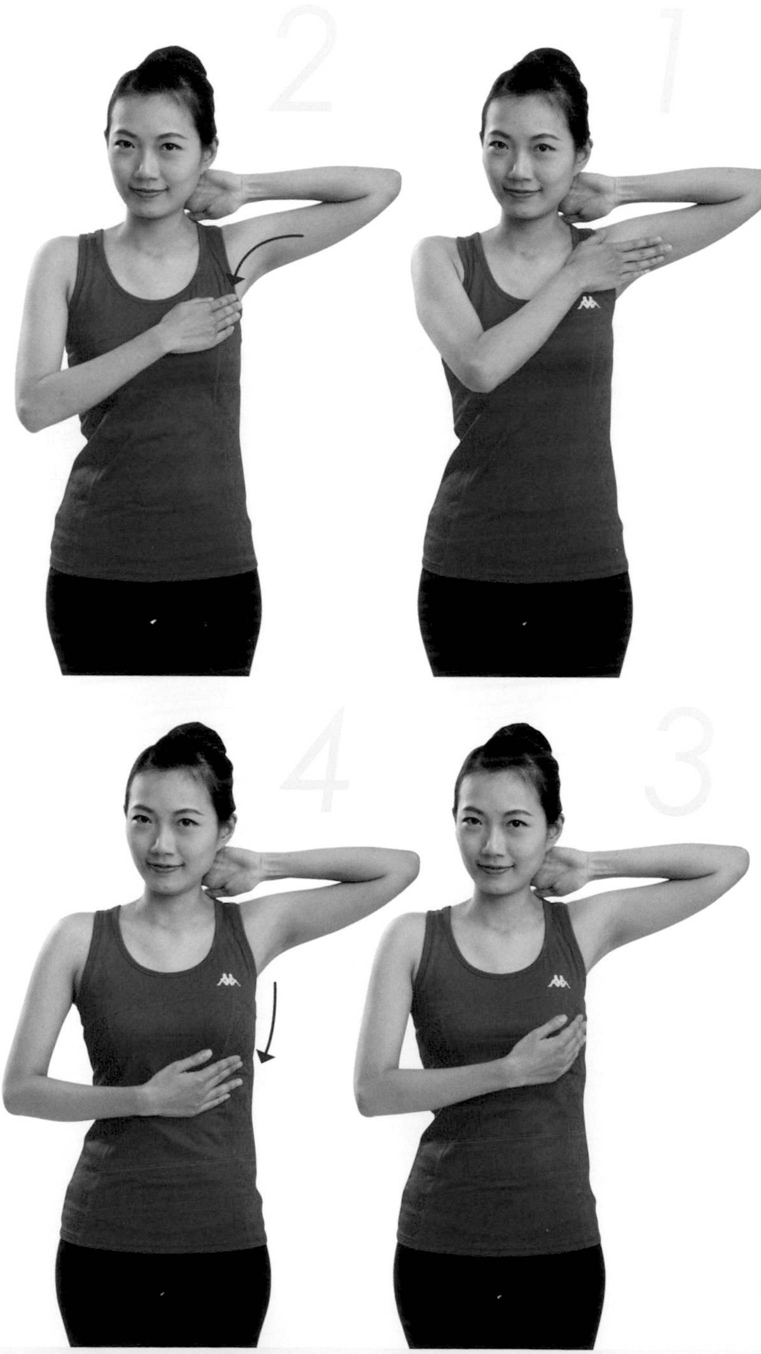

四、雙手向外上舉：手心朝上，收縮手臂及胸部肌肉。（如左方上圖）

五、雙手環抱胸前：左手掌向上握住右手臂，右手掌向下握住左手臂，握緊向左右方向拉動，可牽引到胸部肌肉達到活化氣血的作用。（如左方下圖）

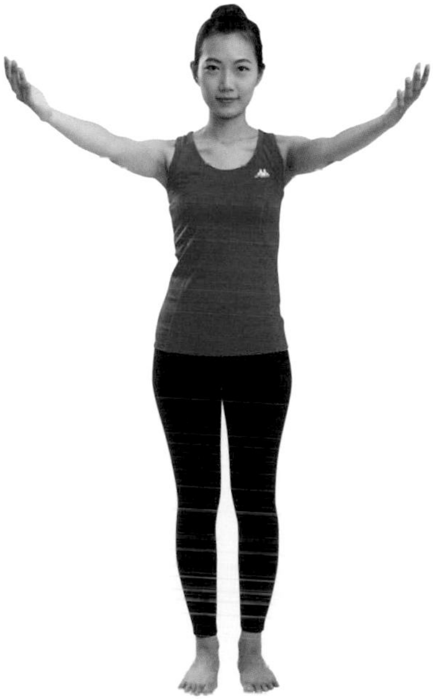

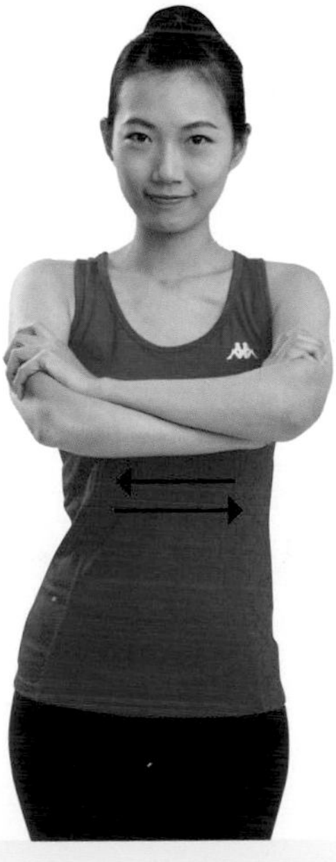

六、利用時間多做從上而下推揉腹部的動作，以及養成吸腹，轉腰的習慣。

乳房保健加強版

在做完一系列的乳房按摩後，如果想更進一步來加強保養功效，可以在上廁所和洗澡時加入一些腹部按摩揉壓。

一、坐姿

【動作】雙手掌心向自己，左右手四指朝下，利用雙手大拇指同時點、壓、揉。（雙手要同時加壓，因為腹壓很大，兩隻手的力氣才足夠。）應該會有疼痛感，也會感覺到有硬塊。在有痛感與硬塊的部位（由淺而深，力到由小到稍微用力）的部位揉壓。在肚臍線（神闕帶脈）的下方，或是整個腹腔部位，左右都要分隔、分線的逐一壓揉，直到揉壓的點不痛、肚子的柔軟度

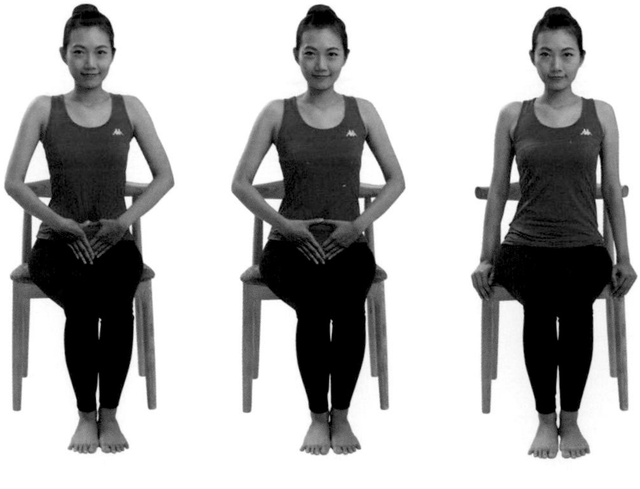

出現時為止。這個過程不是一朝一日能達成的，要有恆心的每天按摩一段時間。

每日壓揉小腹，鮮紅色區塊代表容易阻塞之處，要多加強。腹部按壓區域如下：

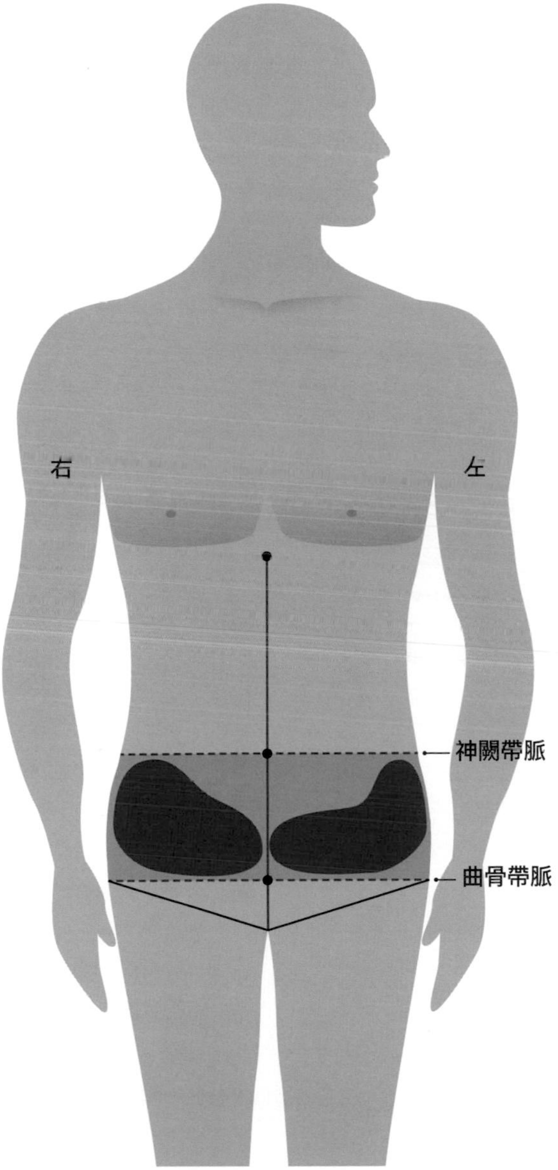

▲ 腹部按壓區域圖

二、站姿

【動作】洗澡時利用肥皂讓皮膚滑順，可以將點壓改成推揉。由上而下的順序逐線（經脈線）、逐格（帶脈線）的推揉。（可參考前頁的腰部按壓區域圖）

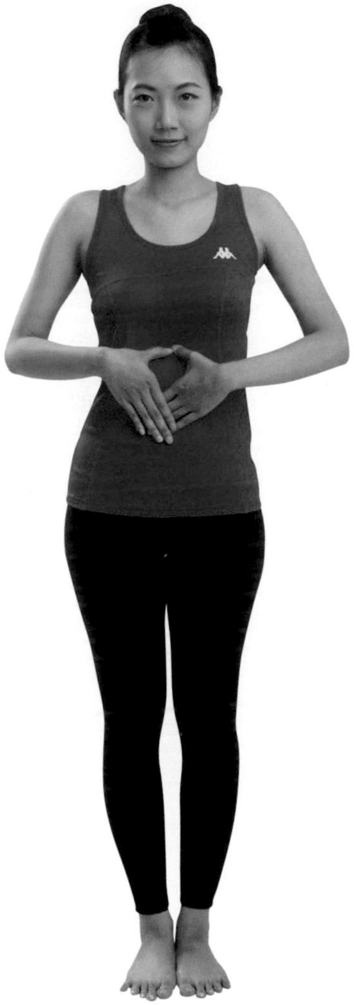

※ 注意事項：推揉時如果沒有助滑劑或隔著衣服推揉時，有可能會摩擦破皮而造成發炎的現象。

8 飲食注意事項

根據美國癌症協會的追蹤統計，至少有35%的癌症是由飲食不當引起的。研究指出脂肪量與乳癌是有關聯的。已從動物實驗中發現得知，吃太多的脂肪會使腸中細菌從膽汁鹽類製造較多的動情激素，較易發生乳癌。又蘋果型體態婦女是梨型體態發病率的三倍。換句話說，胖女人是苗條女性的三倍發病率。因此高脂肪攝取，初經來的太早、晚懷孕，晚停經、經期後體重不斷增加者、或喝酒過量、吸煙過多等等，都有可能是乳癌的高危險群。

飲食習慣的改變，吃太多、太油、太精緻，再加上不運動，是疾病的最愛。人的身體很奇怪，太善待它，它反而不適應，會生病。比如吃香的、喝辣的，那腸胃一定出問題。如喝酒太多，那肝一定出問題。但是排便順暢、粗茶淡飲時，身體就會非常健康。

七、攝護腺

1 案例分享

緩解運動傷害恢復排尿功能

高市陳先生每晚有上不完的廁所，有時還要用力才能尿出來。陳先生不明白，都還沒有到退休的年齡，身體怎麼會那麼差。到醫院檢查也沒有發現異樣，醫生只交代要繼續追蹤觀察。在親家的介紹來這邊求助。推拿後，我告訴陳先生是因為運動傷到了坐骨神經，沒有復原完全。因為時間久了，經脈萎縮下沈，壓在攝護腺和膀胱的部位。交代陳先生回去後要做吸腹、轉腰、大步向前走，和左右橫著如同螃蟹一般大步跨出。幾個月後，陳先生覺得之前的頻尿、用力擠尿的情形好了很多，人也有精神多了。陳先生不僅自己持續做著這些動作，並且把這些運動教他身邊的朋友和老同事，希望大家都健康的過日子。

2 男性排尿困難注意攝護腺肥大

攝護腺又稱為前列腺，是男性泌尿生殖系統的一個器官，大小如栗子般。攝護腺疾病經常發生於五十歲以上的人，但好發年齡在六十五歲至七十歲，因此有人戲稱為男人的長壽病。

當攝護腺慢慢肥大時，會同時向裡及向外生長，如果壓迫到尿道，就會頻尿（尤以夜間為多）、排尿困難、排尿時間加長、尿無力、尿流量變細變小的症狀。甚者出現滴尿的現象，當尿急時易出現充溢性尿失禁。

攝護腺的症狀在中醫稱「癃閉」，以小便量少、排尿困難，與解不出小便為主要症狀。又可區分為：

一、癃：小便不暢、無力、量少，病症緩者是也。

二、閉：尿急反而解不出，脹痛不安，症狀急是也。

此病雖病在膀胱，但並非單獨是膀胱的問題。從我推拿的經驗來看，任脈、腎脈、第一條肝脈、第三條肝脈、第四條肝脈與小腹的帶脈貫穿過膀胱與攝護腺。而攝護腺的病理機制，與子宮病變、卵巢病變有著相同的致病因素，都是因為阻塞或者是老化所引發的。因此當四十歲腎臟的經脈因老化沉入腹腔時，就已經有可能讓攝護腺種下病根。

在目前攝護腺癌已是癌症排名的第七名，據研究得知有百分之七十五的攝護腺癌是可以改善的，只要有良好的飲食選擇，維持規律的生活與運動習慣就可以防止攝護腺症狀的發生。

3 五種飲食習慣改善攝護腺不適

當發現攝護腺有症狀出現時，馬上當機立斷的從日常生活改變上做起：

一、少吃脂肪，因脂肪會刺激荷爾蒙過量的分泌，增加生病的機會。

二、避免咖啡因、辛辣、酗酒等刺激食物。

三、纖維素可以排除體內荷爾蒙及脂肪，減少生病的機率。像綠色蔬菜、水果、南瓜子、腰果、核桃、杏仁、花生、芝麻、黃豆及黃豆製品，內含異黃酮、黃酮類、維生素ACDE，含不飽和脂肪酸、胺機酸和多種礦物質。

四、豆漿、新鮮蕃茄、蕃茄汁、水煮蕃茄等對於攝護腺癌有預防作用並有保護攝護腺的功用。

五、目前研究得知攝護腺內含鋅的量，若大量減少時，即會出問題，而海鮮中的生蠔含鋅非常多，又屬良性膽固醇，因此平常即可補充。

4 疾病自療法

一、平常生活中，不論健康與否都必做的是下巴前後畫一、轉腰、吸腹，三個保養動作。

二、預防攝護腺或排便或膀胱出現症狀，那就在坐馬桶排便時與洗澡時，推揉指壓肚臍下的部位。從肚臍一直下滑至曲骨處，壓揉到有痛點時，繼續推揉在能忍受的範圍內。養成習慣每日揉一揉，推一推，一直做下去，因為攝護腺是隨著年歲出現的症狀。年齡愈大，愈老化，愈容易出問題。

三、做半躺吸腹，此姿勢會加強肚臍以下小腹吸放的功能，促使大、小便正常，改善生理期症狀及腰酸症狀。

四、簡易仰臥起坐，平躺在床上，雙腳微曲膝，以腹肌之力使頭，頸，背離開床十五公分即可，可以帶動到攝護腺的部位。

五、大步走，比平常的步伐加大，左右走如同螃蟹，或向前大步跨出，一步步走穩。

六、同時作吸腹、吸臀、吸大腿三個動作。

▸▸▸ 下巴前後畫一 ▸▸▸

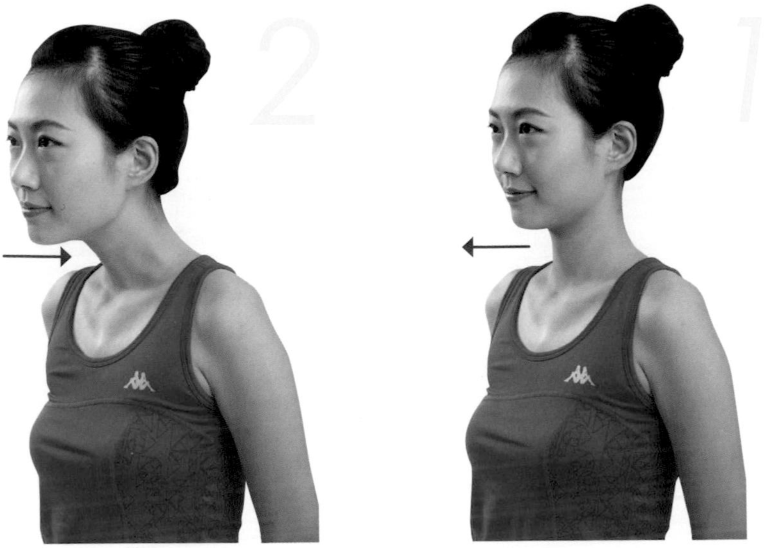

動作 1 以脖頸為中心，下巴水平的向前畫一收回。注意下巴不要抬高向上畫、或低頭向下畫，保持一定的頻率和力量。

2 儘量放鬆、勿用力。

效果 這個動作可以保健脊椎通督脈，可緩解肩頸部位的僵硬與痠痛。再加上肩背及手部運動，那就可強健頭頸、放鬆肩背，也可加強脊椎的活動量，保持脊椎的柔軟度。如果每天都有認真做此動作，一些時日後，有些陳年老傷會被帶動起來，會有如同落枕般或是感覺經脈被鎖緊的感覺，不要擔心，這是好現象。再繼續慢慢的做，等到不舒服的感覺過去了，頸背的經脈與肌肉即可鬆開，到此時，肩頸部會覺得非常舒適。同時此動作可拉動到肺俞穴。風寒由此入體內，因此感冒時做下巴畫一，做到肺俞穴發熱，感冒就可舒緩。

▶▶▶ 轉腰 ▶▶▶

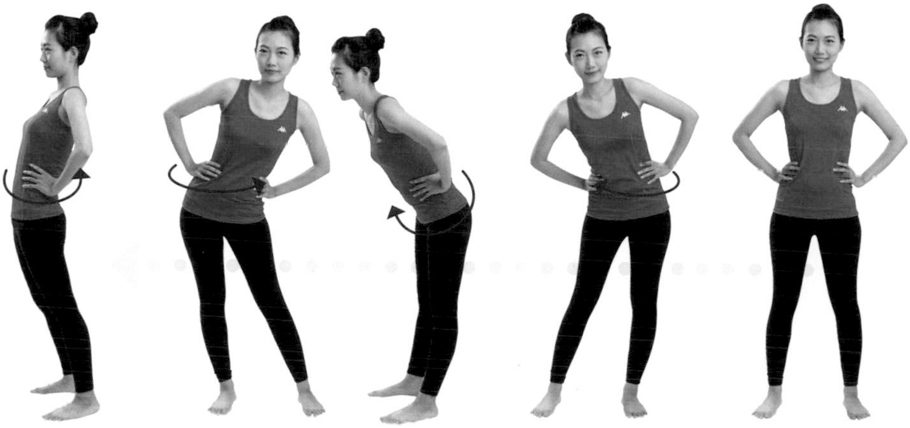

具體動作參考 72 頁

▶▶▶ 吸腹 ▶▶▶

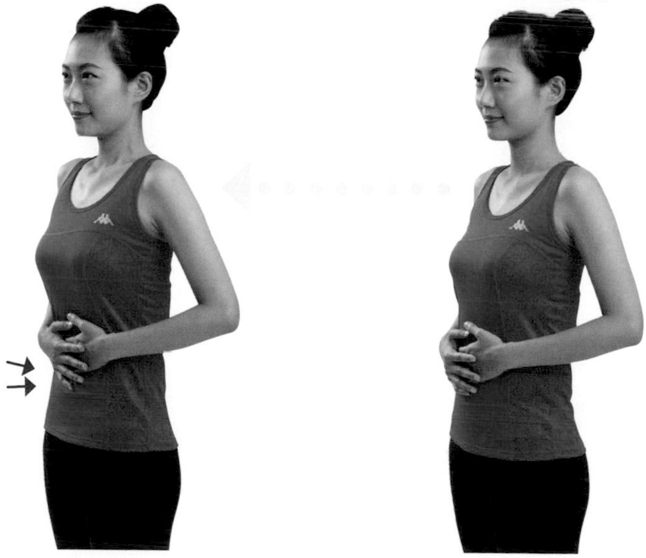

具體動作參考 78 頁

八、小便與膀胱

1 案例分享

屏東張小姐每天要上好幾十次廁所，每次上廁所只排一點點尿。晚上就寢後有時一夜要起來五六次。張小姐心想自己才五十歲，這樣下去也不是辦法，才從朋友介紹來到這裡求助。推拿後我告訴張小姐，因為她缺乏運動，身上的肌肉鬆弛、虛弱，又因為腹部開過刀，所以膀胱特別無力。

張小姐回家後決定照著我交待，多做吸腹、轉腰、凱格爾運動，並且多走路及其他運動。兩個月後，每日上廁所的次數減少了，夜尿只二次或三次，尿量也增多了。張小姐決定繼續運動下去，把健康找回來。

2 尿失禁

膀胱是儲存尿液的地方，約可存放三百毫升，如果憋尿則可達到四百毫升至五百毫升。一般喝水量與排尿量是成正比的，如果每次排三百毫升的尿液，那一天約有5、6次的排放，每日平均尿量約有兩千毫升的尿液要排出體外。

尿失禁的原因概略分別為：

一、身體虛：因橫結腸下垂、子宮下垂、壓迫到膀胱所產生。

二、懷孕和老化：懷孕胎兒壓迫膀胱造成，或更年期器官老化所造成。

三、生病造成的尿失禁：如膀胱結石、泌尿系統感染所引起的慢性膀胱炎或急性尿道炎。其他如：糖尿病、中風、前列腺肥大，或者是老年失智症、巴金森症所引發的症狀。

四、外力介入型的尿失禁：如受傷、脊椎損傷，或因手術及瘻管所造成。

在推拿經驗中認識到尿失禁有：

一、身體虛弱所引發。

二、經脈阻滯壓迫到膀胱的引發。

3 疾病自療法

因此要改善排尿就須從日常生活中做起：

一、身體虛弱者不宜吃任何冰品、冷飲。

二、感到火氣大時，就不宜抽菸、喝酒、吃燒烤、辣椒等食物。

三、在平時利用機會多運動、走路，加強身體的循環。

四、要避免過度肥胖，因肥胖會使腹壓加大。肥胖多在腹部積存了大量的脂肪，脂肪量多不僅造成臟腑的壓力也使臟腑之間互相擠壓，如此壓迫到膀胱就會造成頻尿。

五、夜尿次數多就要改變飲水習慣，晚餐後要盡量少喝水，如果口渴可用水漱口，漱久一點再吞下。

六、舌頭在口腔中轉動可自行製造口水，也有解渴之功效。

轉腰

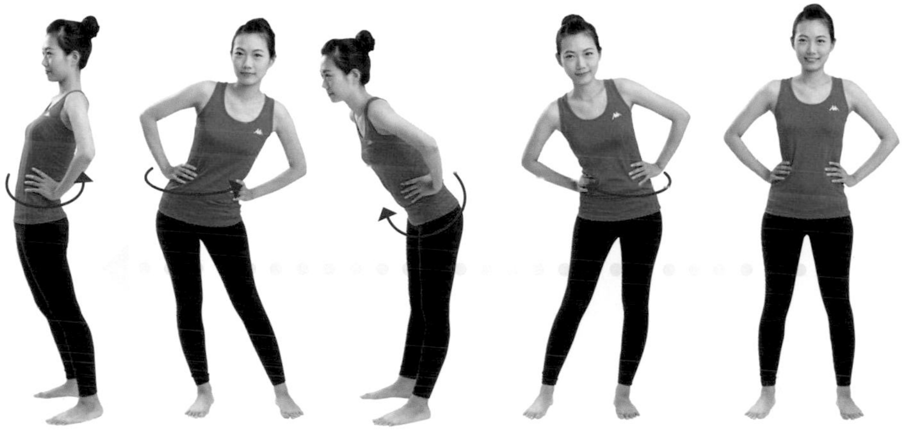

具體動作參考 72 頁

半躺吸腹

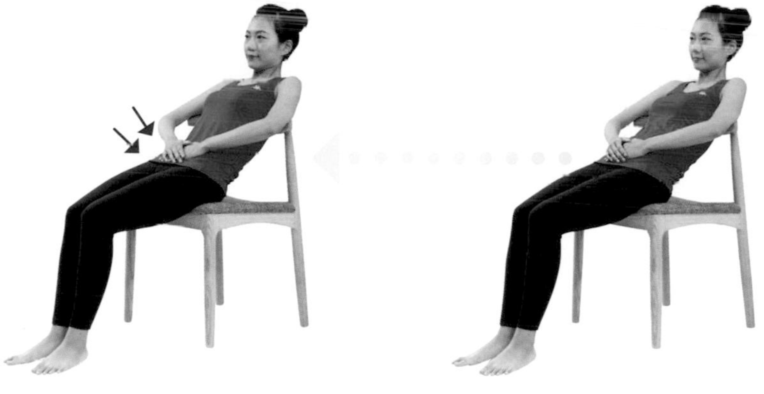

動作 如同躺在椅子上的姿勢，將力量集中，做肚臍以下小腹吸放的動作，不管呼吸，越多越好。

效果 這動作牽動到子宮，可以有效的促進腸胃及子宮的蠕動力。蠕動力增強，氣血的流通速度就會加速，其子宮病變的症狀即可有效的減少或消除。

▶▶▶ 吸臀 ▶▶▶

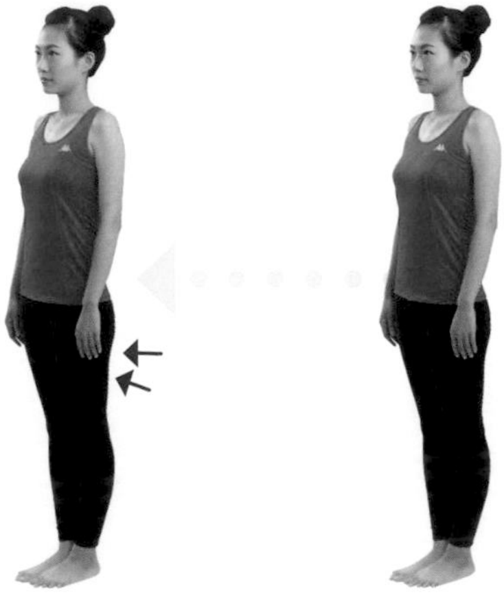

動作 臀部的肌肉用力緊縮，然後放鬆，注意不要用力在肛門，以免便祕。
效果 可改善排便、尿失禁、腰痠及生理期症狀。

▶▶▶ 吸腹 ▶▶▶

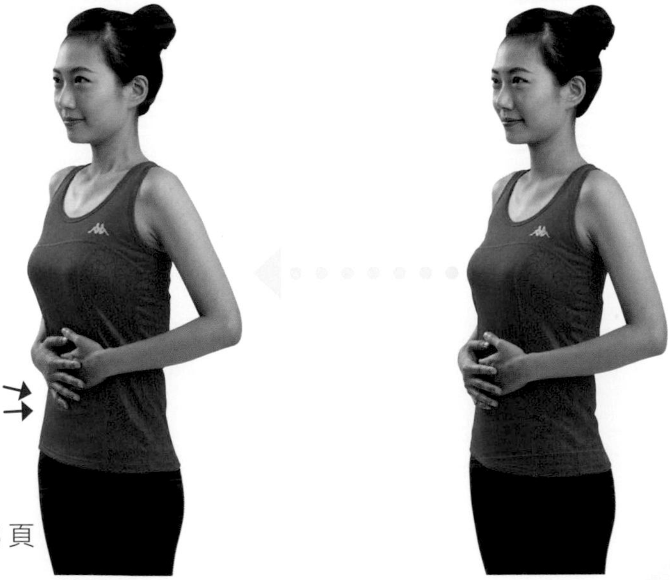

具體動作參考 78 頁

吸放大腿

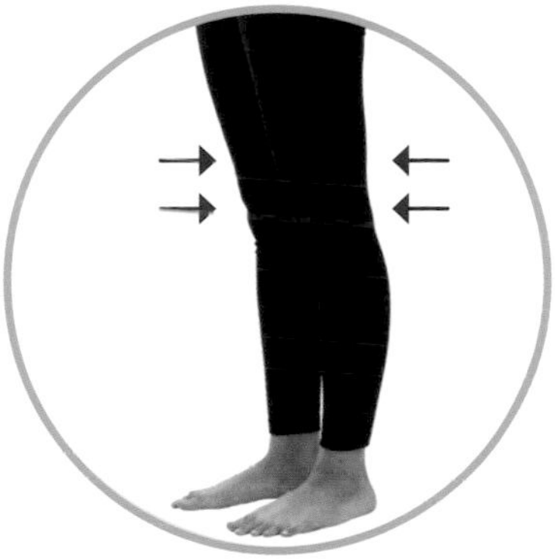

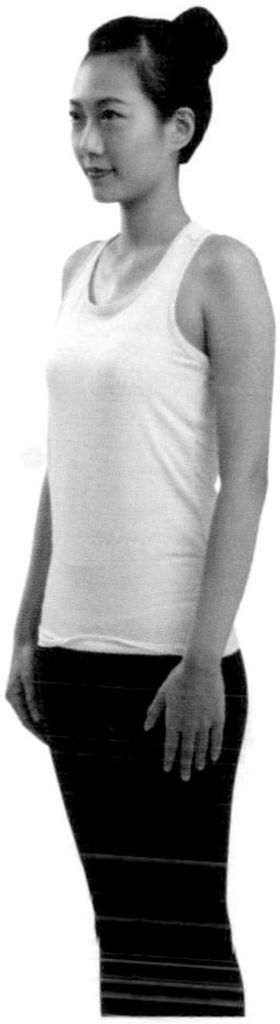

動作 用力收縮大腿的肌肉，再放鬆。

效果 可幫忙帶動膝關節、促使腰、臀、大腿氣血的活化。

凱格爾運動

此動作的要領，在於動兩大腿內側交接的部位，穴道稱「會陰」處（不是吸肛，吸肛過久易造成便祕）。因膀胱是由括約肌與逼尿肌協調而產生作用，如作用失調，那排尿就會有症狀出現，凱格爾術的功能就是幫助膀胱能再度恢復良好功能。

動作要領：

一、找一張略比膝蓋低的椅子，平坐，腰部以上向前傾約15度至30度左右，然後收縮「會陰」處，慢慢體會練習，一直做到每次可達十分鐘時，那尿失禁的問題，即可慢慢的有效改善。

二、走路的時間長達40分鐘以上，因兩腳一前一後的大步走，或左右大步跨出，也可帶動到會陰處。

不要給自己找藉口說沒有時間或沒有體力做運動，因為尿失禁與頻尿在生活中會帶來很大的不便，如出遊不敢喝水，或是到處找廁所，甚者不敢開懷大笑、到了夜裡有上不完的廁所，只因為你的身體虛弱或是經脈阻滯而帶來了這些生活上的不便。尿失禁與頻尿的因在你自己（排除外力介入型的）。要改善這些惱人的症狀，果也在你自己，健康的過一生是無價的，付出一些時間保養自己也是值得的。

九、高血壓

1 案例分享

積極做推拿、養生操，六個月降低血壓！

高雄洪先生來這裡時，三高的症狀都有，經過十次全身的推拿保養，膽固醇和血脂肪的指數就開始下降。血壓這時反而會起伏很大，因為體內正在進行修復，因此要增加做吸腹與轉腰的時間，才能讓帶脈比較快回到正常位置與功能。

在洪先生積極的配合下，有一天，胸口突然非常不舒服，經過約二、三十分鐘的休息，胸腔突然有一口氣上衝，打了一個深嗝後，人瞬間覺得舒服多了。回到家後測量血壓，已屬於正常範圍。前後約六個月的時間保養，因為有了運動習慣，身體慢慢恢復健康，三高指數也就慢慢正常了。

2 高血壓是隱形殺手

左心室打出血液後，心臟瓣膜順勢關閉，會對血管壁形成後衝壓力，也就是舒張壓。如果血管彈性不足，舒張壓就會升高；若是血管壁硬化造成血流阻力過大，收縮壓就會太高，這就是所謂的高血壓。因此收縮壓與舒張壓為同等重要，這兩種血管壓力若太高，都會形成併發症：包括心臟衰弱、微血管性疾病、中風率也會大大提高。

但是高血壓的症狀不很明顯，故有「隱形殺手」之稱。英國格拉斯哥高血壓研究中心最新的研究統計發現：「有五成的高血壓患者未被診斷出來；診斷出來的患者有五成未接受應有的治療；接受治療的病人中，也有五成患者的血壓未獲得適當有效的控制。」換句話說，大約僅有百分之十二的高血壓患者獲得了適當的治療。所以高血壓一旦形成之後，就必須時時注意，不要讓血壓持續的升高。平時更要多注意自己身體提出的訊號。

在中醫學中認為，氣能帶動血的流通，如果氣不足或氣的運行停滯緩慢，血的流動與運行也就會受到影響。當血流不順時，就有可能促使心臟加壓產生高血壓的症狀。當有高血壓症狀發生時，應該要探討症狀產生的原因，找到原因後再加以治療，消除造成的原因，自然就可以達到控制的目的了。

3 檢查你是否有高血壓的症狀

高血壓的症狀如下：

1. 脖子易緊繃或痠痛、常有頭昏沈的現象，易急躁、易發脾氣。
2. 背部肩胛骨周圍常常有僵硬的感覺，嚴重時會影響到手與頭頸的功能。
3. 胸部及心臟部位常有不適的感覺。如胸悶、好像有東西壓在心口窩上，常喘不過氣或是感到心率不整。或是心臟突然快速跳幾下，之後又無事般的恢復了正常。
4. 常會感覺腸胃脹滿、蠕動速度變緩慢、使得排便不順暢、老是覺得沒有排乾淨；胃部常有脹滿的感覺。經常在吃少許食物後，就覺得胃上方有一塊東西梗塞住；也有人會覺得像一顆乒乓球般上上下下的。多半的人是以消化不良來看待。
5. 胃上方的心口窩至咽喉處。長時間積存了一些又濃、又厚、又黃的痰，使得任脈受阻滯，因而產生有痰咳不出、氣短、胸悶痛的症狀。
6. 腦幹損傷型高血壓：單側手中指、無名指、小指麻，不容易伸直，偶會失去平衡。

以上症狀，有的人只有一項，也有的人同時有許多症狀，這是因為有的人只有經脈上的一個點阻塞，這往往是因為外力傷害造成的，但因為阻塞的程度與部位，即使只有一點也足夠造成血壓有偏高的現象，也有的人是全面性的大部位阻塞，但因為阻塞的不嚴重，血壓就只高一點點。

4 高血壓的關鍵提醒

當症狀如同前頁第1點描述發生在脖子上時，還不算太難處理，只要平時多動動頸部、肩膀，就可以緩解不舒服。可以多做下巴前後畫一的運動，這個動作可緩解肩頸部位的僵硬與痠痛，並加強脊椎的活動量，保持脊椎的柔軟度。

當症狀如同第2點描述，阻塞是在背部肩胛骨周圍時，除了多做下巴前後畫一的動作外，還需另外加上雙手交叉反轉的動作，這個動作能夠活化舒展肩背部的肌肉和經脈。兩個動作相互輔助，肩頸部就會逐漸的放鬆，一旦經脈鬆軟，氣血就會流暢。

第3點症狀是胸悶，這個問題在現代的社會是非常普遍的，老老少少中很多人都曾描述過這種症狀。這個問題最大成因在於暴飲暴食與過食生冷所造成的。這個症狀一旦出現，想要消除掉就比第一、二點難上許多了。平常要先戒絕生冷的食物，然後飲食定時定量並且均衡，讓胃有休息的時間，胃才有喘息與復原的機會。在運動方面，平常需多做深呼吸、擴胸的動作，幫助肺功能的鍛鍊，並且多做吸腹的動作，這樣才能促進胃的蠕動，並將胸膈活化開。

第3、4、5、6點所產生的症狀，是環環相扣的。例如胃滿脹感和胸悶幾乎是同時出現；胃不舒服又與排便失常是相關連的；心口窩的阻塞又與胃脹相連。而這些症狀在初期時，很容易被忽略而掉以輕心，等到症狀越來越嚴重時，就已經有相當時日了，這也就是高血壓容易被一般人忽略而沒能及時治療的原因。

當第3、4、5、6點的症狀出現時，就需要平日多運動以疏活氣血，尤其需要多做吸腹的動作來帶動胃，使胃能蠕動順暢。多做轉腰來幫助帶脈活化、刺激氣血循環。嘴巴外擴兼吸腹可以帶動活化胸腔內的經脈、緩解胸悶、呼吸不順的症狀，活化胸腔內的氣血。這些動作若每日能不間斷地做，胸悶缺氣、吃不下、胃脹、排便障礙等症狀，均可一一改善，當症狀改善時，高血壓的現象也就慢慢的得到改善。

阻塞點如果在任脈上，那還不算太嚴重，如果阻塞點在沖脈上，做養生操就必須加上所有頸部的動作，例如震喉的動作，以避免高血壓問題傷及腦部。

如果能夠保持良好的運動習慣、作息飲食有節制、再時時推揉不舒服部位的，我相信高血壓的症狀是不會困擾您太久的。

▸▸▸ 下巴前後畫一 ▸▸▸

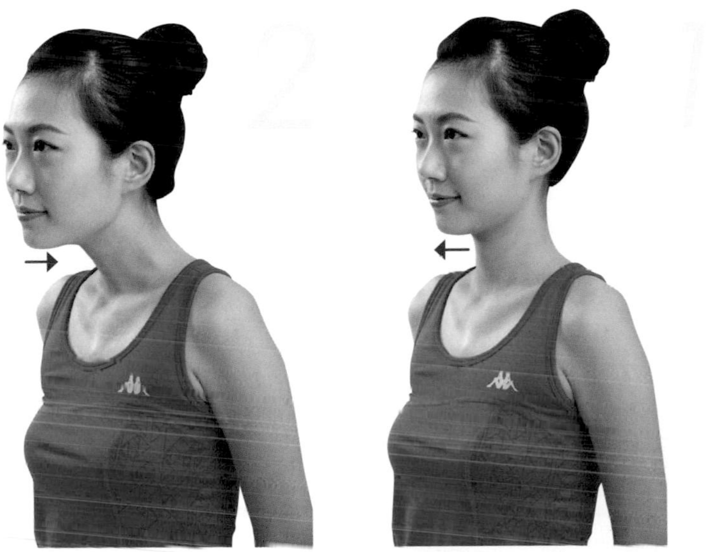

動作

1 以脖頸為中心，下巴水平的向前畫一收回。注意下巴不要抬高向上畫、或低頭向下畫，保持一定的頻率和力量。

2 儘量放鬆、勿用力。

效果 這個動作可以保健脊椎通督脈，可緩解肩頸部位的僵硬與痠痛。再加上肩背及手部運動，那就可強健頭頸、放鬆肩背，也可加強脊椎的活動量，保持脊椎的柔軟度。如果每天都有認真做此動作，一些時日後，有些陳年老傷會被帶動起來，會有如同落枕般或是感覺經脈被鎖緊的感覺，不要擔心，這是好現象。再繼續慢慢的做，等到不舒服的感覺過去了，頸背的經脈與肌肉即可鬆開，到此時，肩頸部會覺得非常舒適。同時此動作可拉動到肺俞穴。風寒由此入體內，因此感冒時做下巴畫一，做到肺俞穴發熱，感冒就可舒緩。

▶▶▶ 雙手交叉反轉 ▶▶▶

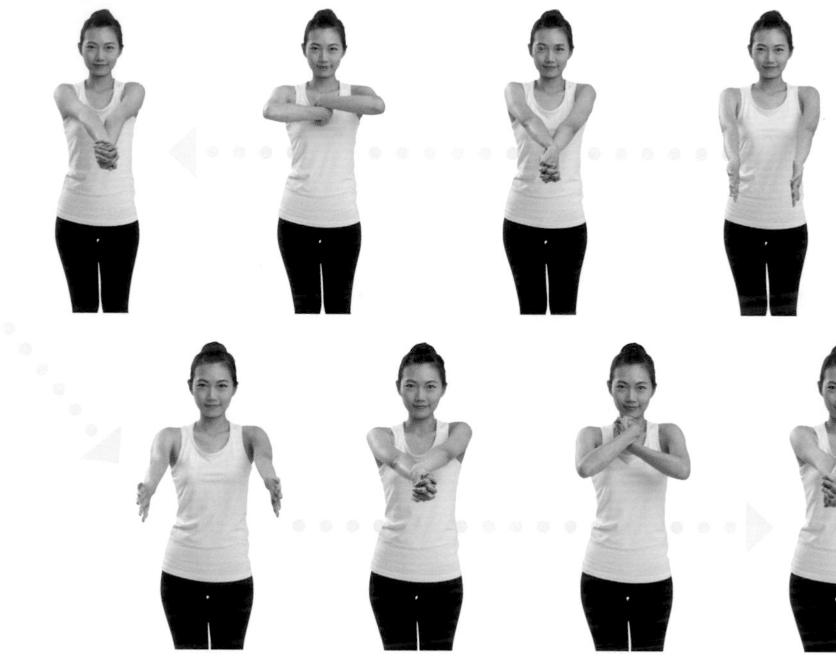

動作 雙手向前平伸直，左手在上、手心朝左，右手在下、手心朝右，姆指向下、雙手交叉握拳。在胸前由下往上反轉至手臂伸直（仍保持相握），並回到之前的位置，相同的動作來回多做幾次。然後右手在上、手心朝右，左手在下、手心朝左，重複相同的動作。

效果 這是肩肘腕保健法。如在反轉時，手肘、手腕的部位不能伸直，沒有關係，每日勤做，等到經脈與骨骼異樣的部位恢復其正常功能時，雙手交叉反轉就可以很輕鬆的做到手能伸直的程度。平日練習時，不要勉強，能做多少就做多少、能做到什麼程度，就做到什麼程度。
做此動作加上畫大車輪（見 84 頁）和下巴前後畫一（見 65 頁），對於五十肩有很好的效果。此動作也可讓整個手臂關節、肌肉、經脈、韌帶活動開來，因此對於網球肘、高爾夫球肘也很有幫助。

震喉

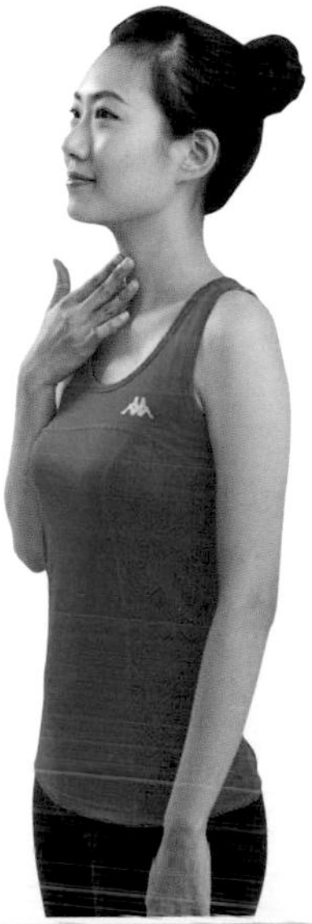

動作 用「嗯…嗯…」的聲音震動喉嚨，可提高音頻以震動鼻腔內（需閉口），及頸椎和頭部交接處。

效果 經常的震動，可使食道、氣管上的雜質脫落，以清喉嚨、食道可減少發炎及長繭的機率。利用共鳴的震動來刺激病變的地方，因為病變在腦，所以把共鳴的震動帶往腦部。

吸腹

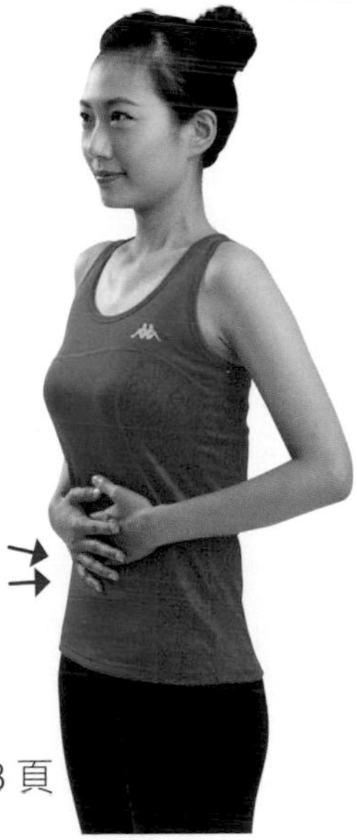

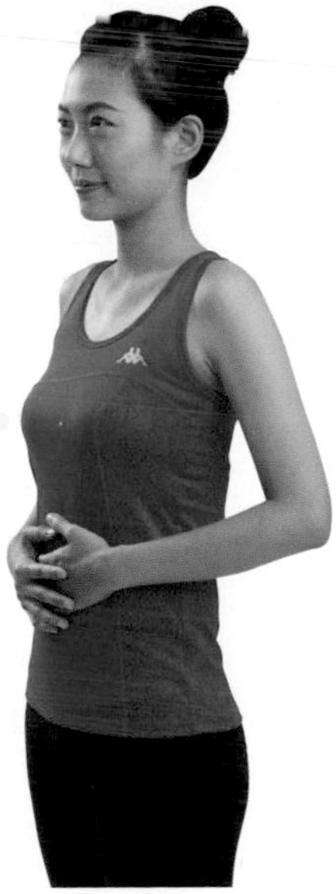

具體動作參考 78 頁

▸▸▸ 嘴巴外擴彎腰吸腹 ▸▸▸

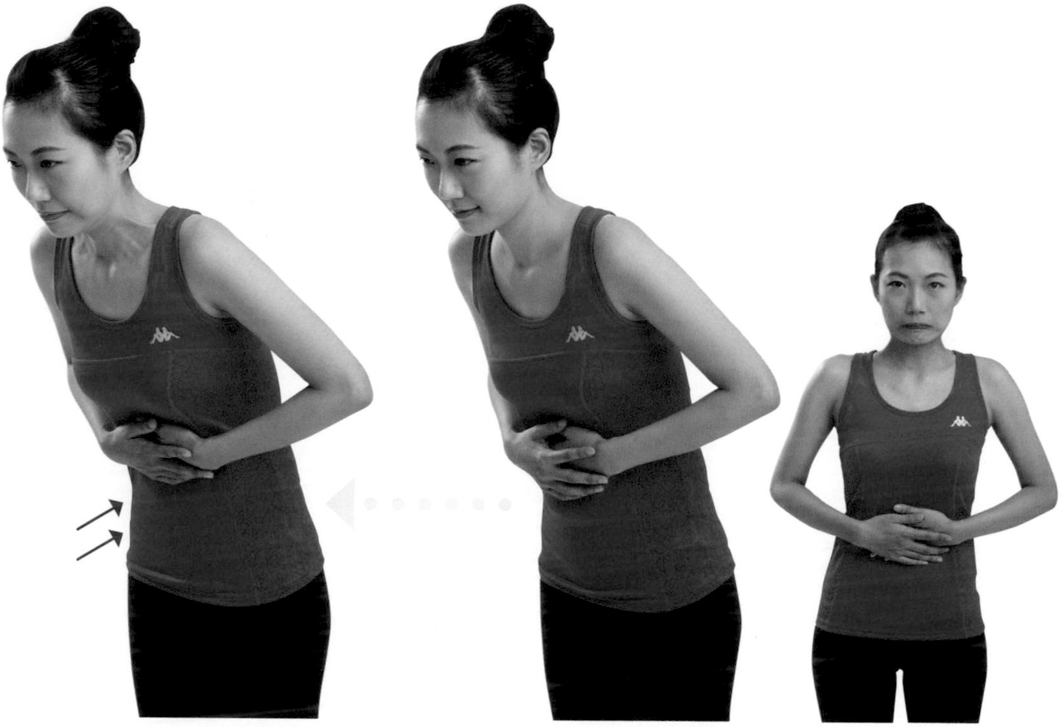

動作 以嘴帶動，將嘴巴向左右兩邊擴張可牽動到胸腔內的經脈。外擴的同步再加上彎腰吸腹的動作，更加強了經脈的活化。

效果 緩解胸悶、呼吸不順的症狀，活化胸腔內的經脈氣血。此動作如勤練習，會有咳嗽的症狀或想吐的感覺，會出痰，甚至會咳出血絲來，這些全是過程中的症狀，當症狀過了之後，胸腔豁然開朗，會非常舒服。這個動作有一定的難度，剛開始時做十幾二十下都可，隨著練習後再逐漸增加。

高血壓的日常生活照護

前面說過經脈主導人體的氣血循環，經脈就如同一條溪水，部分流通的路線阻塞了，在日積月累下，就會造成水流不順暢。此時，心臟必需更努力加壓才能讓循環維持一定的流暢度，在心臟加壓的情況下，血壓即會升高；如果同時有多處阻塞時，心臟勢必更加努力工作，則血壓就繼續的升高。

血壓升高後，人就會感到不舒服，這時要慢慢體會是那裡最不舒服，從前面的六個症狀中，找出最不舒服的部分，加以輕揉或輕輕拍打，促使氣血藉著推揉、或拍打來得到疏通流暢。只要氣血的流暢度加強，血壓就可以慢慢的下降了。

良好的運動以慢走為原則，慢慢累積到腳力較佳時可快走；再一段時日後，覺得走已經太輕鬆，不能疏解身心的氣血時，就可以慢跑、爬山。在運動中，體力的累積是急不得的，需要根據個人的身體狀況，一步步慢慢加強，等到慢跑都覺得很舒服時，您的心肺功能，就達到最佳的狀況了。

當您做了上述的動作之後，血壓會有所降低；再持續的運動下去，血壓也會持續的下降；但降到一個程度之後，則會停止不再繼續下降，此時，很多人就會灰心、不再繼續運動了，這樣是很可惜的。

也有繼續堅持運動下去的人，當帶脈開始活化時，血壓反而會突然的升高，甚至升到比原先的高度還要高，這個時候，有的人就會開始產生懷疑與惶恐，認為先前的血壓下降不過是一種假像，因此放棄了運動、放棄了先前所有的努力。

根據我幫助過的朋友來說，約有三分之二的人有上面的現象產生，每次到了帶脈要活化之時，就是最大考驗開始的時機。

帶脈為控制全身上下氣之樞紐，帶脈一旦要活化時，也就是身體上下氣要開始循環的時候。因為身體的氣在長期的閉塞之下、突然要順暢的時候，往往也是症狀最複雜的時候，也因為如此，血壓會呈現出波浪式的上下浮動。如果此時能持續的運動下去，血壓一定會又開始下降的。等到帶脈越來越順暢時，會感到腰部鬆開了、腰的柔軟度也出來了。帶脈在逐漸的順暢中，最大的感覺就是排泄症狀的改善及全身舒暢的感覺。至於要多久的時間才能讓帶脈活化順暢呢？那就要依個人帶脈失去功能的程度、以及個人努力的程度來決定了。

※如果出現站不穩、手指屈伸困難、手腳發麻等症狀，很有可能是頭部受過傷，屬於腦部的創傷和問題，此時就要非常小心。運動時，要盡量放慢、放鬆，不可突然出過大的力量，以免造成意外。

第四章

結語

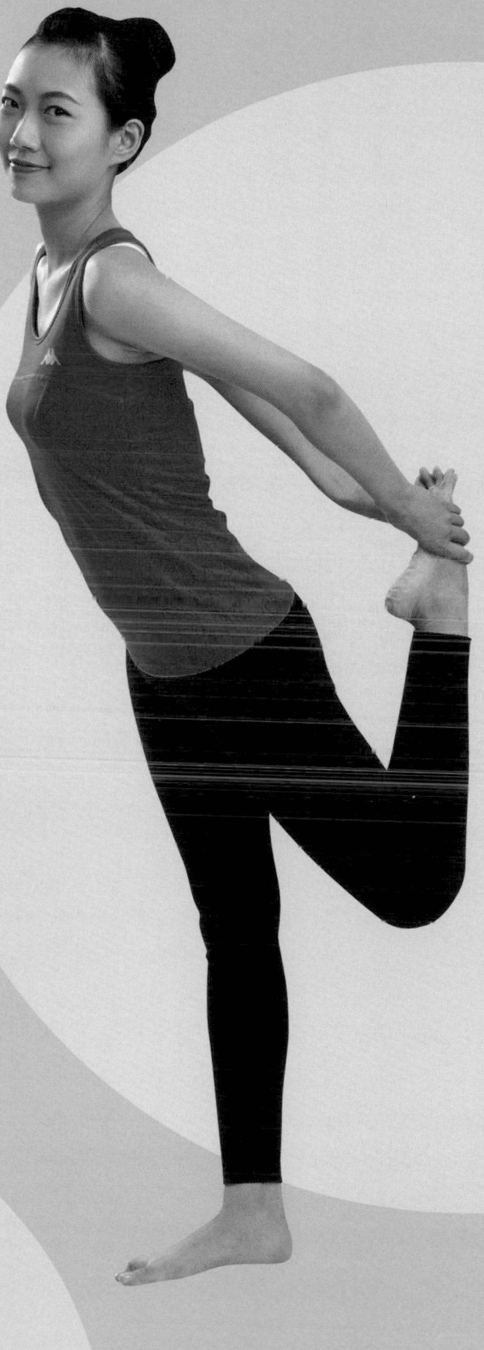

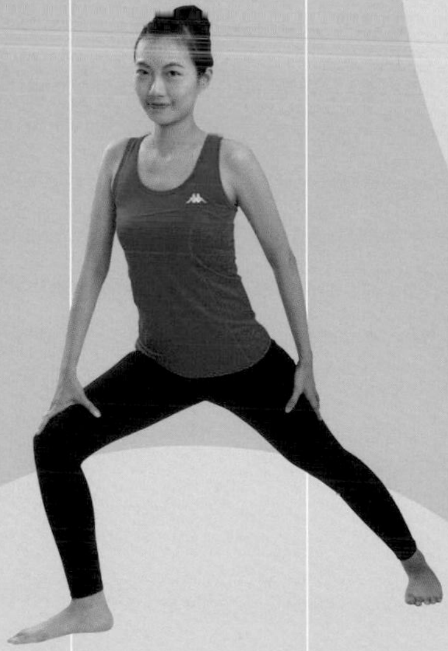

行醫三十年的經驗分享

醫道：行醫十年，尚能不斷專研醫術，也能不對來診的人施以臉色，是為醫道。

心醫：行醫十年，尚能三番四次要求，諄諄告誡來診者需注意的事項。

這些年來不敢懈怠，一直在追求，我希望能達到這個境界。一位國術大師曾寫過一段話：「從事國術、醫術、藝術的人，到了一個水平後，即很難有所進步，此時一定要從心性著手」，這也是我一直在砥礪自己要達到的目標。在關卡上，遇到適時的人說了一句適時的話；在節骨眼上，書中適時的出現了一段適當的文字，或是一幕場景，使我能夠頓時省悟，這就是貴人；這就是長進的時機，如能審慎體驗、付出動作，那就是善果。

每個人有每個人造成的因；每個人有每個人須償還的果。四周你所認識的朋友中，有的從來不運動，卻很少喊腰痠背痛；有的從來不忌口，卻吃不胖；有的這不敢吃、那不敢碰，卻是胖嘟嘟一身都是問題。為什麼？我在這不談宗教，我只是將我三十年的行醫經驗及所見所聞以文字記錄下來。為什麼一個身體看似很健康的人，說走就走，讓周圍的人錯愕、不忍？為什麼一個身體看似很衰弱的人，卻苟延殘喘的活著？為什麼有人活到八、九十歲，甚至上百歲？為什麼有人幼年就滿身病？我不知道為什麼，我也無法用醫學知識來判讀，我只能說天地之間有一位主宰，祂主宰著天、地、人間所有的對、錯與因果。

附錄：詞彙解釋

七情：

為七種情志「喜、怒、憂、思、悲、恐、驚」的反應，作為人一種精神上的指標。反應過為強烈或持續太久，會引起臟腑氣血功能上的失調，進而引發疾病。

其中怒、喜、思、憂、恐為五志，五志與五臟有著密切的維繫。《內經》有「怒傷肝，悲勝怒」、「喜傷心，恐勝喜」、「思傷脾，怒勝思」、「憂傷肺，喜勝憂」、「恐傷腎，思勝恐」等理論。

喜則氣緩、怒則氣上、憂則氣失、思則氣結、悲則氣消、恐則氣下、驚則氣亂。七情鬱滯，則內結積聚，心腹絞痛，不能飲食。

六鬱：

鬱是循環不順暢而停滯的一種症狀。

氣鬱：症見胸脅痛。

濕鬱：症見周身重痛或關節疼痛，遇濕雨、陰則發。
熱鬱：症見胸悶、煩心、尿紅、味道重。
痰鬱：症見動則喘息（喘氣）。
血鬱：症見四肢無力，甚則便血。
食鬱：症見宿食積滯、腹脹、反胃吐酸水、不想進食。
六鬱又以氣鬱為主要。因氣不順則塞、則痛，症狀也就產生。氣順則諸鬱皆通暢，諸症皆除。

七傷：

一、大飽傷脾。
二、大怒氣逆傷肝。
三、強力舉重、久坐濕地傷腎。
四、形寒、寒飲傷肺。
五、憂愁思慮傷心。
六、風雨寒暑傷形。
七、大恐懼、不節傷志。

六淫：

「風、寒、暑、濕、燥、火」六種病邪之合稱。六氣太過、不及與不應時，就會影響到人體調節的機制、或大自然界病原體的增生與傳播，成為致病的根本。是列在外感生病的一環中。

氣滯：

由於身體虛弱，臟腑不能正常運作，而導致消化不良、吸收不好，影響氣、血、精、液等的生化作用，代謝排除廢物的功能失調。

內傷：

稱之為「內損」。多因跌打、墜地、碰撞、用力不當、旋腰閃挫所引發的。因外傷牽動肢體深部組織和內臟所致。好發生於頭頸部、或胸腔與腹部。一般分為傷氣、傷血與臟腑傷三種：

傷氣：傷處腫脹不明顯、痛無定處。

傷血：傷處疼痛明顯、皮膚紅青、甚則血液妄行。症見發熱、寒顫、嘔血、便血、血尿、咳血等症狀。

傷臟腑：胸肋、腹中疼痛難忍，伴有頭昏、吐血、便血等症狀。

血瘀：

由於血淤積滯、阻塞通路而形成。症見胸腹、脅肋或肚臍下塊狀瘀痛，按之有形、推之不移，身體日漸虛弱，疲倦無力、不想吃東西。婦女會有月經不調或閉經等現象。

痰痞：

痰氣凝結所致。症見胸中或胃痞寒、滿、悶，脅肋疼痛、嘔逆。

痰飲：

體內過量水液代謝失調、或停留於某一部位而產生的。

痞塊：

腹腔內的有形塊狀物。《雜病廣要・積聚》：「大抵積塊者，皆因一物為之根，而血涎裹之，乃成形如杯、如盤狀。按之有形堅硬，食積敗血，脾胃有之。痰涎之積，左右皆有之。」痞塊即古代積病與癥病，在現代的今日稱之為「瘤」。

癥瘕：

「癥」是腫塊固定不移。「瘕」是腫塊可推動者。此類腫塊多發生於下焦小腹的地方。因情志苦悶、飲食傷害，以致肝脾受損、臟腑失調，日久正氣衰，又氣滯血瘀而引起的。

積聚：

「積」是明顯的腫塊，固定不移，有較明顯的脹痛。為五臟所生。「聚」是腫塊忽有忽隱，痛處飄忽不定、遊走脹痛。為六腑所生。

癌（岩）：

病名。見《衛濟寶書》。其症腫塊凹凸不平、邊緣不齊、堅硬不移、形如岩石。潰後血水淋漓、臭穢難聞、不易收斂，甚則危及生命。即目前稱之為「惡性腫瘤」是也。

本病發無定處，多以生長部位或症狀而命名。如乳岩、胃岩等。若癌生於體內者，多屬癥瘕積聚之範圍。